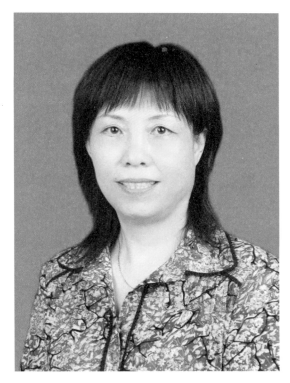

图 1　徐慧(2009 年)

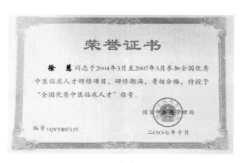

(a)

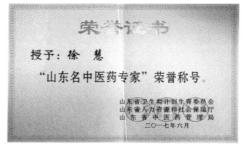

(b)

荣誉证书

徐 慧 同志：

在2006年济南市名中医药专家评选中，被命名为济南市名中医。特发此证。

济南市人事局
济南市卫生局
济南市中医管理局
二〇〇年二月

(c)

聘 书

徐 慧 被聘为山东省五级中医药师承教育项目第二批指导老师。

山东省中医药管理局
2013年12月11日

(d)

荣誉证书

徐 慧 同志：

被评为济南市首批名中医"薪火传承工程"指导老师，特发此证。

济南市卫生局制
二〇一一年十二月

(e)

荣誉证书

徐 慧 同志：

在第三届福牌阿胶杯最美健康守护者评选活动中荣获"市级最美医生"荣誉称号。特发此证，以资鼓励。

济南市卫生和计划生育委员会
济南日报报业集团
二〇一七年十一月

(f)

图2 所获荣誉证书和聘书

2

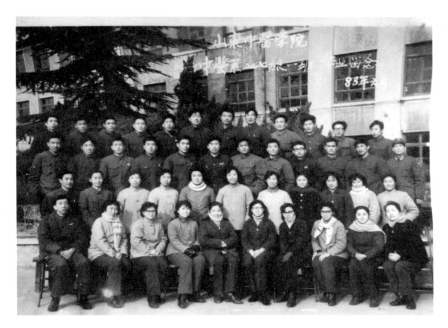

图 3　山东中医学院中医系 77 级 1 班毕业合影(1983 年,第二排左六为徐慧)

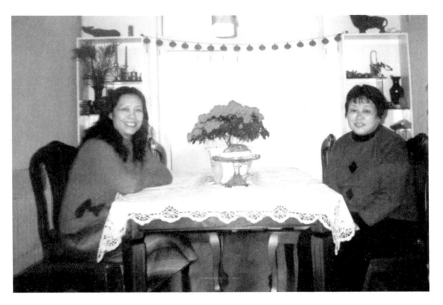

图 4　跟师山东省第一批中医师承工作导师华明珍主任医师

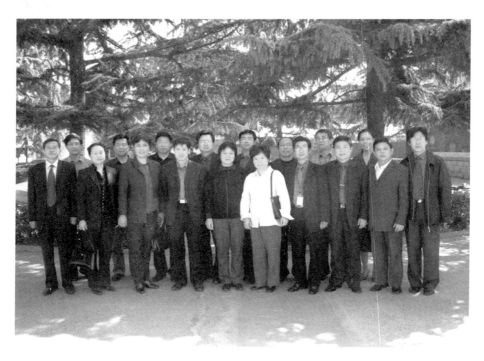

图5　第一批全国优秀中医临床人才第一期培训班山东人员在京合影

（2004年，后排右一为徐慧）

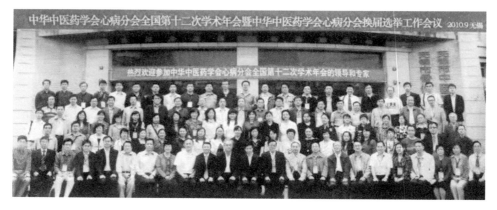

图6　中华中医药学会心病分会全国第十二次学术年会（2010年，第三排左十为徐慧）

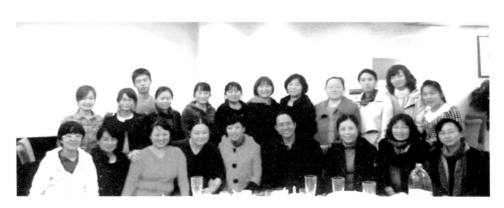

图 7　心血管科部分人员合影(2013 年,前排右三为徐慧)

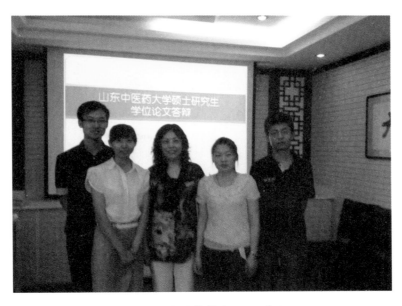

图 8　研究生答辩会(2013 年)

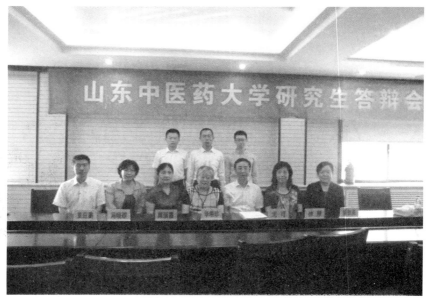

图 9　研究生答辩会(2017 年,前排右二为徐慧)

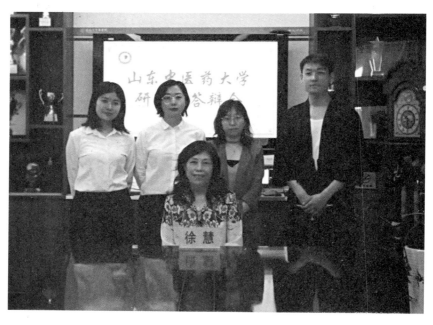

图 10　研究生答辩会(2019 年)

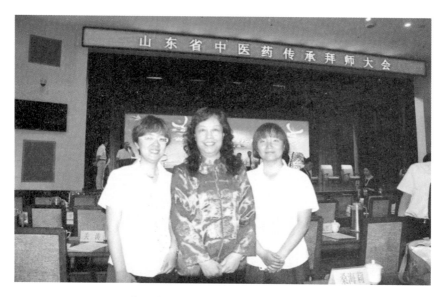

图 11 山东省中医药传承拜师大会师生合影(2014 年)

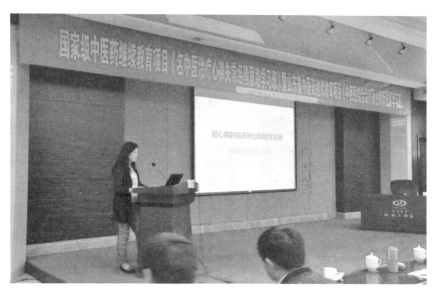

图 12 国家级中医药继续教育项目《名中医治疗心律失常经验思路学习班》
授课(2014 年)

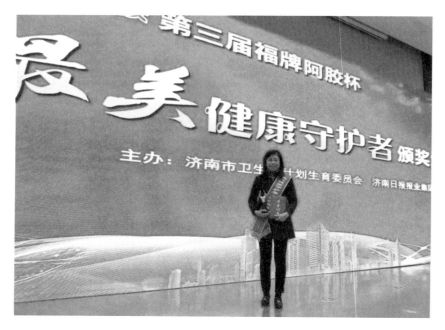

图 13　参加济南市卫计委"最美健康守护者"颁奖典礼(2017 年)

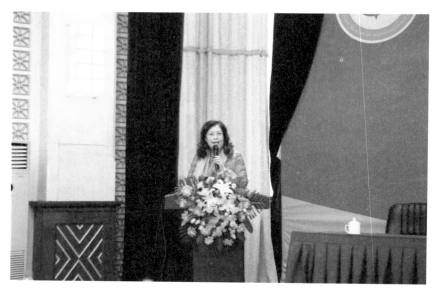

图 14　山东省中医药学会第二届心脏病专业委员会会议发言(2018 年)

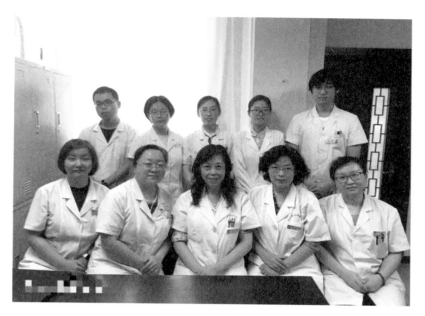

图 15　山东名老中医药专家徐慧传承工作室人员合影(2019 年)

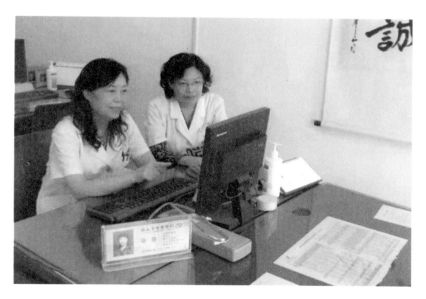

图 16　与冯晓敬主任医师合影(2019 年)

枫溪薪传

——徐慧传承辑要

徐慧 主编

山东大学出版社

图书在版编目(CIP)数据

枫溪薪传:徐慧传承辑要/徐慧主编. —济南:
山东大学出版社,2019.12

ISBN 978-7-5607-6554-9

Ⅰ.①枫… Ⅱ.①徐… Ⅲ.①中医临床—经验—中国
—现代 Ⅳ.①R249.7

中国版本图书馆 CIP 数据核字(2019)第 297252 号

责任编辑:毕文霞
封面设计:陈欣欣　刘芳蕾

出版发行:山东大学出版社
　　　　　社　　　址　山东省济南市山大南路 20 号
　　　　　邮　　　编　250100
　　　　　电　　　话　市场部(0531)88363008
经　　销:新华书店
印　　刷:山东和平商务有限公司
规　　格:720 毫米×1000 毫米　1/16
　　　　　15.75 印张　6 插页　255 千字
版　　次:2019 年 12 月第 1 版
印　　次:2019 年 12 月第 1 次印刷
定　　价:68.00 元

《枫溪薪传——徐慧传承辑要》
编委会

主　编　徐　慧

副主编　冯晓敬　　陈思娟

编　委　（按姓氏笔画排序）

丁玉珊　　于秀红　　王昱琪　　牛英硕　　冯晓敬

朱开东　　任盼宁　　华　愫　　刘　强　　刘　颖

刘　燕　　刘　霞　　刘黎卉　　李冬梅　　李明婷

李春锦　　张　琦　　张宝峰　　陈思娟　　郑艺君

侯雪梅　　姚建明　　夏兆芳　　徐　慧　　高亚光

唐　颖　　黄　宁　　董文秀　　韩尚晓

前　言

　　本书介绍了徐慧主任中医师从医 40 多年的学术思想和临证实践经验,汇集了首批全国优秀中医临床人才研修、山东省五级中医药师承教育、首批济南市名中医"薪火传承 231 工程"传承教育、山东省中医药重点专科心血管科建设、山东省首批中医药重点学科中医心病学学科建设、山东省名老中医药专家徐慧传承工作室建设项目、研究生教育等方面的工作成绩。本书对心血管疾病有独到的见解和学术特色,在人才培养方面,有一定的学术价值,在疾病的防治方面,有一定的实用价值,是一部临床参考书,便于读者学习,启迪临床思路。本书适合心血管专业的医务工作者、学生、中医爱好者学习参考。参编人员包括徐慧名老中医工作室成员、各级传承人、研究生等。

　　本书在编写过程中得到了领导、同事、学生、亲人、朋友及山东大学出版社的大力支持和帮助,在此表示衷心的感谢!书中不足之处还望批评指正。

　　济南市中医医院东临趵突泉,泉水向东流出,形成小溪,名曰"枫溪"。溪水向西流过曲桥,折向北流,最终汇入护城河。从医数十载,学无止境,偶有所得,之于前人学术浩瀚,不过一浅浅小溪,故得此名。

编　者

2019 年 9 月 30 日

徐慧简介

　　徐慧，女，1960年10月出生于山东济南。1977年恢复高考后，考入山东中医学院（今山东中医药大学），获学士学位。首批全国优秀中医临床人才，山东名中医药专家，山东省中医药管理局徐慧名老中医传承工作室指导老师，山东中医药大学兼职教授、研究生导师，山东省五级师承教育项目指导老师，山东省医药卫生科技评审专家，山东省医疗保健会诊专家，山东省名老中医药专家学术经验继承人，山东省首批中医药重点学科中医心病学学科带头人，山东省重点专科心血管科学科带头人，济南市名中医，济南市市级领军人才，首批济南市名中医"薪火传承231工程"指导老师，济南市最美健康守护者，济南市干部保健医师，济南市健康科普专家，济南市心血管内科专业质控专家。中华中医药学会内科分会心病专业委员，中国中西医结合学会脑心同治专业委员会冠心病专家组成员，中国中西医结合学会心血管专业委员会心力衰竭专家组成员，全国冠心病中医临床研究联盟成员，山东中医药学会心脏病专业委员会副主任委员，山东中医药学会老年病专业委员会委员，山东省名医联盟第一届委员会委员，济南中医药学会常务理事、内科专业委员会副主任委员。

　　徐教授擅长诊治心血管系统疾病，如冠心病、高血压病、心律失常、心力衰竭、心肌疾病、血脂异常等临床常见病，具有丰富的诊疗经验。主持科研项目8项，获山东省科技进步三等奖1项，济南市科技进步二等奖1项，济南市科技进步三等奖2项。其中，《复律膏治疗缓慢性心律失常的临床与实验研究》获山东省科技进步奖三等奖，《强心复脉饮治疗心律失常（缓慢性）的临床研究》及《参苓降脂片的研制》获济南市科技进步三等奖。主编学术著作5部，发表学术论文30余篇。多次作为项目负责人成功举办国家级、省级中医药继续教育培训班。多次参加心血管疾病中西医结合行业标准的制定、省内外科技计划与科技成果评审、职称评审及事业单位招聘工作。

目　录

第一篇　学术思想 ……………………………………………………（1）

冠心病心绞痛临床辨治初探 ……………………………………………（1）

徐慧教授治疗胸痹的学术特色 …………………………………………（22）

徐慧教授治疗心悸的学术特点 …………………………………………（31）

徐慧教授辨治血脂异常的学术特色 ……………………………………（35）

第二篇　理论探讨 ……………………………………………………（40）

叶天士治疗胸痹的理论探究 ……………………………………………（40）

风药用于心血管疾病的作用浅析 ………………………………………（43）

老年高血压病的中医辨治撷拾 …………………………………………（48）

浅析益气化瘀法在冠心病心绞痛中的临床应用 ………………………（52）

中医辨证论治胸痹概况 …………………………………………………（56）

中医药治疗胸痹郁证合病的研究进展 …………………………………（59）

第三篇　临证纵横 ……………………………………………………（65）

徐慧教授应用中医药治疗慢性心衰临证经验 …………………………（65）

徐慧教授关于心律失常的诊治经验 ……………………………………（68）

心愈散治疗冠心病心绞痛 35 例 ………………………………………（72）

活血通心丸治疗冠心病心绞痛 60 例 …………………………………（75）

心痛片治疗老年不稳定型心绞痛 60 例 ………………………………（78）

温阳益气活血法治疗缓慢性心律失常 46 例临床观察 ……………… （83）

调脂通脉片治疗高脂血症 50 例观察 ………………………………… （87）

柴术降脂胶囊治疗高脂血症临床观察 ……………………………… （90）

疏肝健脾通脉法治疗肝郁痰浊瘀阻型高脂血症 35 例 ……………… （93）

参苓降脂片治疗高脂血症临床观察 ………………………………… （96）

强心复脉饮治疗缓慢性心律失常的临床研究 ……………………… （99）

复律膏为主治疗缓慢性心律失常临床研究 ………………………… （103）

第四篇　医案感悟 ………………………………………………… （106）

徐慧教授治疗胸痹的临证经验及病例浅析 ………………………… （106）

徐慧治疗围绝经期胸痹临证验案举隅 ……………………………… （110）

徐慧教授治疗胸痹案例四则 ………………………………………… （116）

心悸临床治疗经验方举隅 …………………………………………… （119）

丹栀逍遥散应用举隅 ………………………………………………… （123）

中医辨证治疗胸痹案四则 …………………………………………… （127）

第五篇　临床研究 ………………………………………………… （131）

调肝定悸颗粒治疗室性期前收缩（肝郁化火证）的临床研究 ……… （131）

交通心肾法治疗冠心病快速性心律失常（阴虚火旺型）的临床研究

　………………………………………………………………………… （141）

参地甘草汤治疗气阴两虚型持续性心房颤动的临床观察 ………… （156）

参芪抗衰合剂对气阴两虚型慢性心力衰竭的治疗 ………………… （165）

首乌滋阴降压汤治疗阴虚阳亢型高血压的临床研究 ……………… （174）

第六篇　科研成果 ………………………………………………… （183）

强心复脉饮治疗心律失常（缓慢性）的临床应用研究 ……………… （183）

强心复脉饮的药效作用观察 ………………………………………… （194）

参苓降脂片的研制 …………………………………………………… （201）

参苓降脂片的药效学研究 ……………………………………………（215）

参苓降脂片的急性毒性实验研究 ……………………………………（222）

柴术降脂胶囊调控血脂分子机制的研究 ……………………………（227）

主要参考书目 ……………………………………………………（239）

第一篇　学术思想

冠心病心绞痛临床辨治初探

（首批全国优才优秀论文）

一、病名辨析

冠状动脉粥样硬化性心脏病，简称"冠心病"，是现代医学的病名。在祖国医学理论中，虽然没有冠心病的病名，但类似冠心病的一些症状，早有记载。祖国医学文献中记述的"胸痹""心痛""肝心痛""厥心痛""久心痛"等，类似冠心病心绞痛的临床表现。祖国医学对冠心病心绞痛的命名，虽有不同，但近年来逐渐趋于统一，目前比较常用的为"胸痹"和"心痛"。

（一）定义与范围

"胸痹""心痛"是因正气内虚，六淫犯心，七情内伤，或是饮食不节，劳逸失度等病因导致心脉痹阻不畅，心脏阴阳气血失调，以膻中或胸部憋闷、疼痛为主要临床表现的疾病。它所表现的症状可因病情轻重不同而各异。轻者可仅有短暂轻微的胸部沉闷感或隐痛，或伴有气短、心悸；重者可见胸闷如窒，疼痛如绞，多伴有气短、心悸和呼吸不畅；更甚者可出现膻中及左胸部的压榨样疼痛，并放射至左肩臂或上肢内侧，伴有面色苍白、惊恐不安、冷汗自出等症。

（二）胸痹的历史沿革

"胸痹"病名最早见于《黄帝内经》（简称《内经》）。《灵枢·本脏篇》云："肺小则少饮，不病喘喝；肺大则多饮，善病胸痹、喉痹、逆气。"并将胸痹分为"心痹""肺痹"两类。《素问·痹论篇》载有:"脉痹不已,复感于邪,内舍于心。""皮痹不已,复感于邪,内舍于肺。"《素问·脏气法时论》曰:"心病者,胸中痛,胁支满,胁下痛,膺背肩甲间痛,两臂内痛。"汉代《金匮要略》中设有《胸痹心痛短气病脉证治》专篇,对"胸痹病"的概念、病因病机、证候与治疗等作了较全面的论述,并创建了瓜蒌薤白汤等9张效方。如:"胸痹之病,喘息咳唾,胸背痛,短气,寸口脉沉而迟,关上小紧数,瓜蒌薤白白酒汤主之。""胸痹不得卧,心痛彻背者,瓜蒌薤白半夏汤主之。""阳微阴弦,即胸痹而痛,所以然者,责其极虚也。今阳虚知在上焦,所以胸痹、心痛者,以其阴弦故也。"认为"胸痹病"是由于胸阳不足,阴寒之邪痹阻心脉所致。隋代巢元方《诸病源候论》中有"心痹候"与"胸痹候"两篇,"心痹证"主要是指心中满闷而痛,而"胸痹"除有心闷、痞急痛外,尚有胸满、胸前皮痛、喉涩、咳唾、噎塞等症;认为心痛有虚寒两大类,指出临床上有"九心痛"的证候,伤于正经者,病重难治。朱丹溪在《丹溪心法》中对心腹痛也有详细的描述,提出了"诸痛不可补气"的治疗禁忌。《医宗金鉴》认为胸痹主症为胸背痛,将胸痹病列入"胸胁痛"一节中叙述,而将心痛列入"心腹痛"一节中叙述。其书认为心痛为歧骨陷处痛,而胸为肺之野,胸痹不属"心"。《医宗必读·心腹诸痛》说:"胃脘在心之下,胸痛在心之上……"

综上所述,历代医家对"胸痹病"所属的脏腑概念、范围看法不一。以《内经》《诸病源候论》等为代表的部分医籍认为,胸痹病是包括心、肺以及胸膈病变在内的胸部痹阻性疾病的总称。而另以《金匮要略》《圣济总录》等为代表的多数医籍则认为,"胸痹"即是或主要是"心痹",即心系疾病。可见历史上对"胸痹病"的认识远没有一个较统一、较准确的概念。

(三)心痛的历史沿革

"心痛"一名最早见于马王堆古汉墓出土的《五十二病方·足臂十一脉灸经》中。《内经》中也有多处谈及"心痛",如《灵枢·五邪篇》:"邪在心,则病心痛,喜悲,时眩仆。"《灵枢·厥病篇》指出:"真心痛,手足青至节,心痛甚,旦发夕死,夕发旦死。"《素问·厥论》:"手心主少阴厥逆,心痛引喉,身热,死不可治。"这是祖国医学对冠心病心绞痛、心肌梗死最早的记载。《难经》根据心痛的病因病机、病变程度以及部位和预后的不同,将心痛分为"厥心痛"与"真心痛"两种。《金匮要略》阐明了心痛是胸痹病的主要临床表现,同时又提出9种心痛的概念,说明心痛不是胸痹病的唯一表现。宋代《圣济总录·心痛总论》对心痛的记载最为详尽,按发病的速度分为"卒心痛"和"久心痛";按心痛的原因分为 9 种心痛:"曰虫、曰注、曰风、曰悸、曰食、曰饮、曰冷、曰热、曰去来者是也";若由于其他经之阳气虚引起的心经经气逆乱而致心痛者,为厥心痛,厥心痛又分为肝心痛、脾心痛、胃心痛、肾心痛 4 种。明清时期将心痛与胃脘痛区分开来,如徐灵胎在《临证指南医案·心痛》中指出:"心痛、胃脘痛确是二病,然心痛绝少,而胃痛极多……"《证治准绳·心痛·胃脘痛》中说:"或问:丹溪言心痛即胃脘痛,然乎? 曰:心与胃各一脏,其病形不同,因胃脘痛处在心下,故有当心而痛之名,岂胃脘痛即心痛者哉? 历代方论将二者混同叙于一门,误自此始。"

综上所述,历代医家,远自秦汉,近至明清,对心痛的概念有着较多的记载和论述,基本上对心痛有了详尽的认识,已将心痛与胃脘痛、胸痛以及胸腹部其他疾病致病区别开来了。"心痛"可分为"真心痛"与"厥心痛";"卒心痛"与"久心痛"分别由"心经""心之别经""心包经"或其他经、脏腑等病变影响于心经而致心系病变。

总之,祖国医学对胸痹心痛的认识是比较全面而深刻的。对本病的论治,历代医家积累了丰富的经验,为我们研究胸痹心痛的病因病机及辨证治疗提供了许多宝贵资料。

二、冠心病心绞痛的病因病机

人体是一个有机的整体,人体内部各脏腑组织之间,以及人体与外界环境之间,保持着相对的动态平衡,从而维持着人体的健康与正常活动。一旦这种平衡状态受到破坏和发生紊乱,就会引发疾病。引起人体相对平衡状态紊乱或破坏从而发生疾病的原因为病因,其不外乎外感六淫、内伤七情及饮食劳倦等。

心主血脉,藏神明,五脏的关系是以心为主导的,脏腑功能活动的协调必须由心来主持,通过心的功能来实现对全身的整体性调节,故"心为五脏六腑之大主"。若血液运行障碍或情志思维活动异常,则可导致心系疾病。冠心病心绞痛的病因病机主要是本虚标实,本虚系脏腑、气血、阴阳亏虚,标实乃血瘀、痰浊、寒凝、气滞等导致心脉闭塞不通而发病。《素问·痹论》曰"心痹者,脉不通",《金匮要略》说"夫当取太过不及,阳微阴弦,即胸痹而痛,所以然者,责其极虚也。今阳虚知在上焦,所以胸痹心痛者,以其阴弦故也",从"脉不通"到"阳微阴弦",较完整而扼要地提出了胸痹心痛的病因病机。"阳微"即本虚,指上焦阳气不足,胸阳不振,这是胸痹心痛的发病基础;"阴弦"即标实,指阴寒内盛,水饮停聚,上泛胸中而致胸痹心痛。这揭示了本虚标实的病变实质,也是胸痹心痛的发病特征。心的功能能否正常,取决于全身气血阴阳功能是否协调。若气血阴阳功能失调,就可产生胸痹心痛,而影响气血功能失调的主要原因又与寒邪内侵、饮食不当、情志失调、年迈体虚等因素有关。

(一)外邪侵袭

外邪侵袭主要是指风、寒、暑、湿、燥、火六淫致病因素。春夏秋冬,寒热交替,常人能自行调节适应。若气候反常或长期生活于寒冷、潮湿、燥热环境之中,则易致六淫侵袭而发病,其中寒邪侵袭尤为常见。阴寒盘踞清阳之府,影响心脉通达,以致血脉瘀滞而形成胸痹心痛。《素问·举痛篇》曰:"经脉流行不止,环周不休,寒气入经而稽迟,泣而不行,客于脉外则血少,客于脉中则气不通,故卒然而痛。"《素问·调经篇》曰:"寒气客于背俞之脉则脉涩,脉涩而血虚,血虚则痛,其俞注于心,故相引而痛。"但外邪内侵只是本病发病的诱因,机体阳气不足才是患者发病的关键。《灵枢·百病始生篇》谓:"夫百病之始生也,皆生于风雨寒暑,清湿喜怒……风雨寒热,不得虚,邪不能独伤人。"说明了外邪对机体的影响以及外因通过内因而发生作用的道理。胸阳不足,阴寒之邪乘虚侵袭,寒凝气滞,痹阻胸阳,而成胸痹心痛。正如《素问·调经论》所说:"寒气积于胸中而不泻,不泻则温气去寒独留,则血凝泣,凝则脉不通。"《医门法律·中寒门》也说:"胸痹心痛,然总因阳虚,故阴得乘之。"故患者易于气候突变,特别是遇冷时卒然发生心痛。至于酷暑炎热,犯于心君,耗伤心气,亦可致血脉运行失畅而心痛。

(二)饮食不当

由于饮食不当而引起或诱发疾病是疾病发生和形成中的一个主要原因或条件。饮食是人体赖以维持生命活动的物质源泉,故有"人以水谷为本"之说。《医宗必读·不能食》说:"夫脾为五脏之母,土为万物之根,安谷则昌,绝谷则亡。"脾胃是吸收和运化饮食营养的主要器官,脾主运化,主统血,胃主受纳腐熟水谷,脾升胃降,燥湿相济,共同完成饮食物的消化、吸收与输布,为气血生化之源,后天之本。《素问·经脉别论》说:"食气入胃,浊气归心,淫精于脉。"《素问·平人气象论》曰:"胃之大络名曰虚里,贯膈络肺,出于左乳下,其动应衣,脉宗气也。"心尖搏动在左乳下,曰胃之大络,又曰宗气,所以心与脾胃的关系密切。如过饥过饱,嗜食辛辣,饮酒,进生冷瓜果以及进食腐败浊秽之物,都会直接损伤脾胃,导致脾虚失运,中气不升,湿自内生,阻遏气机,胸阳不宣,出现胸痹心痛。《圣济总录》曰:"虚劳之人,气弱胃虚,饮食伤动,冷气乘之,邪正相干,则腹痛不已,上于心络,故令心腹俱痛也。"《素问·生气通天论》曰:"味过于咸……心气抑,味过于甘,心气喘满。"嗜食肥甘厚味,可助湿生痰,导致脾运失司,痰浊中阻,气机受阻,痹阻胸阳,从而胸痹心痛。《济生方》曰:"夫心痛之病,皆因外感六淫,内沮七情,或食生冷果食之类。"痰浊留恋日久,致浊阴不化,脂液浸淫脉道,血行不利,则可成痰瘀交阻之证,日久形成胸痹心痛顽症。痰浊为患,一可上干阳位,阻遏胸阳;二可阻遏脉道,致气血失和,脉络阻滞,而发为本病。

(三)情志失调

祖国医学认为,情志失调为引起冠心病心绞痛的主要内因之一。《灵枢·口问篇》曰:"故悲哀愁忧则心动,心动则五脏六腑皆摇。""忧思则心系急,心系急则气道约,约则不利。"气机升降失常,气机郁滞,血运不畅,则导致胸痹心痛。在五脏中,心为君主之官,为神明所舍和所出之脏,所以情志首先又和心神有密切联系,在情志活动的全过程中起决定作用的是心神。《素问·阴阳应象大论》说:"心在志为喜,肝在志为怒,脾在志为思,肺在志为忧,肾在志为恐。"说明情志发于心,应于五脏,使脏腑气血阴阳不和,百病由生。

心主血脉,肝主疏泄。肝心互为母子,以气血为用,肝脉之分支络于肺,吻合于心脉。肝气疏泄,气机调畅,心受其气;心主运血,肝受血而藏之,使血脉得以充盈畅达。若情志不畅,怒伤于肝,使肝气郁结,气滞血瘀,则为肝心痛,肝为起病之源,心为传病之所。喜发于心则气运血和,有助于心气推动血脉运行,气机调和,营卫通利,肺气敷布,升降和谐,全身脏腑功能正常。大喜过度则耗气,多因平素奢望厚欲一旦实现,积久苦难委曲一朝获释,或卒逢快事及喜庆团圆等,致一时喜之过激,不能抑制。初起喜笑不休,心怡神荡,夜卧不宁,继则损伤心气心阳,血运不行,导致脏腑气机不利,升降运行受阻,气血不得条达,血行瘀滞,使心脉受阻发为胸痹心痛。《诸病源候论》曰:"思虑烦多则损心,心虚故邪乘之,邪积而不去,则时害饮食……蕴蕴而痛,是谓之心痹。"《灵枢·经脉》曰:"气有余便是火。"气郁不解易从火化,故肝郁化热化火之证并不鲜见,郁热郁火内扰,最易扰动心神,而烦乱不宁,热灼津液而成痰,痰阻脉络,胸阳不展,亦可发为胸痹心痛。若忧思伤脾,则脾失健运,不能运化水湿,聚湿成痰,痰阻气滞,妨碍血行,从而发生胸痹心痛。"心主神明"与"心主血脉"的生理功能有着密切的联系,这是因为血流是神志活动的物质基础,心的气血充盛,心神得养,神志活动才能正常。若心有病变,主神志的功能就失常。如平素心虚胆怯之人,由于突然惊恐,如耳闻巨响,目睹异物,或遇险临危,可使心神不能自主,而出现气机逆乱,气血失调致胸痹心痛。

(四)年迈体虚

根据冠心病发生的年龄和临床表现来看,其发病率随着年龄的增长而逐渐升高,常在40岁以后发病率明显增高。女性在更年期以后发病率显著增加。这说明冠心病的发生与年老体虚有密切的关系。而人衰老取决于人体肾气的盛衰。《素问·上古天真论》中说"丈夫……五八,肾气衰,发堕齿槁;女子……七七,任脉虚,太冲脉衰少,天癸竭"。可见肾气虚衰的年龄与冠心病的发病年龄是一致的,说明本病的发生与肾虚有必然的内在关系。

肾为先天之本,肾阴和肾阳为人体各脏腑阴阳的根本。《医贯》曰"五脏之真,惟肾为根",《景岳全书》曰"五脏之阴气非此不能滋,五脏之阳非此不能发"。肾的阴阳平衡是维持体内气血阴阳恒定的重要因素。心为火脏,肾为水脏,肾之支脉,上络于心。肾阴上济于心,则阳得阴而化,心气温润,血液得行;心阳下交于肾,则阴得阳以生,肾之精转输脏腑,濡养周身。肾阴不足则不能滋养五脏之阴,可引起心阴内耗,心阴亏虚,心失所养,发为胸痹心痛;肝失涵养,导致肝阳上亢,肝气郁滞而气滞血瘀。人身之气由先天之精气及后天水谷精微之气所化生。《素问·五脏生成篇》说:"心之合脉也,其荣色也,其主肾也。"肾阳不足,心阳得不到正常的激发和推动,可致心阳不振,心血瘀阻;肾阳虚甚,又可发生阳脱;肾阳虚,脾失于温养,脾阳亦虚,脾虚失运,运化津液无权,则水液内停,聚湿成痰,痰浊阻络;胸阳不展,或脾阳不足,脾不能运化水谷之精微,不能化生气血;心气不足,宗气匮乏,血运无力,心失所养都可发生胸痹心痛。肺主气,朝百脉,参与宗气的生成,心血在脉中流行不止,依赖宗气贯心行血和肺气的宣发、敷布。若肺的功能虚弱或肺气失宣,都可造成血运不畅,心脉不通,也可发为胸痹心痛。

综上所述,冠心病心绞痛的发病主要与寒邪内侵、饮食不当、情志失调、年迈体虚等因素有关,然必先有脏腑虚损,阴阳失调,气血不足,继则痰饮、水饮、瘀血等邪乘之,或致经脉失荣,或致经脉阻滞,使血流不畅,脉道瘀滞,而发生胸痹心痛。《医林改错》曰:"无气即虚,必不能达于血管,血管无气,必停留而瘀。"气和血都是构成人体生命活动的基本物质,气与血在本病的发病过程中起着极其重要的作用。血液循行正常是机体健康的标志。阴平阳秘,气血平和则身安无病;阴阳失调,气血不和,则疾病由生。因此,气血为病是疾病的本质。"血不自行,随气而行""气为血帅"。由于多种病因的影响,势必出现气机出入不畅,导致血流不畅,脉道瘀滞,而卒发胸痹心痛。若气虚无力推动血行,血行不畅,心脉瘀阻;或气虚无以生化,气血不足,脉络阻塞,亦可致胸痹心痛。气虚血瘀、气滞血瘀是胸痹心痛的基本病理变化。人是个有机的整体,脏腑生理病理有着密切的联系,胸痹虽病位在心,然非独心本脏自病,无不与他脏的累及息息相关,肺、肝、脾、肾的功能失调均可导致胸痹心痛。心主血脉的功能正常,有赖于肺的宣发、肝的疏泄、脾的运化、肾藏精主水等功能正常。其病性有虚实两方面,常常为本虚标实,虚实夹杂。本虚以气虚、阳虚、血虚、阴虚为主,尤以阳虚多见,标实不外气滞、寒凝、痰浊、血瘀,并可交互为患,其中又以血瘀痰阻多见,但虚实两方面均以心脉痹阻不畅,不通则痛为病机关键。

三、冠心病心绞痛的辨证论治

(一)辨证论治要点

1.辨缓急,标本兼顾

《素问·标本病传论》曰:"病有标本……知标本者,万举万当。"疾病的发生、发展、变化是复杂的,临床表现多端,任何一种疾病,都通过许多症状或体征显示出来。这些症状和体征,必有反映疾病本质的主证,结合主证、兼证,参照舌脉,分析病理,寻求病因,从而分清缓急、标本,以确定恰当的治疗方法。

胸痹心痛是本虚标实之证,发作期以标实为主,缓解期以本虚为主。本虚是脏腑气血阴阳亏虚,而以胸中阳气不足为主;瘀血、痰浊及气滞、寒凝等为标。《类证治裁·胸痹》云:"胸痹胸中阳微不运,久则阴乘阳位而为痹结也。"本虚以阳虚为主,并可向阳脱发展,也可气阴两虚并见。进一步分析冠心病之虚,是何脏之虚? 其位在心,其本在肾,兼涉及脾。标实以血瘀痰浊多见,其次是气滞、寒凝。对缓急标本的权衡:若痰浊重者,虽有阳虚,也以化痰为先,这样补虚治实,标本兼顾,既补五脏之虚,恢复五脏之用,使五脏功能协调平衡,又使瘀血得除,痰浊得化。同时五脏功能的恢复,又能促进瘀血、痰浊的消退,而瘀血的消退,又有利于五脏功能的发挥,二者相辅相成,以达到治疗目的。

2.论治疗,分清虚实

祖国医学在发病学上非常重视人体正气的作用,认为正气内虚是人体发病的根本。如《灵枢·百病始生篇》所说:"风雨寒热,不得虚,邪不能独伤人。"冠心病的形成,是以内虚为基础的,本虚主要是阴阳气血亏虚,标实为气滞、寒凝、血瘀、痰浊。本虚多是气血不足,心失所养而起;标实常以心脉痹阻,痰浊闭塞所致。临床所见,不论卒发或间断持续发作,在痛发期内,其证多以实证为主,尤以骤发为显,治当以宣痹或豁痰祛瘀为法。其治疗以祛邪为主,扶正为次,以通为补,使邪去而正自安;若由实转虚,治疗当以扶正为要,以补为通,使正足而邪自去。冠心病的治疗不能单凭一方一药或专用活血化瘀法来处理整个疾病过程,必须根据疾病的虚实来辨证施治,或先攻后补,或先补后攻,或攻补兼施,做到补虚勿忘邪实,祛实勿忘本虚,权衡标本虚实之多少,确定补泻之适度,以达到平衡阴阳,调和气血的防治目的。

3.审病程,法随证转

疾病的发生发展是一个不断变化的动态过程,病程的长短常以阶段性加以区分。疾病的阶段性不仅能反映出病程的浅深、病情的轻重、病势的进退,而且还能揭示病机的转化和疾病的预后,就是同一个人也随着时间的迁移而病机不断发展,更会因治疗而引起变化。故治疗方法也应随着病程长短和证候趋势而作相应的调整,才能紧扣病机,提高疗效。冠心病为本虚标实之证,但在发病初期,或病程较短的患者,临床表现常以邪实为主,因此以通法为首选治法,常用于标证紧急之时。但在标急缓解之后,即当转求治本,而祛邪之法作为补法的辅佐。冠心病的本质是正虚,扶正固本是治疗冠心病的基本大法。实践证明,补法和通法是治疗冠心病的不可分割的两大原则。临床是先通后补,还是先补后通,通多补少,或补多通少,或一通一补,通补兼施,均应根据冠心病的各个类型,视具体情况权衡而定。不能只补虚,而忽视了祛邪,也不能一通到底而不予扶正固本。可以一法为主,兼以他法,这就必须依靠临床细心的辨证分析,方可选用适宜的治法。

4.辨证型,结合辨病

所谓辨病施治,就是针对疾病而治。临床上有些冠心病的症状出现多不典型,如变异型心绞痛,有时出现的并不是典型的胸骨上段或中段之后绞痛,而是在胃脘部、单纯肩背部或颈咽部等,此时若按胃脘痛或肩背痛等辨证论治,将会延误病情,危及生命。若借助于心电图等检查,就可诊断为心绞痛,并开展辨病施治。所以,对于症状不典型者,要注意中西合参,找出病源,因病而治。再如某些隐匿性冠心病,往往没有明显的自觉症状,做心电图检查时才发现病变所在,这时如果单纯进行辨证治疗,就有一定的困难,应当与辨病相结合,给予正确的治疗。疾病的过程是复杂的,表现形式是多样化的,无症状,无体征,不等于无病变。所以,辨病施治用于疾病的治疗也是不可缺少的手段之一。

辨证与辨病,各有所长,各有所短,只有两者有机地结合起来,才能取长补短,认证和识病准确,用药有方,治疗效果显著,不至于造成误诊、漏诊、失治、误治之弊。那么如何将辨证与辨病结合呢?大凡每种疾病都有每种疾病的特点,在辨证时,即要根据四诊所获的资料,辨别出该疾病在某一阶段上的"证",又要考虑该病发生在全过程中的"特点"(即辨病)。在立法用药时,既要据症立法用药,又要据病立法用药,临诊力求明确诊断,然后再结合辨证施治。疾病的发展是一个连续的过程,临证不可局限于分型,应灵活权变,随病制方。

(二)辨证分型

冠心病心绞痛为本虚标实之证,标实以气滞、寒凝、痰浊、血瘀为主,本虚为气血阴阳亏虚,现分型如下:

1.气滞

病因:多因情志不舒,或突然精神刺激以及其他病邪的侵扰而发病。

主证:胸胁胀满,胸部胀痛,胸闷善太息,情志抑郁易怒,常随情志因素而增减,舌红苔薄白,脉弦。

转化:情志不遂,肝郁日久化火,而见胸闷灼热胀痛,面红耳赤,口苦咽干,不眠或噩梦纷纭,便干尿黄,舌红苔黄,脉弦滑。气郁化火,耗伤肝阴,则出现头晕耳鸣,双目干涩,面部烘热,五心烦热,潮热盗汗,舌红少津,脉弦细数。气滞血瘀者则出现胸胁刺痛,入夜尤甚,口唇青紫,舌暗有瘀斑,脉沉涩。

兼证:肝气犯胃者,症见呃逆、嗳气、恶心呕吐、脘腹胀满。木克脾土,脾失健运则食欲不振,腹痛泄泻,舌淡苔白。

治法:疏肝理气为主。

常用药物:柴胡、枳壳、白芍、木香、青皮、陈皮、香附疏肝理气,元胡、郁金理气活血解郁,白芍还可以滋阴柔肝。

常用方剂:四逆散(《伤寒论》柴胡、枳实、芍药、甘草),柴胡疏肝散(《景岳全书》柴胡、芍药、枳壳、川芎、香附、陈皮、甘草),金铃子散(《圣济惠方》金铃子、元胡),逍遥散(《和剂局方》柴胡、白术、白芍、当归、茯苓、薄荷、炙甘草、煨姜),苏合香丸(《和剂局方》白术、木香、犀角、香附、朱砂、诃子、白檀香、沉香、安息香、麝香、丁香、荜茇、龙脑、乳香、苏合香油)。

临床应用:肝气郁结者,可用四逆散、柴胡疏肝散或逍遥散;气郁化火者,加黄连、栀子;郁火伤阴者,加知母、生地;气郁痰阻者,加瓜蒌、半夏、天竺黄;胸痛较重者,多挟瘀血,加丹参、川芎、檀香、赤芍;肝气犯胃者,可加旋覆花、半夏、代赭石;木克脾土者,可加白术、陈皮、茯苓或改用逍遥散;若疼痛剧烈,身寒肢冷,喘息不得卧,脉沉紧,为胸痹之重证,宜用苏合香丸,以芳香温通而止疼痛。

病例举例:张某,女,50 岁,2004 年 10 月 9 日初诊。胸闷胸痛半年,情绪激动时易诱发,每次持续 3 分钟左右,伴心烦,善太息,失眠,头晕,口苦咽干,舌质红,苔薄黄,脉弦。心电图示:Ⅱ、Ⅲ、αVF 导联 ST 段下移 0.1 mV,T 波低平。

诊断:胸痹(冠心病心绞痛)。

辨证:肝气郁结,郁而化热。

治法:疏肝理气,清热解郁。

方药:四逆散加减。

柴胡 15 g,枳实 12 g,白芍 12 g,陈皮 12 g,川芎 10 g,香附 12 g,栀子 12 g,清半夏 12 g,黄连 6 g,炒枣仁 18 g,甘草 6 g,水煎服,日一剂。

上方服用 6 剂后,胸闷、胸痛减轻,睡眠较前好转;上方加郁金 10 g,以行血中之气,继服 10 剂后,上述症状基本消失,再服 6 剂,症状全部消失。

按:肝心互为母子,以气血为用,肝脉分支络于肺,吻合于心脉。肝气疏泄,气机通调,心受其气。若肝气郁结,则会使心脉痹阻,发生胸痹心痛。选用《伤寒论》的方子四逆散加减。方中柴胡疏肝解郁,透达阳气;枳实理气散结;白芍、甘草缓急止痛。本方是调理气机的基本方,证属肝郁气滞者都可应用。肝郁日久化热,出现口苦咽干、心烦失眠等症,治疗则加入栀子、黄连清热,炒枣仁宁心安神。但冠心病总属本虚标实之证,故纵然标实突出,亦只可暂用疏解法以治标,疏解之品不宜久服,待心绞痛发作缓解,病情稳定之后,再给予扶正固本之法。

2.寒凝

病因:外寒侵袭,或进生冷食物,使寒凝气滞,闭阻胸阳而发病。

主证:胸痛彻背,遇寒痛甚,胸闷气短,舌淡苔白,脉沉弦。

转化:寒为阴邪,易伤阳气,胸阳不足,阴寒较盛则见身寒肢冷,喘息不得卧,舌淡苔白,脉弦紧。

治法:温经散寒,通络止痛。

常用药物:桂枝、附子、细辛、肉桂、薤白、乌头、通草、干姜、檀香。其中,桂枝、附子、薤白辛温通阳,开痹散寒;檀香理气温中;细辛止痛。

常用方剂:瓜蒌薤白白酒汤(《金匮要略》瓜蒌、薤白、白酒),乌头赤石脂丸(《金匮要略》蜀椒、乌头、炮附子、干姜、赤石脂),当归四逆汤(《伤寒论》当归、芍药、桂枝、细辛、炙甘草、大枣、通草),细辛散(《备急千金方》细辛、甘草、枳实、生姜、白术、地黄、桂心、茯苓)。

临床应用:常用瓜蒌薤白白酒汤加减;若病情较重者,用乌头赤石脂丸;血虚寒凝者,用当归四逆散。

病案举例:王某,男,62岁,2005年12月26日初诊。患者有冠心病史6年,3天前因受凉出现胸闷,心悸,畏寒肢冷,胸痛彻背。食欲可,二便调,寐差,舌淡苔白,脉弦。心电图示:①窦性心动过缓;②V_1~V_6导联T波倒置。

诊断:胸痹(冠心病心绞痛)。

辨证:阴寒凝滞。

治法:温经散寒止痛。

方药:瓜蒌薤白白酒汤加减。

瓜蒌18 g,薤白6 g,桂枝10 g,制附子6 g(先煎半小时),丹参15 g,檀香12 g,香附12 g,远志10 g,炒枣仁18 g,甘草6 g,水煎服,日一剂。

服上药6剂,胸痛减轻,但仍胸闷,时心悸;上方加细辛3 g,以温经散寒止痛,继服10剂,时畏寒;上方加补骨脂15 g,继服12剂,症状消失。

按:阴寒之邪侵袭人体,总是因素体胸阳不振所致。阴寒之邪阻于胸中,胸阳失展,则形成胸痹寒凝证,胸阳痹阻,当予通阳,阳气得通,阴寒自散。《金匮要略》云:"胸痹之病,喘息咳唾,胸背痛,短气,寸口脉沉而迟,关上小紧数,瓜蒌薤白白酒汤主之。"若寒凝甚者,可加干姜、附子、花椒等以温阳散寒。通阳药一般多属温性,有些温阳药又有通阳的作用,临床治疗有辛温通阳,温通心阳等治则,说明通阳与温阳二者不可分割。所以,加入温阳之品,既可温阳又可通阳,从而达到治疗目的。方中瓜蒌宽胸理气散结;薤白通阳行气导滞,善治胸痛彻背;桂枝、附子温阳散寒开结;丹参、檀香活血化瘀止痛;远志、炒枣仁、甘草养心安神。

3.痰浊

病因:饮食不节,过食肥甘,或嗜酒成癖,或肥胖之人,脾胃损伤,运化失健,聚湿成痰,痰阻脉络,胸阳失展,发为本病。

主证:胸闷如窒而痛,或痛引肩背,形体肥胖,痰多,肢体沉重,舌淡苔白腻,脉滑。

转化:痰从热化,痰热内扰,胃失和降,则可见食少泛恶,善惊痰多,舌苔黄腻,脉滑数。痰从寒化,脾阳不振,则倦怠乏力,脘腹痞满,纳呆泄泻,舌淡苔白,边有齿痕,脉细弱。

治法:通阳泄浊,豁痰开结。

常用药物:瓜蒌、薤白、白蔻、橘红开胸中之痰结,清半夏化痰降逆,石菖蒲、天竺黄清化热痰。

常用方剂:瓜蒌薤白半夏汤(《金匮要略》瓜蒌、薤白、半夏、白酒),橘枳姜汤(《金匮要略》橘皮、枳实、生姜),二陈汤(《和剂局方》半夏、陈皮、茯苓、炙甘草),温胆汤(《千金方》半夏、橘皮、茯苓、甘草、枳实、竹茹、生姜)。

临床应用:瓜蒌薤白半夏汤为痰浊内阻的基本方。二陈汤用于痰湿盛者,橘枳姜汤用于痰饮阻胃者,温胆汤用于痰热内扰者,有清利痰热之功。

病案举例:华某,男,42岁,2004年5月17日初诊,因胸闷、胸痛1年,加重半月来诊。患者胸痛憋气,胸闷,纳呆,倦怠,寐差,舌淡苔白腻,脉弦滑,形体较胖,嗜食肥甘。查体:心率72次/分,律整,未闻及病理性杂音。心电图示:I、aVL、V$_4$～V$_6$导联ST段下移0.075 mV,T波低平。胆固醇:7.29 mmol/L。患者有冠心病史1年。

诊断:胸痹(冠心病心绞痛)。

辨证:痰浊壅塞。

治法:通阳泄浊,豁痰开窍。

方药:瓜蒌薤白半夏汤加减。

瓜蒌18 g,薤白6 g,清半夏10 g,茯苓10 g,橘红12 g,白蔻10 g,石菖蒲10 g,郁金10 g,川芎10 g,甘草6 g,水煎服,日一剂。

上方服用6剂,症状稍减;加桔梗12 g,以理气化痰,继服12剂,胸痛、胸闷消失;上方去清半夏、石菖蒲,加党参12 g,炒枣仁15 g,以健脾益气,宁心安神,又服12剂,心电图恢复到大致正常。

按:痰饮是水液代谢失常的产物,是冠心病中的一个致病因素。痰随气而流行,无处不至。痰为阴邪,停于胸中,闭塞阳气致气机不畅,引起胸痹心痛。治疗选用《金匮要略》的瓜蒌薤白半夏汤以豁痰宣痹通阳。《金匮要略》云:"胸痹不得卧,心痛彻背者,瓜蒌薤白半夏汤主之。"瓜蒌、薤白是主药,瓜蒌辛润,是通络开结之良药,瓜蒌薤白半夏汤可疏通胸中阳气,使气血得以流通,加茯苓、橘红、石菖蒲、白蔻、郁金祛痰;川芎、当归活血。痰饮与心病有密切关系,不仅因为痰饮可致心病,心病亦可生痰,因此治疗心病要注重治痰。对痰浊闭阻心脉的胸痹心痛,治以通阳化痰;对心阳虚衰,痰瘀互结或心阳虚衰,阴乘阳位,痰饮上逆等,因正气不足,应在扶正固本的基础上,加祛痰之品。祛痰之法,是治标之举,待病情缓解,加入健脾运中之品,最后应以调补脾胃之药物收功,以杜痰湿滋生之源。固中气旺盛之本,中气健运则生化之源不绝,中气强健则痰浊湿邪不生。

4.血瘀

病因:寒邪入于经脉,血为之凝涩不行;肝气郁结,疏泄不利,血运受阻;痰饮内阻,脉道不利,血运迟缓,闭阻心脉,均可发为本病。

主证:胸部刺痛,固定不移,入夜尤甚,心悸不宁,舌暗有瘀斑、瘀点,脉沉涩。

治法:活血化瘀,通络止痛。

常用药物:丹参、川芎、当归、赤芍、郁金、桃仁、红花、五灵脂、元胡活血化瘀,三棱、莪术、血竭、乳香、没药破血逐瘀。

常用方剂:丹参饮(《医宗金鉴》丹参、檀香、砂仁),血府逐瘀汤(《医林改错》当归、生地、红花、桃仁、枳壳、赤芍、川芎、柴胡、桔梗、牛膝、甘草),失笑散(《和剂局方》蒲黄、五灵脂)。

临床应用:一般血瘀可用丹参饮,气滞血瘀用血府逐瘀汤。

病案举例:田某,男,60 岁,2006 年 8 月 28 日初诊。因胸闷、胸痛反复发作 6 年,加重 3 天来诊。患者 3 天前因情绪激动而胸痛加重,痛如针刺,夜间为甚,伴胸闷,气短,心悸,口干不欲饮,纳呆,小便调,大便干,寐不宁,舌暗红有瘀斑,苔薄白,脉弦。查体:血压(BP) 130/80 mmHg,心率 88 次/分,律整,$A_2 > P_2$,未闻及病理性杂音。心电图示:$V_1 \sim V_6$ 导联 T 波倒置。

诊断:胸痹(冠心病心绞痛)。

辨证:心血瘀阻。

治法:活血化瘀,通络止痛。

方药:血府逐瘀汤加减。

桃仁 10 g,红花 10 g,当归 10 g,赤芍 12 g,川芎 10 g,枳壳 10 g,桔梗 12 g,柴胡 10 g,牛膝 10 g,甘草 6 g,水煎服,日一剂。

上药服用 6 剂,胸痛减轻;继服 12 剂,上述症状基本消失,仍有时入寐困难;上方加炒枣仁 15 g,茯神 10 g,以宁心安神,继服 12 剂,症状消失。

按:正常情况下,血行脉中,周流全身,营养五脏六腑、四肢百骸。一旦脏腑气血阴阳失调,血行不畅,则瘀而为病,瘀血内阻,心脉失于营养、濡养或温煦而引起“不通则病”或“不荣而痛”。本例采用血府逐瘀汤治之,方中桃仁、红花、当归、川芎、赤芍活血祛瘀,通血脉;桔梗、柴胡与枳壳、牛膝配伍,一升一降,调畅气机,活血行气。王清任在《医林改错》中指出:“突然胸痛,前方皆不应,用血府逐瘀汤一付痛立止。”冠心病为本虚标实之证,因此对气虚血瘀可给予益气活血法治之,以补为通,以通为补,通补兼施。用活血等通法为主时,注意不伤正气。如只攻不补,日久将使患者正虚日甚,所以要因人制宜,辨证施治,灵活掌握,以祛邪通脉不伤正,扶正补虚不留邪为原则。

5.心肾阳虚

病因:心气虚或年老体衰,胸阳不足而致病。

主证:胸闷气短,甚则胸痛彻背,畏寒肢冷,腰酸乏力,心悸汗出,舌淡白或紫暗,脉沉细。

转化:肾阳虚,脾阳失于温煦,脾阳虚则可出现脘腹胀满,纳呆泄泻,神疲乏力,恶心吐涎。肾阳虚衰,不能制水,水气凌心,症见心悸喘息,不能仰卧,小便短少,肢体水肿。心肾阳虚进一步发展可出现大汗出,四肢厥冷,面色唇甲青紫等心阳欲脱之危候。

治法：益气温阳。

常用药物：人参、桂枝、荜茇、甘草温通心阳，附子、肉桂、熟地、杜仲、补骨脂、肉苁蓉补肾阳，龙骨、牡蛎回阳固脱。

常用方剂：桂枝甘草汤（《伤寒论》桂枝、甘草），真武汤（《金匮要略》炮附子、白术、茯苓、芍药、生姜），人参汤（《金匮要略》人参、甘草、干姜、白术），右归饮（《景岳全书》熟地、山萸肉、栀子、山药、杜仲、附子、肉桂、甘草），参附汤（《圣济总录》人参、熟附子、大枣、生姜）。

临床应用：比较常用桂枝甘草汤、右归饮；心阳欲脱时用参附汤；肾阳虚衰，水气凌心用真武汤。

病案举例：赵某，男，71岁，2005年1月6日初诊。胸骨后闷痛加重1个月，曾用丹参滴丸、硝酸异山梨酯片，病情无明显好转，胸痛每日2～3次，需服硝酸甘油方能缓解。胸闷，多在活动后加重，畏寒，喜热饮，口淡纳呆，便溏，乏力，腰膝酸软，下肢水肿，舌淡苔白胖大，脉沉细尺弱。有冠心病史6年。查体：BP 140/80 mmHg，双肺底可闻及小水泡音，心率90次/分，律整，未闻及病理性杂音，双下肢轻度水肿。

诊断：胸痹（冠心病心绞痛、心力衰竭）。

辨证：心肾阳虚。

治法：温阳通脉，利水消肿。

方药：真武汤。

制附子10 g（先煎半小时），茯苓12 g，白芍12 g，白术10 g，泽泻20 g，党参30 g，丹参15 g，干姜10 g，桂枝6 g，甘草6 g，水煎服，日一剂。

服6剂后，患者心痛停止发作，其他症状亦减轻，仍畏寒，腰膝酸软；前方加仙灵脾15 g以补肾阳，继服12剂，唯感胸闷、腹胀；前方加入白术12 g，柴胡12 g疏肝理脾以善后，继服10剂，症状全部消失。

按：命门火衰属于肾虚的一种表现。命门火是人体生命的根基，命门火充足秘藏，则心阳充足，共同温煦血脉。反之，若命门火衰微，阳气亏虚，则可出现两种情况，一者寒客于脉络，可致脉络缩蜷；再者，血寒则凝，命门火衰可导致血瘀或筋脉挛急，心脉不畅，引起胸痹心痛。所以用附子、干姜等大热之品，温补真阳，祛寒邪；与白芍合用，入阴破结，敛阴合阳；用茯苓、泽泻、白术利水消肿;桂枝、甘草温阳化气,振奋心阳;党参健脾;丹参活血通脉。对此类患者应当重视调补脏腑,温阳舒脉法的运用。

6.气阴两虚

病因:年老体弱或患病日久而致。

主证:胸闷隐痛,时作时止,心悸气短,倦怠懒言,面色少华,头晕目眩,遇劳加重,腰酸耳鸣,五心烦热,盗汗,舌红苔薄白,脉细弱无力。

治法:益气养阴。

常用药物:沙参、玉竹、麦冬、天花粉、五味子补养心阴,生地、枸杞、山萸肉滋补肾阴,西洋参、黄精益气养阴。

常用方剂:生脉散(《内外伤辨惑论》人参、麦冬、五味子),炙甘草汤(《伤寒论》人参、桂枝、生姜、阿胶、生地、麦冬、火麻仁、大枣),天王补心丹(《摄生秘剖》党参、玄参、丹参、茯苓、桔梗、远志、五味子、当归、麦冬、天冬、酸枣仁、柏子仁、生地)。

临床应用:生脉散为气阴两虚型的常用方剂;炙甘草汤可益气养血,滋阴复脉;天王补心丹多用于偏心肾阴虚者。

病案举例:邱某,男,76岁,2006年11月5日初诊。因胸闷、心悸加重10天来诊。患者10天前因劳累感胸闷、心悸加重,伴周身乏力,头晕气短,动则尤甚,食欲不振,入睡困难,眠后易醒,不复睡,二便调,舌淡红苔薄白,脉结代。查体:BP 130/85 mmHg,心率89次/分,心律绝对不整,心音强弱不等,脉搏短绌。心电图示:①心肌缺血;②心房纤颤。患者有冠心病史10年。

诊断:胸痹(冠心病心绞痛、心房纤颤)。

辨证:气阴两虚。

治法:益气养阴复脉。

方药:生脉散合炙甘草汤加减。

党参24 g,麦冬12 g,五味子6 g,炙甘草20 g,茯苓10 g,桂枝10 g,炒枣仁15 g,柏子仁15 g,生地15 g,火麻仁10 g。

服上方6剂,胸闷、心悸减轻;再服10剂,无头晕;上方加陈皮12 g,丹参15 g,以增强补气健脾活血之功效,服12剂后上述症状消失。

按:气阴两虚型临床较为多见,气阴不足的形成多与心肾有关。肾为先天之本,主一身之阴阳,肾气不足,肾精亏损,不足以滋养经脉,日久引起心气内虚,血行不畅,瘀阻心脉,致胸痛,为隐痛,即所谓"不荣则痛",这类患者多年老体弱,病程长。心气不足,无力推动血脉,故见脉结代。方中炙甘草补中益气,而益气血生化之源;党参气血双补,并配生地、麦冬、五味子、火麻仁以滋阴养血,然阴无阳则无以化,配桂枝、茯苓宣阳化阴,阴平阳秘,而脉复心痛止;炒枣仁、柏子仁宁心安神。《伤寒论》曰:"心动悸,脉结代,炙甘草汤主之。"炙甘草汤是补阴阳、调气血治心悸的主方,与生脉散益气养阴合用,则气阴双补,使血运通畅,病情好转。

(三)辨证用药

1.溯本求源,首重扶正

冠心病心绞痛的形成绝非一朝一夕,正确认识该病原发与继发的关系,就成为辨证论治的第一环节。所谓"原发",即从该患者可追忆病史开始,直至目前存在的临床见证中。如某个病始终未愈地延续下来,那么它就是整个病程中的原发病,尔后的各种复杂病变,则都认为是在此原发的基础上继发而来。尽管继发的症状比原发病的症状更为突出,但就其实质而言,原发病的病机始终是决定疾病发展变化的主要方面。所谓"原发为本",即在治疗中应详尽分析病史,找出原发病,并重点施治。

疼痛虽是冠心病心绞痛的主要临床表现,但只有后其所主而先其所因,才能通过治本而达到治标的目的。张景岳说:"五脏之滞,皆为心痛,刺治分经,理甚明悉。"临床上多数患者的发病部位、致病原因,乃至年龄、季节、气候特点等,都与心肾两脏密切相关,应特别注重心肾两脏的调治。

冠心病的发生,首先应责之正气虚损,即或有标实,亦属本虚所致。在该病的治疗中,只有在治本的前提下治标,在扶正的基础上祛邪,即以正气为本,使正气日充,才能确实提高疗效。祛邪而不伤正,使患者的体质不断增强,病邪渐去。若痰浊、瘀血阻滞较甚,心痛剧烈,不攻遂不足以缓解其剧痛者,亦应用祛邪之法。然祛邪亦当顾正,适可而止。切不可屡攻屡逐,否则必将导致正愈虚而邪愈实,给后期治疗造成困难。特别对久心痛的治疗,更应注意扶助阴阳气血,纵然有痰浊、瘀血,亦应慎重处理。祛痰不宜用峻剂,用温胆汤之类即可。祛瘀不宜用猛剂,用丹参、当归、郁金之类即可。

2.辨证规范,用药精湛

治病用药要精湛,最忌凑药敷衍,杂乱无章。用药宁少勿杂,宁精勿滥,且要有法有制,不可"乱用兵"。方子君臣佐使,配伍相宜,决不失辨证规范。中医功底要深厚,辨证要精细,处方要严谨,疗效才能显著。在反对处方堆砌药物的同时,还要反对用固定的中药或根据已分析出来的部分中药药理来对号入座,而忽视了中医的八纲、脏腑、营卫气血、六经等辨证方法。这样做虽然有时也能收到一些疗效,但达不到治病求本的目的。要借助现代医学的诊断及药理分析,决不能受其左右。中医辨证论治之所以疗效好,就在于不仅全面考虑人体致病的内外因素,而且抓住了疾病的主要矛盾,这就是中医治病求本的思想。同时,中药治疗贵在权变,世上绝没有一个治疗百病的方子,也不能用一方治疗疾病的始终,应不断权衡分析。对于那些主症变化不大的慢性患者,既要守方,也应根据每次应诊证候的变化而调整处方,这样才能取得理想的疗效。

3.掌握经方,灵活应用

张仲景以整体观念和辨证论治为指导,脉证合参,系统地描述了胸痹心痛的症状、病因、病机、诊断和治疗。在《金匮要略·胸痹心痛短气病脉证治第九》中,明确提出了胸痹心痛的病名,同时较系统地阐述了它的病因病机与证候。"阳微阴弦"说明胸痹心痛是胸中阳气不足,下焦阴邪偏盛,痰浊寒饮上乘阳位,搏结于心胸,阻塞气机所致。病位在心,涉及肺、脾、肾等脏。病理变化为脏腑气血阴阳失调,胸阳不振导致心脉痹阻,以本虚标实为特点。治疗则根据病情特点,采用不同的治则和治法,如扶正祛邪,祛邪扶正,急则治标,缓则治本,疏通温利兼施等。寒凝气滞,用瓜蒌薤白白酒汤;寒凝心脉,用当归四逆汤;寒气攻冲,用乌头赤石脂丸、薏苡附子散;痰浊凝结,用瓜蒌薤白半夏汤;气滞心胸,用枳实薤白桂枝汤、四逆散;气滞饮阻,用橘枳姜汤、茯苓杏仁甘草汤;心阳虚,心阳外越,用桂枝甘草汤、人参汤、桂枝甘草龙骨牡蛎汤;心脾阳虚,用人参汤;肾阳虚,用真武汤;阴阳两虚,用炙甘草汤等。根据患者的病情,还可选择合方治疗,如瓜蒌薤白半夏汤合抵当汤,适用于痰瘀交阻心脉的胸痹,其以胸闷痛或胸部刺痛、舌质紫暗或有瘀斑、苔白腻为应用要点;瓜蒌薤白半夏汤合人参汤,适用于痰壅气阻、阳气不振之胸痹,以胸痛、苔腻、舌体胖大、少气乏力为应用要点;瓜蒌薤白半夏汤合苓桂术甘汤,适用于心脾阳虚、痰饮内阻的胸痹,以胸痛、苔腻而滑、脉沉弦为要点;人参汤合苓桂术甘汤,适用于心脾阳虚、水饮内停者;

人参汤合抵当汤,适用于心脾阳虚而兼瘀血者等。这些治则和方剂一直被后世医家所重用,取得了良好效果。我们要熟知经方的组成与功效,以方测证,深入挖掘,可一方多用,有是证用是方,灵活应用,以经方为主,随症加减,分清寒热虚实,辨明病机,选用相应的经方,拓展经方在临床上的应用范围。

4.益气活血,通补兼施

我们要推崇"正气存内,邪不可干,邪之所凑,其气必虚"之古训,对胸痹心痛强调本虚标实的发病机制,本虚即气虚,标实即血瘀,由于气虚而导致血瘀。血瘀是气虚的结果,气虚是血瘀的原因,二者互为因果关系。盖血与气一阴一阳,互相依存,互相维系,气虚则推动乏力,可导致血行缓慢甚至瘀滞不行,则血瘀之证随之发生。就气本身而言,气虚乏力,不单有气虚之象,也会有气滞之证。此种由气虚引起的气滞,以补气法治疗,则气滞随之可解。本病可用"不足"与"不通"概括之,不足即为本虚,不通即在气虚的基础上引起的气血运行障碍而造成的血瘀。它们之间又会互相转化,时而以虚为主,时而以实为表现。治疗时要掌握好不足与不通、一虚与一实之间的辨证关系,妥善施治,审时度势,谨守病机,紧紧抓住正虚这个根本。要重于辨证施治,尤贵于知常达变,通补兼顾,寓补气于化瘀之中,使治疗臻于完善。据此自拟了通痹饮,处方:黄芪15 g,丹参18 g,赤芍10 g,瓜蒌30 g,茯苓12 g,郁金10 g,檀香6 g,水煎服,日一剂。用该方临床治疗80例冠心病心绞痛患者,总有效率为90%。

典型病例:朱某,男,72岁,2005年8月2日初诊。因胸闷、胸痛反复发作3年,加重5天来诊。患者5天前因劳累出现胸闷、胸痛,其痛隐隐,伴心悸,气短,乏力,面色少华,时感头晕,食欲不振,二便调,寐差,舌暗苔薄白,脉细涩。心电图示:Ⅰ、aVL、$V_4 \sim V_6$导联T波倒置。诊断:胸痹(冠心病心绞痛)。辨证:气虚血瘀。治则:益气活血,宣痹通阳。用通痹饮,水煎服,日一剂。服上药6剂后,症状较前减轻;上方加炒枣仁18 g,继服12剂,症状消失;又服12剂后,心电图恢复为大致正常。

按:祖国医学认为"气"和"血"是人体两种重要的物质,气血关系密切,气帅血,血载气,气行则血行,气滞则血瘀,血虚则血涩,心气不足,鼓动无力,则心脉痹阻,出现胸痛,胸闷,短气乏力,面色少华,舌暗苔白,脉细涩等症。治疗时以益气活血,宣痹通阳为主,以达到扶正祛邪,标本兼顾之目的。

选黄芪为主药,其具有补气健脾之功效,为补气之要药,与活血药同用,可增加活血化瘀之功效。丹参、赤芍、郁金、檀香皆可活血化瘀,以止痛,并可通行血脉,郁金还可以疏肝理气解郁,善行血中之气,檀香可利膈宽胸,而行气。瓜蒌为理气药,可理气宽胸,散结止痛。茯苓可健脾益气安神,以增加补气之功。诸药合用,以达到益气活血,宣痹通阳之功效,使心气足,瘀血散,心阳通,则病痊愈。

5. 图本固肾,活血宁心

肾为水火之宅,内藏真阴,气血靠肾精化生而补充;肾内又寄元阳,为一身阳气之源和生命活动的根本,五脏之阳,非此不能发。肾阳隆盛,则心阳振奋,鼓动有力。若年老肾衰,肾脏阴阳虚衰和失调,则引起心脏及其经脉失于濡养。或脾土失温,水谷精微不能生化布散,气血化源不足,营亏血少,脉道不充,血不畅行,均可发生胸痹心痛。据此自拟了强心复脉饮以温肾助阳,活血化瘀,宁心饮以滋阴补肾,活血宁心,均收到了良效。

典型病例1:于某,男,76岁,2004年12月27日初诊。因心悸、胸闷5年,加重10天前来求诊。患者10天前因受凉出现心悸、胸痛、胸闷、周身乏力、头晕气短、腰酸肢冷、纳呆、寐差。心电图示:①一度房室传导阻滞;②心肌缺血。诊断:胸痹(冠心病心绞痛)。辨证:肾阳亏虚。治则:温肾助阳,活血化瘀。用强心复脉饮,每次50 mL,每天3次口服。用药10天后,上述症状明显减轻;继服药20天,上述症状消失,心电图示一度房室传导阻滞消失,心肌缺血改善。

典型病例2:张某,女,68岁,2005年3月5日初诊。因胸闷加重7天来诊。患者7天前,无明显诱因出现胸痛、胸闷,心悸,耳鸣腰酸,心烦,手足心热,食欲不振,二便调,入寐困难,舌红苔少,脉细而促。查体:BP 110/70 mmHg,心率104次/分,律不整,可闻及期前收缩10~12次/分,未闻及病理性杂音。心电图示:①窦性心动过速;②频发房性期前收缩;③心肌缺血。患者有冠心病史3年。诊断:胸痹(冠心病心绞痛)。辨证:肾阴不足。治则:滋阴益肾,活血宁心。方药:宁心饮加减。何首乌15 g,枸杞15 g,丹参18 g,石菖蒲10 g,珍珠母24 g,莲子心6 g,炒枣仁15 g,甘草6 g,水煎服,日一剂。上方服用6剂后,胸痛、心悸减轻,仍胸闷、心烦;上方加川芎10 g,丹皮10 g,再服12剂,症状全部消失;继服12剂后,心电图恢复大致正常。

　　按：肾为先天之本，人的生长发育、生殖、衰老多与肾气有关，肾气不足，心脉亦随之衰退。肾为阴阳之根，五脏之阳非肾阳不能发，五脏之阴非肾阴不能滋，肾一有病阴阳就会失于平衡。欲养心阴，必滋肾阴，欲温心阳，必助肾阳。强心复脉饮中的附子辛温大热，走而不守，为通行十二经纯阳之要药，温里散寒，温肾助心阳；麻黄鼓动正气，振奋心阳，麻附相伍，温心阳，通血脉；细辛性辛温而雄烈，不但能散寒通脉，还能助附子温振心肾之阳；川芎活血化瘀。诸药合用，可温肾助阳，活血化瘀，药虽不多，但恰到好处，药到病除。而宁心饮中的枸杞、何首乌滋补肾阴，丹参活血化瘀，珍珠母、石菖蒲、莲子心具有宁心安神之功，诸药合用具有滋补肾阴，活血宁心的功效。通过补肾固本，调整阴阳，使肾脏阴阳虚衰失调得以纠正，脏腑气血阴阳充盛调和，就改善和消除了冠心病发生发展的病理基础和致病因素，从而不仅提高了近期临床疗效，而且对远期疗效和预防也具有十分重要的意义。

五、结语

　　中医对冠心病心绞痛的认识是比较全面的，对该病的发病机制和治疗法则也积累了丰富的经验。它的发病虽然与心脏有关，但又不完全限于心脏本身，而与肝、脾、肺、肾诸脏的关系密切。冠心病心绞痛的发生发展，是以心、肾、肝、脾、肺等脏腑功能低下及气血循环运行障碍为本，痰凝、气滞、血瘀为标，感受寒邪、情志不和、饮食失宜、起居不慎等为诱因，在这些综合因素的作用下，使整个机体不协调。该病是本虚标实之证，心的功能低下及心阳和心阴相对的平衡失调占重要的地位。由于冠心病心绞痛的发生诱因交错，病变虚实夹杂，因此临床须审证而行，决不可偏废。在治疗中要着重整体，注意变化，急则治标，缓则治本，严密观察病情变化，灵活掌握，辨证论治。同时还要调情志，慎起居，适寒温，忌食肥甘，并配合适当的身体锻炼。

（作者：徐　慧）

徐慧教授治疗胸痹的学术特色

徐慧教授长期工作在中医临床一线,医术精湛,在心系疾病的辨证治疗方面颇多建树,擅长中医治疗冠心病、血脂异常、高血压病、心力衰竭(简称"心衰")、心律失常、心肌疾病、老年病等。徐慧教授熟读四大经典及大量中医古籍,具有扎实的理论功底,通过多年的临床工作和实践,积累了丰富的诊疗经验,特别在胸痹心痛的病因病机和辨证论治方面有自己的独到见解;重视藏象学说,坚持整体观念,审因论治,辨证灵活,方药精当,善用经方,因病、因人之不同,谨察病机而调之,燮理阴阳,以平为欺;善于利用中医饮、膏、丹、丸、散等各种给药方式或途径,自拟参苓降脂片、调肝定悸片、活血通心丸等方药,取得了满意疗效。在跟师学习中,笔者认真思考,对老师的经验及时总结,使自己的临床能力逐步提高。

一、徐慧教授辨治胸痹的学术特点

(一)重视脏腑辨证,尤重肝脾肾

藏象学说是以脏腑为基础,研究观察人体各个脏腑的生理、病理及各脏腑间关系的理论,是中医基础理论的核心内容。老师在临床辨治疾病的过程中,非常重视藏象学说的应用与研究,认为脏腑理论是中医辨证论治的基础和核心内容,是中医理论的精髓,发掘藏象理论的科学内涵,是新时期中医学继承和发展的根基所在。人体是一个统一的有机整体,构成人体的各个脏腑、组织、器官的功能活动是机体整体活动的一个组成部分,它们在气血津液周转全身的情况下,以经络为联系通路,在各个脏腑、组织之间联络传递着各种生理及病理信息,共同构成了人体这个协调、统一的整体。五脏通过五行生克制化的关系,相互之间有着密切的联系和影响,一脏的生理病理变化,必然影响他脏或受他脏的影响。心为"五脏六腑之大主",更与其他脏腑有着紧密的关联。所以,在胸痹的临证辨证中,除了心本脏的辨治规律外,老师十分重视心与其他脏腑的关系,认为心的功能与肝、脾、肾三脏关系尤为密切。

1. 心与脾

《灵枢·经脉》言:"脾足太阴之脉……其支者,复从胃,别上隔,注心中。"导师指出心居于上焦,脾居中焦,虽然两者以膈为界,从形体上互不相连,但二者之间以脾胃之支脉、大络及经筋紧密关联,手少阴心经与足太阴脾经经气互通,相互影响。五行关系中心属火,脾属土,火能生土,为母子相生之脏,从五行相生角度,心为脾之母,脾为心之子,两脏相生相依,母子为病,皆可相互传变。导师分析,如果心气、心阳不足,火不暖土,则脾运失健,使水谷精微化生不足,气血生成衰少,此为"母病及子"。脾胃虚弱,气血生化乏源,心失气血濡养,致心脾两虚;或脾虚失运,痰湿水饮内生,循经脉上凌于心;或脾虚不运,宗气不足,无力推动血行,瘀血阻滞心脉,则为"子病及母"。

心主血而脾生血,心主行血而脾主统血,血成为心脾相关的重要媒介。心主一身之血脉,心血供养于脾,以维持其正常的运化机能,脾主运化而为气血生化之源,脾运健旺,血液化生源足,可保证心血充盛。脾胃居心下,脾上赖于心阳温煦,方能运化水谷,胃阳得心阳温煦,则能腐熟水谷,而脾胃纳运正常,则气血生化有道,心之气血也得濡养,则心阳愈壮。如果脾虚运化失司,气血化源不足或脾虚统血无权,均可导致血虚心失所养,发为心悸、怔忡、失眠诸证,或为不荣则痛之胸痹心痛。脾主运化水湿,能把人体所摄入的饮食水谷经过吸收,转化为精微物质以滋养、濡润全身。脾虚痰饮不化,痰饮之邪循心脾互通之经脉上凌于心,心阳受水湿、痰饮之阴邪困扰,心阳不能温煦推动,或痰浊水饮痹阻心脉,皆可发为胸痹心痛。

2. 心与肝

肝与心在经络上密切相关,足厥阴肝经与手少阴心经在咽喉及目系相交,手少阴心经、手厥阴心包经又和足厥阴肝经于胸中相遇交汇。因此,心肝两脏通过互通之经络相互联属,互相影响。肝藏血充足,疏泄有度,则心行血机能可正常进行。当各种原因导致心需血量加大、心肌耗氧增加时,肝脏可把所藏血液加大输送,以供应心的供血量,营养心肌,满足心脏做功耗能增加的需要。若肝脏藏血功能失常,则无法有效调节心脏的血供,脉道不充,心血亏虚,心失濡养而发生胸痹心痛。心主行血,为一身血液运行的枢纽,具有主血脉和推动血液在脉管内运行的功能。血液在脉道中循行,虽然依赖心气的推动,但离不开肝的疏泄,即肝的疏泄功能直接影响气机调畅,维持气血运行。心与肝两者相互配合,才能共同维持血液的正常运行。故《血证论》曰:"木气冲和条达,不致遏郁,则血脉得畅。"可见肝气的舒畅条达能使血脉畅通无阻,只有肝木之疏泄功能正常,气机顺畅,血液在脉道中才能通畅循行。肝脏疏泄失常,无论是肝的疏泄不及还是疏泄太过,均会影响肝气的条达,导致气机不畅,则气、血、津液的转运和输布受阻而形成肝气郁结证。气机郁结,血行不畅,津液不化,可形成诸如瘀血、痰浊、湿热等病理产物。各种病邪交织,有形的实邪痹阻心脉,心气行血不利,心脉痹阻,便会发生胸痹心痛。

3. 心与肾

心肾同为少阴经所属,足少阴肾经的经脉循行路线显示,其有一分支从肺出,入心注胸中,手少阴心经从心系向上循行入肺,故心、肾二经在胸中交汇联络,通过肺的呼吸吐纳,二脏得以交流互通。心主血,肾藏精,精和血都由水谷精微所化生,同时精血又可以相互化生。《诸病源候论》云:"肾藏精,精者血之所成也。"同时,促成血液生成和运行的原动力为肾中精气。若肾精充盛,血液肾精补养得以化生旺盛,气血充盈,则各个脏腑得精血濡润滋养,可以发挥正常生理功能;相反,肾精亏虚,则阴血化生乏源,气血亏少,脏腑失于精血之滋养,脏腑功能下降或紊乱,疾病乃生。因此,血虚者,可以益精补肾之法以使肾精充盛而补血;精亏者,可以补血养血之法以化血生精。在生理情况下,肾水虽然在下生精益髓,但同时要上济于心,以肾阴资助心阴,使心火不亢盛于上;心火虽然在上推动心的生理功能,但同时必须下降于肾,与肾水交济,温煦肾阴,使肾水不寒于下。同时,肾水之中寓有真阳,真阳上升而使心中之火得以化生;心火之中寓有真阴,真阴下降而使肾水不致乏源。故《慎斋遗书》有"盖因水中有真阳,故水亦随阳而升至于心。盖因火中有真阴,故火亦随阴而降至于肾"的记载。可见心肾相互制约,互相为用。心肾相交,则阴阳、水火、升降处于动态平衡的关系之中,才可维持人体正常生命的活动。心为君火,肾藏相火。《素问·天元纪大论》曰:"君火以明,相火以位。"君火如若天之太阳,温照一身人体;相火位居肾中,为君火发挥作用的根基。君相二火,相资互用,各安其位,上下交济。心阳充盛,则相火安;相火秘藏,则心阳充足。如果心与肾之间的水火、阴阳动态平衡失调,则表现为水不济火的阴虚火旺之证,或肾阳虚与心阳虚互为因果的心肾阳虚之证。

(二)重视痰浊为患

水、湿、痰、饮都是人体津液代谢障碍形成的病理产物,或有形,如咯吐出来的痰液,或无形而停滞于脏腑经络之间,并有清稀和稠浊之分。肺主宣降,通调水道;脾主运化水液;肾阳蒸化水液并推动水液运行;肝主疏泄,促进津液的运行输布;三焦则是水液代谢的通路。所以,各脏腑功能失调都会引起水液代谢障碍。徐慧老师认为,痰湿的产生主要与肝、脾、肾三脏功能失调有关。肝主疏泄,调畅气机,协调人体中气机升降出入的平衡。若肝气郁结,失于调达,可使水液停滞,凝聚成痰湿,或者肝郁化火,火盛灼津为痰,或者肝气横逆克土,使脾土运化水湿失职,造成痰湿凝聚为患。"脾为生痰之源",无论何脏先受损,日久均可伤及脾阳,脾失健运,水湿代谢不能正常运化,都会引起痰湿的形成。脾喜燥恶湿,如若施治不及时,则痰湿又成病因,继而进一步困阻脾阳,使脾运更弱,痰湿水饮积聚不化。肾主水,人体的水液代谢过程离不开肾的气化蒸腾作用,水液只有通过肾阳的蒸腾气化才能使得清气上升于肺,布散于全身,使浊气下降至膀胱,生成尿液,排出体外。若肾阳虚衰,蒸腾气化作用衰弱,水液不化,水湿代谢失常,可湿聚成痰;又因命门火衰,不能温暖脾土,则脾气虚,运化失职,更使水湿停聚生痰生湿;或者肾阴亏虚,阴虚内热,虚火煎灼津液,炼液为痰。老师认为,以往对于胸痹的中医治疗中,活血化瘀法应用较多,并且有很多研究,但相当一部分患者仅仅通过活血化瘀治法并不能有效改善胸痹症状,这就说明心脉痹阻之因除瘀血之外,另有重要的致病因素,就是痰浊为患。从肝气疏泄异常、脾失健运、肾气亏虚失于气化开合,到气血失调、气机逆乱和阳气虚衰失于温煦,都会影响人体"水液"的正常代谢,从而在体内异常堆积,湿聚而成痰浊之邪。痰浊厚重黏滞,阻滞血脉,进而阻碍气血的运行,痹阻心阳,甚则与瘀血纠结为患,使瘀血难于消散。痰浊是胸痹标实中最重要的病理产物,这又可以从本病发生的外在因素饮食方面来加以认识。《素问·生气通天论》说:"味过于甘,心气喘满。"长期恣食膏粱厚味或醇酒肥甘,蕴湿生热,酿成痰浊,痰聚胸中,阻滞脉络,胸阳不展,心脉痹阻,发为本病。至于瘀血,从相当程度上说是继发于痰浊而产生的。老师结合现代西医的一些基础研究和多年丰富的临床经验,认为"痰"是胸痹发生发展的重要基础,先有"痰"才有瘀。在胸痹的治疗中,治"痰"要贯穿整个治疗过程。在胸痹治疗的许多阶段,治痰重于治瘀往往能起到更好的疗效。只有黏滞阴浊的痰邪消散,心阳才能恢复,气机运行顺畅,瘀血才可得化。所以在治疗方面,导师把治"痰"提到了一个很高的理论层面,化痰为主或痰瘀同治是胸痹治疗过程中的有效经验,正如尤在泾在《金匮要略心典》中所说:"阳痹之处,必有痰浊阻其间耳。"

(三)强调未病先防

中医学"治未病"的预防思想早在《内经》中就有记载,《素问·四气调神大论》指出:"是故圣人不治已病治未病,不治已乱治未乱,此之谓也。夫病已成而后药之,乱已成而后治之,譬犹渴而穿井,斗而铸锥,不亦晚乎。"老师非常推崇《内经》中"治未病"的思想,认为这是强身防病亘古不变的黄金法则。随着医学的不断发展,虽然许多疾病已经可以得到有效治疗和控制,但绝大多数已成之疾病,因病程长、成因复杂、病因积累过程漫长、患者个人体质等诸多因素,无法单纯依靠医学得到根治,最有效的方法是防患于未然,通过各种有效措施消除各种致病因素对身体的伤害,只有这样才能真正实现人类的健康长寿。胸痹之疾虽然与人体的衰老和先天因素有关,但是除去衰老和先天遗传这些不可抗拒的自然因素外,现今更多的胸痹患者往往是因为不能注重身体的健康保养,使胸痹疾患过早发生,严重影响着生活和生命质量。胸痹患者往往在未患病前,或贪凉饮冷致寒邪内藏;或恣食肥甘厚腻、暴饮暴食、饥饱无常致脾胃损伤,痰湿内生;或长期忧思恼怒致心血暗耗;或劳心劳力、缺少休养,致气血耗伤。当众多致病因素作用人体,长期不能祛除,又没有相应的应对措施,身体必然不堪受其损伤而发病。所以未病先防,首先要从身体健康无病状态时的生活起居调养开始。《素问·上古天真论》说:"其知道者,法于阴阳,和于术数,食饮有节,起居有常,不妄作劳,故能形与神俱,而尽终其天年。"这些法则提示我们在健康状态下,就应顺从自然界阴阳交替盛衰和四时气候变化,维持人体与自然的和谐统一。人体阴阳与自然界阴阳变化协调统一,才能身强体壮,正气充盛,而能有效抵制各种病邪侵犯。未病先防还体现在对于已经发生的疾病要早遏其路,治病于未传,治病于未盛。《灵枢·逆顺》说:"上工,刺其未生者也。其次,刺其未盛者也。其次,刺其已衰者也。下工,刺其方袭者也,与其形之盛者也,与其病之与脉相逆者也。故曰:方其盛也,勿敢毁伤,刺其已衰,事必大昌。故曰:上工治未病,不治已病。"当疾病微显端倪时,能早期诊断并掌握疾病由表及里、由浅入深的发生发展规律,进行早期治疗,可以阻断疾病自然进程,防止疾病传变恶化,将疾病消灭在萌芽阶段。对于危急重症,如果无法立即祛除病因,也要果断救危截变,尽力阻断病邪深入的进程,以争取时间,创造条件,为进一步有效治疗做好准备。在病邪基本消除、正气尚未完全恢复的初愈阶段,则应谨防疾病复发。而疾病后期的生活起居调护和饮食调理可有效预防疾病的复发或慢性迁延,促进机体康复。现代医学把"治病救人"奉为医学目标,并且为此目标一直在努力研究、探索各种治疗疾病的方法,在某种意义上讲这种医学是把"已病"作为治病的目的。而祖国医学则把"治未病"列为医学的目标,并为此目标,在这种"未雨绸缪、防微杜渐"的预防思想指导下指导临床的实际诊疗工作,往往事半功倍,疗效显著。应该说"治病于未然"才是医学的最高境界。

(四)四诊合参,尤重舌诊

望诊、闻诊、问诊、切诊为中医诊察疾病的基本方法,合称"四诊",故称"诊法"。《内经》奠定了诊法的基础,《难经》指出了诊法的基本概念、内容及临床意义。四诊是四种不同的诊察方法,它们分别是从不同的角度来检查病情和搜集临床资料。望诊、闻诊、切诊是医生运用视觉、听觉、触觉来对患者进行诊察,而问诊则是通过医生与患者或陪诊者以对答形式来了解患者的主观感觉以及有关疾病的发生、发展、治疗经过等有关问题。四诊各有其特定的具体内容,不能相互取代。例如病史搜集,头痛与否、饮食口味情况……只有通过问诊才能得知;脉象情况,只有通过切诊才能得知;神、色、形、态情况,只有通过望诊才能了解等。四诊搜集的临床资料作为辨证的依据,一般来说,都具有同等重要的意义,不能有所偏废,所以不能只重视或夸大某一诊的重要性,而忽视其他三诊,否则就可能造成在诊断疾病时发生与疾病本质不相符的偏差,甚至是错误的结论,从而影响正确的治疗。当然,在中医四诊法的形成过程中,前人积累了丰富的经验,如独具特色的舌诊、切诊等,在对某些本质与现象不一致的病证进行诊断时,也可以抓住足以揭示疾病本质的一症一脉一舌,对其作出正确的诊断。但是,这时的一症一脉一舌不能脱离整体失调而单独存在,而恰恰是整体失调的集中反映,是疾病本质的症结所在,它们之间是统一的,而并非是矛盾的。老师治病注重四诊合参,但尤重舌诊。根据疾病之演变,有诸外必陷于内,有诸内必形诸外的规律,视舌为脏腑之门户,认为舌诊最为直观又有据可凭。在诊治患者时,老师总是把望舌苔和舌质与脏腑辨证有机结合,作为明确疾病部位,判断虚实,推测预后,指导治疗的重要客观依据。正如先哲所说"舌如一镜面,映出脏腑病,脉证可舍从,舌象务明辨"。老师望舌细致而全面,包括舌质、舌体、舌苔、舌底的脉络望诊,认为这些和疾病的性质、治疗的难易程度及预后有很大关系。如舌质反映本的变化,而舌苔反映标的程度。舌质淡属气虚,舌质淡红属气血两虚,舌质赤红属实热,舌质暗红为实热有瘀,舌质淡红而苔黄厚腻则属气血虚而挟湿热。

二、徐慧教授诊治胸痹的临证经验及病例浅析

(一)辨证论治,法随证转

《金匮要略》提出胸痹的病机为"阳微阴弦"。"阳微"即本虚,是胸痹心痛的发病基础;"阴弦"即标实,是胸痹心痛的发病特征。寒邪内侵、饮食不当、情志失调、年迈体虚等因素导致心、肝、脾、肾的阴阳、气血、经络功能失调,产生气滞、血瘀、痰阻、寒凝等病理变化,使血流不畅,脉道瘀滞,而发生胸痹心痛。徐慧老师认为,胸痹病位在心,阳微指上焦阳气不足,根据临床症状,此为浊阴上干,阻遏阳气,使胸中阳气受困,不能正常流通转运,导致胸闷、胸痛、心悸、气短等一系列症状。临证治疗则要谨守病机,寻找病之源头,进一步辨证施治。

疾病的发生发展是一个不断变化的动态过程,即使同一个人也随着时间的迁移而使病机不断发展。故治疗方法也应随着病程长短和证候趋势而做相应的调整,才能紧扣病机,提高疗效。根据病机分析,胸痹为本虚标实之证,但在发病初期,临床表现常以邪实为主,此时老师治疗常以通法为首先治法;但在标急缓解之后,即当转求治本,而祛邪之法作为补法的辅佐。补法和通法是治疗胸痹的不可分割的两大基本原则。但临证用药是先通后补,还是先补后通,孰重孰轻,孰多孰少,均应根据具体情况权衡而定,不能只补虚而忽视了祛邪,也不能一通到底而不扶正固本,可以一法为主,他法兼之,这就需要临床细心地辨证分析,方可选用适宜的方法。

(二)辨病与辨证相结合

辨病与辨证,各有所长,只有把两者有机地结合起来,才能取长补短。疾病的发展是一个连续的过程,临证不可局限于分型,应灵活权变,随病制方。徐老师结合多年临床经验,能够准确抓住疾病的本质,掌握疾病的主要矛盾,辨病与辨证相结合。遵循"辨病为先,辨证为主"的原则,临证时常常根据四诊所获的

资料,考虑该病发生在全过程的"特点",并辨别出该疾病在某一阶段上的"证"。在立法用药时,既要根据证立法用药,又要根据病立法用药,临证力求明确诊断,然后再结合辨证,准确施治。认证、识病准确,用药有方,方才治疗效果显著。

(三)标本兼治,通补兼施

"正气存内,邪不可干,邪之所凑,其气必虚"。胸痹心痛可用"不足"与"不通"概括之,不足即本虚,不通即在气虚的基础上引起的气血运行障碍而造成的血瘀、痰湿。痰瘀是气虚的结果,气虚是痰瘀的原因,二者互为因果关系。盖血(阴液)与气,一阴一阳,互相依存,互相维系。就气本身而言,气虚乏力,不单有气虚之象,也会有气滞之证。此种由气虚引起的气滞,以补气治疗,则气滞随之可解。虚实之间又会相互转化,时而以虚为主,时而以实为表现,治疗时要掌握好"不足"与"不通"、一虚一实之间的辨证关系,妥善施治,审时度势,谨守病机,并紧紧抓住正虚这个根本。要重于辨证施治,尤贵于知常达变,通补兼顾,使治疗臻于完善。

(四)典型病例

刘某,男,55岁,因"胸闷、胸痛反复发作4年,加重7天"来诊。患者7天前因劳累出现胸闷、胸痛,伴心悸,气短,乏力,头晕,食欲不振,二便调,寐差。舌淡红苔薄白,脉细涩。心电图示:ST-T异常。诊断:胸痹心痛病。辨证:气虚血瘀证。治则:益气活血,宣痹通阳。处方:黄芪15 g,丹参18 g,赤芍10 g,瓜蒌30 g,茯苓12 g,郁金10 g,檀香6 g,水煎服,日1剂。分析患者的症状体征,辨证为气虚血瘀证。气与血作为人体重要的物质基础,关系密切,气帅血,血载气,气行则血行,气滞则血瘀,血虚则血涩。心气不足,鼓动无力,则心脉痹阻,出现胸痛,胸闷,短气乏力,舌暗苔白,脉细涩或细弱。治疗以益气活血,宣痹通阳为主,以达到扶正祛邪,标本兼顾之目的。此方黄芪为主药,具有补气健脾之功效,与活血药同用,可增加活血化瘀之功效;丹参、赤芍、郁金、檀香皆可活血化瘀以止痛,并可通行血脉,郁金还可以疏肝理气解郁,善行血中之气,檀香可利膈宽胸而行气;瓜蒌为理气药,可理气宽胸,散结止痛;茯苓可健脾益气安神,以增加补气之功。诸药合用,以达到益气安神,宣痹通阳之功效,使心气足,瘀血散,心阳通,则病痊愈。服上药6剂后,症状较前减轻,上方加炒枣仁18 g,继服12剂,症状消失,又服12剂后,心电图恢复为大致正常。

王某,女,55 岁,因"胸闷、乏力 1 年"就诊。1 年前患者无明显诱因出现胸闷、乏力,未予特殊治疗,1 年来逐渐加重,并伴气短,伴心悸,汗出,偶感胸痛,时有头昏沉,无咳嗽咳痰,自觉口中黏腻不爽,无明显口干口苦,纳差,寐可,大便稀,每天 2～3 次,小便可。查:舌暗苔白,舌体胖大,边有齿痕,脉细滑。心电图示:T 波低平。诊断:胸痹心痛病。辨证:痰阻血瘀证。治则:健脾利湿,活血化痰。处方:杏仁 10 g,豆蔻仁 20 g,薏苡仁 30 g,党参 15 g,厚朴 10 g,滑石 15 g(包煎),半夏 9 g,川芎 12 g,茯苓 10 g,僵蚕 12 g,红花 12 g,炒白术 10 g。患者脾虚失运,运化水湿乏力,同时心阳亦受阻遏,心阳困阻,不能温煦心阴,心气不足,心脉痹阻,从而出现胸闷、心悸等一系列心系症状。考虑患者痰湿甚于血瘀,方选三仁汤加减,以健脾利湿,化瘀通脉。方中杏仁、豆蔻仁、薏苡仁宣上、畅中、渗下,通利三焦;党参为臣药,益气;半夏、厚朴燥湿;白术、茯苓健脾利湿;红花、僵蚕活血化瘀通络。服用 4 剂后二诊,患者胸闷、乏力症状好转,饮食增加,口内黏腻感较前有所减轻。查:舌体仍胖大,但齿痕好转。效不更方,加用泽泻 12 g,服用 7 剂后三诊,胸闷、心悸症状明显好转,自觉体力恢复如前,口内黏腻感消失,舌苔齿痕消失。患者上方继服 7 剂后四诊,诸症消失,停药。

跟师学习以来,不但学习了老师高超的医术,老师崇高的医德、勤奋好学的精神更是我们学习的楷模。徐慧教授认为,中医传承工作向来是一项承前启后、继往开来、弘扬中医学术、培养中医药人才的独具特色的传统工程。

(作者:陈思娟)

徐慧教授治疗心悸的学术特点

徐慧教授长期工作在临床一线，医术精湛，熟读四大经典及大量中医古籍，具有扎实的理论功底，通过多年的临床工作和实践，积累了丰富的诊疗经验，在中医临床和教研方面硕果累累。她学习中医主张先理论后方药，精研中医经典著作，循序渐进，由博返约，成为她的学术思想之源。重视藏象学说，坚持整体观念，审因论治，辨证灵活，方药精当，善用经方。徐慧教授对各种心血管常见病治疗效果明显，尤精于胸痹、心悸、眩晕的治疗。笔者跟师学习，现将老师治疗心悸的经验总结如下。

一、徐教授学术思想根源

中医学对心悸的认识源远流长，《内经》时期先贤已经对心悸有了一定认识。徐慧教授通过系统梳理和总结分析心悸的病名含义、病因病机、临床特征等内容，为心悸的理论研究提供文献支撑，进一步为心悸的临证治疗提供思路和参考。心悸病因复杂，徐教授注重详查病因，并且准确辨证，紧扣病机，予以恰当的治疗。本病可分虚实两端，虚者不外气血阴阳亏损，实者多为气滞、痰饮、瘀血和心火炽盛，且虚实之间又可兼夹错杂。徐教授认为，病机是辨证的依据，有某种病机，就必然出现某种证候。因此，从病机推断，心悸的证型应当是变证纷繁。若将每一证候分别于其他证候组合，必将形成一个数目庞大的复合证群。若对每一复合证分别进行研究，显然不适应临床实际，也难以形成统一的诊断标准。因此，徐教授以为，可将心悸分解为气虚、血虚、阴虚、阳虚、痰浊、水饮、瘀血、心火、气滞等几种典型证型，临床医生可根据患者具体情况执简驭繁，灵活运用。人体是一个有机整体，五脏六腑正常生理活动不能离开心的主导，即所谓"主不明则十二官危""心动则五脏六腑皆摇"。而心神安定以其余脏腑的正常生理活动为基础,任何脏腑功能失常,均可影响心神的安定与清灵,使之不安其位而动悸不止。因而徐慧教授认为,心悸的病机实不止于前述数种,可以说五脏六腑皆令心悸,非独心也。就所见而言,大凡诸邪内含,憾扰心神及各脏腑机能失常,累及心主,均可导致心神不安,动悸不已,甚则心律失常,怔忡不宁。

中医认为,心主神明,即人的精神意识活动是由心所主,因而当心主神明的功能受到外界因素的影响时就会导致心悸不安。徐教授认为,肝在精神意识上的调节作用是影响心主神明功能的一个重要因素,《灵枢·本神》云:"所以任物者谓之心,心有所忆谓之意,意之所存谓之志,因志而存变谓之思,因思而远慕谓之虑,因虑而处物谓之智。"从上段经文可以看出,虽然接受外在事物的一切变化是心的功能,但在这里心只是接受,而由外在事物所产生的意、志、思、虑、智等一系列精神活动则分派于五脏。同时,《素问·灵兰秘典论》中说:"肝者,将军之官,谋虑出焉。"由此可见,人的精神活动起最终决定性作用的是肝脏,故而虽然心悸是心脏病症的临床表现,但其产生的原因是肝胆谋虑、决断功能的失调,进而导致了心主神明的失衡而产生了心悸症状。因而调理肝脏就可以使心神得宁,从而达到治疗的目的。在中医学里,怔忡的产生是心血不足,血不养心所致。在五脏的关系中,肝藏血,心主血,二者之间的关系主要表现在血液的调节上,因而当肝藏血失司则心血不足,不足则产生怔忡。因此,血液是否充盈是直接影响心悸是否产生的原因。血液充盈与否是由肝脏直接调节,不论是在心悸发生的机理上或是在临床治疗上,从肝脏调节气血功能对心悸都会产生重要的临床意义。

二、徐教授治疗心悸临床经验总结

心悸是指患者心中悸动不安,甚至不能自主的一种自觉症状,一般多呈阵发性,每因情绪激动或劳累而发作。心悸,一般分为惊悸和怔忡两种。心悸是指心跳不宁,时作时休。怔忡则为心跳无有宁时,不能自主。如由惊恐而发者,称为"惊悸"。心悸与怔忡在病因及程度上有差别,前者多因惊恐、恼怒所诱发,全身情况较好,发作时间短,病情较轻;后者则外无所惊,而自觉心悸不安,稍劳即发,全身情况较差,病情较重。《医学正传·怔忡惊悸健忘证》说:"夫所谓怔忡者,心中惕惕然动摇而不得安静,无时而作者是也。惊悸者,蓦然而跳跃惊动,而有欲厥之状,有时而作者是也。"徐教授在临床实践中,常常总结各种心悸的典型治法。如惊恐扰心致心悸:心悸,善惊易怒,多梦易醒,惕而不安,多疑善惑,不思饮食,舌质淡红,苔薄白,脉小数。治则为镇惊定志,养心安神。方用安神定志丸合磁朱丸加减:茯苓、茯神、远志、人参、石菖蒲、龙齿、磁石、朱砂、神曲。茯苓、茯神、远志、石菖蒲健脾安神,人参益气,龙齿镇心定惊,磁石、朱砂重镇安神,神曲健脾。诸药合用,共奏镇惊宁心,安神定志之效。若兼心神不定、夜间眠差多梦者,加夜交藤、合欢皮、酸枣仁以养心安神。肝肾阴虚心悸的治则是滋养肝肾,养心安神。方用一贯煎合酸枣仁汤加减:生地、沙参、枸杞子、麦冬、当归、川楝子、酸枣仁、茯苓、川芎、知母、炙甘草。用沙参、麦冬、当归、生地、枸杞子滋补肝肾之阴;用川楝子疏肝理气,使大补阴之药补而不滞;酸枣仁养心安神;茯苓、甘草培土缓肝;川芎调血养肝;知母清热除烦。诸药合用可获补肝肾之阴,宁心养血安神之功。若便秘(老年人多有)可加麻仁、生首乌,以润肠通便;日晡潮热,手足心热者,可加用地骨皮、银柴胡,以滋阴清热。口干咽燥夜甚者,加石斛、玉竹,以益胃生津。虚火内盛,心烦,急躁易怒,舌质红者,加黄连、栀子,以清心火。此外,亦可用生地、枸杞子、麦冬、当归、石斛、沙参、川楝子、枣仁、龟板胶(烊化)、夜交藤,以滋补肝肾之阴,养心安神。

各种心律失常均属于中医心悸的范畴。徐慧教授认为,各种心律失常如心动过速、心动过缓和心律不齐都会有心悸的感觉。正常人剧烈运动之后常感心悸,为运动时心输出量增加,心搏动增强所致。心神经官能症患者也有心悸主诉。缓慢性心律失常是一种常见病、多发病,严重危害人体健康。近年来缓慢性心律失常的研究虽有增加,但缺乏有效、简单的治疗方法,因此需要探讨更多、更有效的手段来达到治愈的目的。徐教授选择此研究,旨在探讨更为理想的治疗缓慢性心律失常的药物。缓慢性心律失常,中医辨证多为本虚为主,兼有血脉瘀阻的标证,其病机多为阳气虚衰,心阳不足,气虚无力载血而血脉阻滞,瘀血内停,脉道不畅,痹阻心阳,阳虚阴盛,血液运行缓慢。她针对这一特点,自拟"强心复脉饮"温阳散寒,扶助心阳,化瘀行滞。该方由人参、麻黄、附子等药物组成,在以往的临床应用中,取得了满意的疗效。

三、徐教授在治疗室性期前收缩上的独特见解

室性期前收缩(简称"室早")是一种临床上常见的心律失常,可见于各种原因所致的器质性及功能性心血管疾病,部分可发生于正常人群。随着社会竞争的日趋激烈,工作和生活压力的不断增加以及各种不良的生活习惯等因素的影响,该病的发病率逐年增高。目前,西药的抗心律失常作用,虽然临床疗效确切,但仍有不少患者疗效不够理想,或不能耐受,且长期使用易出现诸多副作用。另外,目前临床上存在滥用抗心律失常药物的不规范现象,特别是发生于无结构性心脏病的室早是否需要治疗、如何治疗一直困扰着临床医生。近年来,射频导管消融术等非药物疗法应用于临床,但因其有一定的创伤性、复发性,且费用昂贵,限制了在临床上的普及。因此,正确和深入认识心律失常,探寻治疗室性期前收缩的低毒高效药物,具有重要的临床意义。室性期前收缩,在我国古代医学文献中,虽无此病名,却有许多相关记载,根据其病因病机及临床特征,可归于"心悸"范畴。中医学注重整体观念,强调辨证论治,对人体进行综合调理,故可取得较满意的临床疗效。徐教授在多年的理论研究和临诊中发现,随着生活水平的改善及自我保健意识的增强,人们对六淫、疫病等外来邪气及饮食、劳倦、外伤等做到了有效预防和治疗。相反,现代竞争日益激烈的社会中,工作、社会、家庭给人们带来太大的压力,由于长期恼怒、忧思、精神紧张,导致人体气机紊乱,脏腑气血阴阳失调。在七情所伤中,伤及肝脏尤为突出。《薛氏医案》曰:"肝气通则心气和,肝气滞则心气乏。若肝气失调可致心病。"故认为情志内伤,郁怒伤肝,肝气郁结,疏泄失常,气血运行失畅,进而伤及心脉。心五行属火,肝郁气滞,日久极易化火化热,心肝火旺,则心神不安。因此,徐教授治疗此心悸着重从肝论治,选用柴胡、当归、丹皮、栀子、元胡、苦参、薄荷、郁金、酸枣仁组成调肝定悸颗粒治疗肝郁化火型室性期前收缩,观察室早患者的中医临床症状及 24 小时动态心电图改善情况,通过科学数据探讨以清火解郁法治疗肝郁化火型室性期前收缩的临床疗效及机理所在,在继承、挖掘和研究有数千年沉淀的传统祖国医学理论的基础上,提高了临床医疗水平及科学技术水平,更好地为患者服务。

(作者:徐 慧 唐 颖)

徐慧教授辨治血脂异常的学术特色

徐慧教授从医数十载,熟读四大经典及大量中医古籍,具有扎实的理论功底,在多年的临床实践中,融中西医为一体,辨证与辨病相结合;在中医治疗冠心病、血脂异常、高血压病等疾病方面建树颇多,在病因病机和辨证论治方面有自己的独到见解;并善于利用中医各种给药方式或途径,自拟参苓降脂片、柴术降脂胶囊等制剂,取得满意的疗效。笔者在老师的带领下,通过"跟师临床实践—中医理论学习—总结提高—独立临床实践"的过程,在反复的临床历练和体会总结中不断提高,不断进步。

一、脏腑失调是血脂异常的原因

中医学古籍中并没有关于"血脂异常"的记载。老师认为,《内经》对膏脂的认识与现代医学的血脂相近。血脂异常的症状与体征,在中医学文献中,可散见于"肥人""痰浊""中风""眩晕""胸痹"等病证中。这些病证与脏腑功能失调均有极其密切之关系。《素问·经脉别论》:"饮入于胃,游溢精气,上输于脾,脾气散精,上归于肺,通调水道,下输膀胱。水精四布,五经并行。"《素问·痹论》:"荣者,水谷之精气也,和调于五藏,洒陈于六府,乃能入于脉也。"膏脂源于五谷津液,五谷津液的摄纳、生化、贮调、输布、排泄有赖五脏的协调运作。倘若五脏失调,膏脂过剩,则会化生膏粱之疾。脾能布散津液,肾能气化津液,肝能疏泄津液,是故五脏之中,又以脾肾肝与津液关系较为密切。

老师认为,许多原因都可以导致脏腑失调,其中最主要的因素是饮食、过逸及情志。胃受纳腐熟水谷,小肠受盛,协同胆汁化物泌别清浊,水谷精微上输于脾,进而布散全身,水谷糟粕则由大肠传导外出。如果过食甘甜厚味、肥腻酒肉,脂质疏泄转化不及,或无法及时传导外出,则会导致水谷精微中的脂质过剩,入于脉中而成为血中痰浊,变生膏粱之疾。是以李杲《脾胃论》谓:"至于五味,口嗜而欲食之,必自裁制,勿使过焉,过则伤其正也。"《济生方》云:"善摄者,谨于和调,使一食一饮,入于胃中,随消随化,则无滞留之患。"倘若饮食不节,则可损伤脾胃,导致脾胃的腐熟、运化功能失常。饮食不节主要表现为嗜食肥甘和长期饱食等。嗜食肥甘可助湿生痰,甘味之品其性属缓,缓则脾气滞。因此,脾阳为痰湿困遏,脾失健运,脾之清气不能化浊而为痰湿之证(血脂异常)。《素问》云"味过于甘,心气喘满",嗜食膏粱肥甘可引起血脂异常(痰证)和各种变证。嗜酒无度则可裁伐脾胃气阴而致脾胃气虚、运化失职。正如《医方类聚》所云:"酒有大热大毒……若醉饮过度,盆倾斗量,毒气攻心,穿肠腐胁……"长期饱食则可致食滞中焦,碍及脾运;食滞日久,又可聚湿生痰,进一步影响脾胃的运化功能。诚如《素问·痹论》所论:"饮食自倍,肠胃乃伤。"脾运失健是血脂异常(痰证)最关键的病理基础。

过度安逸,缺少运动,则气血运行不畅。《读医随笔》曰:"脾之用主于动。"脾土之性易滞,必赖疏泄条达之气机,方能运化布散精微。倘若气血运行不畅,必致脾土滞而不运,水谷津液易于聚湿成痰,进而流注经脉,渗入血中。流水不腐,户枢不蠹。过逸少劳同样可以导致脾虚,继而引发血脂异常(痰浊)。《世补斋医书》云:"自逸病之不讲,而世但知有劳病,不知有逸病。然而逸之为病,正不小也……夫逸之病,脾病也。"可见,过逸少劳可致脾气虚弱,水谷精微化生乏力,清浊混淆而发为血脂异常。

七情者,喜怒忧思悲恐惊。喜则气缓,怒则气上,忧则气聚,思则气结,悲则气消,恐则气下,惊则气乱。《素问·阴阳应象大论》:"人有五脏化五气,以生喜怒悲忧恐。"情志,由脏腑化生,然而,七情失常亦可以反过来影响脏腑气机的升降疏泄,进而影响水谷津液的正常代谢,化生痰浊火热。心神不宁,心阴亏损,心火亢盛,炽津成痰。情志不畅,肝失疏泄,气机郁滞,津液停蓄,聚炼成痰。气郁火逆上,熬炼津液成痰。思虑过度,脾气郁结,运化失司,津液蓄积,聚而为痰。悲伤过度,肺失宣肃,水津不布,停聚为痰。惊恐不已,肾失气化,津液储留,酿生痰浊。故七情均可致痰,亦为血脂异常的重要病因。朱丹溪《丹溪心法·头弦六十七》曰:"七情郁而生痰动火。"明代戴思恭曰:"情之交攻,五志之遽发而乖戾失常,使清者变化为浊,行者抑遏而反止。"

二、重视脾与血脂异常的关系

老师认为,脾主运化,水谷津液的代谢输布,无不由乎脾。水谷津液要充分转化为营养精微,首要条件,便是脾气的充盈饱满。《素问·厥论》云:"脾主为胃行其津液者也。"水谷精微在运行、吸收、布散的过程中,都有赖脾气的健运。一旦膏脂在运行的过程中有所滞留,便生痰浊。脾为坤土,若中气不足,则脾气无法散精于肺,恰如地气无法升腾,天地无以交泰,会使膏脂留滞而成痰浊。脾为后天之本,一旦脾脏本虚,化精、行精、散精失司,则会导致膏脂为患,变生膏粱之疾。同时,痰为阴邪,容易困遏阳气,阻滞气机。脂浊为脾胃所化生,一旦过剩,又会反过来影响脾胃的运化,滋生更多的脂浊。如果不改善气化与运化的功能,脂浊将陷入恶性循环之中,越积越多,流注脏腑、经络、筋骨皮肉、四肢百骸,百病丛生。

三、对血脂异常的辨证治疗

老师以祖国医学理论为基础,综合历代医家经验及现代医学理论,并结合自己多年临床实践,认为:血脂异常的外因主要是嗜食肥甘厚味及情志失调,内因为脾气不足或脾虚肝郁,属本虚标实之证,其中脾气不足或脾虚肝郁为本,瘀血痰浊为标,脾运化失职,水谷精微代谢失常,造成脂质代谢出现障碍。本病的病位在血脉,而兼及其他脏腑。本病的发生除了与脾气虚弱有关外,与痰浊、瘀血密不可分。痰浊存在于血脉常使脉络壅滞不畅,故血脂异常每因痰浊而致血瘀,痰瘀互结,胶着脉络,终至脉痹、卒中等变证。痰浊、瘀血虽是不同的病理产物,但具有同源性。人体津血同源,痰瘀相关,痰滞则阻碍血行,可致血瘀,血瘀则水湿停滞,可聚为痰,故二者互为因果,相互转化。本病从发病年龄及某些临床症状来看,却有虚损之征,然则虚损常由邪实所致。如过食膏粱厚味,长期精神紧张、体力活动减少而致脾胃负担过重;或素体阳盛,肝阳偏亢,疏泄太过,灼津炼津为痰瘀;或虚火内炽,煎熬津液,津从浊化,日久阻络塞脉,而致痰阻血瘀。因虚而成痰浊瘀血者,无疑以虚损为主;因邪实而蕴痰积瘀者,当责之于实。虚实可在一定条件下相互转化,即因虚而生痰瘀,然当痰瘀较重时,亦转为实证,或虚实相兼,因而二者相互影响,相互促进,形成一个密切相关的病理链。只有将两者结合起来,才能准确地反映本病的发病机制。据此提出气虚血瘀痰浊阻遏的病机,针对病机提出健脾疏肝、化痰泄浊、活血祛瘀之法,研制出参苓降脂片及柴术降脂胶囊治疗脾虚痰浊及肝郁脾虚型血脂异常。研究成果为治疗提供了新思路、新方法和新的中药制剂,且服用方便、安全、价格低廉,具有较高的学术意义、实用价值和广泛的应用前景。柴术降脂胶囊和参苓降脂片方中药物既符合疏肝健脾,化痰泄浊,活血化瘀的治则,又符合现代药理学的研究成果,能从多环节多层次对血脂异常的发生和发展产生良好的药理效应,在临床和实验过程中获得了支持。

参苓降脂片,药物由人参、茯苓、制首乌、泽泻、虎杖、决明子、芦荟、绞股蓝、山楂、姜黄、银杏叶等组成。方中人参味甘,微苦,性平,归心、脾、肺、肾经,治以健脾益气扶正,《药性论》曰:"主五脏气不足,五劳七伤,虚损瘦弱……补五脏六腑,保中守神。"在本方中针对脾气虚弱的主要病机,用其扶助正气,抓住了疾病本质,故为君药。茯苓味甘淡,性平,归心、肺、脾、肾经,健脾渗湿,使湿去脾旺而痰无以生,以"脾无留湿不生痰"故也,助人参以通阳气祛痰湿,故为臣药。泽泻、虎杖、决明子、芦荟、绞股蓝清利湿邪,化痰泄浊。银杏叶、制首乌、山楂、姜黄活血祛瘀。

柴术降脂胶囊由柴胡、苍术、茯苓、首乌、茵陈、泽泻、芦荟、山楂、姜黄、虎杖、郁金等组成。本方以柴胡为君药,其归肝胆经,辛行苦泄,性善条达肝气,疏肝解郁。苍术、茯苓为臣药,健脾祛湿以化浊。苍术,归脾、胃、肝经,苦温燥湿以祛湿浊,辛香健胃以和脾胃。茯苓,归心、肺、脾、肾经,善健脾渗湿,使湿去脾旺而痰无由生。佐使药有首乌、茵陈、泽泻、芦荟化痰泄浊,山楂、姜黄、虎杖、郁金活血祛瘀。全方药仅数味,但方简力宏。诸药相伍,有补有泻,补不腻滞,泻不伐正,疏肝健脾,使气机舒畅,脾胃之气健旺,运化复常,水谷精微转布正常,痰浊不生,血脉通畅以治本,活血化痰则使痰浊消散,血脉通畅,气血调和,经络通利以治标,从而达到标本兼治的目的。

经过临床科研观察,参苓降脂片、柴术降脂胶囊均对高血脂模型大鼠的血脂水平具有明显的干预作用,可降低血中胆固醇和三酰甘油的含量,并具有明显的升高高密度脂蛋白的作用。其中参苓降脂片课题通过了山东省科技成果鉴定,并获得了济南市科技进步三等奖。

四、病案二则

病案一:王某某,男,47岁,因"头晕1年,加重伴胸闷、呕恶痰涎2个月"于

2004年4月16日就诊。患者平素多外出就餐,高脂饮食,少体力活动。1年前自觉时有头晕,未予以详查,近2个月来头晕逐渐加重,伴胸闷,乏力,呕恶痰涎,纳可,眠欠安,大便干,3日一行,小便调,舌胖有瘀点,苔滑腻,脉滑。查体:中年男性,发育正常,形体偏胖,血压130/80 mmHg,口唇微绀,双肺呼吸音清,未闻及干湿啰音,心率76次/分,律整,各瓣膜听诊区未闻及病理性杂音。腹软,无压痛及反跳痛,肝肾区无叩痛,双下肢无水肿。查血脂:血清总胆固醇(TC) 7.10 mmol/L,三酰甘油(TG) 3.4 mmol/L,高密度脂蛋白胆固醇(HDL-C) 1.2 mmol/L,低密度脂蛋白胆固醇(LDL-C) 4.3 mmol/L。血液流变学示血黏度偏高,临床诊断为高脂血症。中医辨证:气虚血瘀,痰浊阻遏证。治则:健脾益气,化痰泄浊,活血祛瘀。给予参苓降脂片6片,口服,日服3次,适当增加体力活动。服药2周后呕恶痰涎消失,胸闷头晕减轻;4周后症状消失,大便每日1行,查血脂TC 4.76 mmol/L,TG 1.30 mmol/L,HDL-C 1.1 mmol/L,LDL-C 2.70 mmol/L,血液流变学示血黏度正常范围,疗效判定为临床控制,服药期间无不良反应。

病案二:魏某某,女,51岁,因"头晕胸闷1年,加重伴乏力半月"于2005年8月就诊。患者平素脾气急躁,喜静少动,形体偏胖。1年来时有头晕、胸闷,诊断为高脂血症,应用脂必妥口服,时断时续,效欠佳,近半月来症状加重,伴乏力,时有呕恶,纳可,眠安,大便干,2日一行,小便调,舌红有瘀点,舌体胖,苔腻,脉滑。查体:中年女性,发育正常,营养良好,形体肥胖,血压135/80 mmHg,口唇微绀,双肺呼吸音清,未闻及干湿啰音,心率82次/分,律整,各瓣膜听诊区未闻及病理性杂音。腹软,无压痛及反跳痛,肝脾肋下未及,肝肾区无叩痛,双下肢无水肿。查血脂:TC 8.30 mmol/L,TG 4.0 mmol/L,HDL-C 1.50 mmol/L,LDL-C 5.1 mmol/L。血液流变学示血黏度偏高,临床诊断为高脂血症。中医辨证:肝郁脾虚,血瘀痰阻证。治则:疏肝健脾,化痰泄浊,活血祛瘀。给予柴术降脂胶囊6粒,口服,日服3次,适当增加体力活动,清淡饮食。服药4周后头晕、胸闷气短及乏力消失,大便每日1行,查血脂TC 4.83 mmol/L,TG 1.23 mmol/L,HDL-C 0.98 mmol/L,LDL-C 3.04 mmol/L,血液流变学示血黏度恢复正常,疗效判定为临床控制,服药期间无不良反应。

徐慧教授长期从事医、教、研工作,思路清晰,目光长远,临证经验丰富,是一本取之不尽、用之不竭的活教材。独立临床时,我都是以老师的行为为榜样,严格要求自己,把老师的优秀品德继承下去。

（作者：陈思娟）

第二篇　理论探讨

叶天士治疗胸痹的理论探究

"胸痹"一词最早出现在东汉张仲景的《金匮要略》中,是以胸部闷痛,甚则胸痛彻背,喘息不得卧为主症的一种疾病。本证与西医学上的冠状动脉粥样硬化性心脏病关系密切,冠心病可以通过中医辨证论治明显改善其症状。《临证指南医案》共收录胸痹医案 14 例,叶天士辨证准确,用药精当,治疗胸痹颇有特色。现对叶氏辨证用药进行整理、总结,以期对临床上胸痹的治疗有所裨益。

一、胸脘清阳不运

《临证指南医案》中收录胸痹胸脘清阳不运病案共 11 例,其中瓜蒌薤白半夏汤案 9 例,苓桂术甘汤案 1 例,二陈汤加味案 1 例。叶氏化裁张仲景瓜蒌薤白半夏汤,临证加减,颇多效验。瓜蒌薤白半夏汤出自《金匮要略·胸痹心痛短气病脉证治第九》,原文曰:"胸痹,不得卧,心痛彻背者,瓜蒌薤白半夏汤主之。"张仲景把胸痹的病机归为"阳微阴弦",即上焦阳气不足,下焦阴寒气盛,为本虚标实之证。瓜蒌薤白半夏汤功效通阳散结,祛痰宽胸,瓜蒌、薤白同用,流通上焦清阳,则下焦阴寒自解。正如叶氏所言"中阳困顿,浊阴凝冱,胃痛彻背""温通阳气,在所必施""议从仲景胸痹症,乃清阳失展,主以辛滑""苦辛开郁为主""此痰饮凝冱,清阳失旷,气机不利。法当温通阳气为主"。苓桂术甘汤案述:"阳气微弱,胸痹。"苓桂术甘汤出自《金匮要略·痰饮咳嗽病脉证并治》,原文曰:"心下有痰饮,胸胁支满,目眩,苓桂术甘汤主之。"本病是痰饮停于胸胁,胸胁支满,阻滞中焦,清阳不生,胸阳困顿,用茯苓、白术健脾化痰饮,桂枝、甘草辛甘化阳,振奋阳气。二陈汤案述"气阻胸痛"。本证以肺失宣降,气困于胸中,不得舒展,气机失司,则水湿内停,为痰为饮,治用半夏、橘红化痰,枇杷叶、杏仁、姜汁宣降肺气。气得以流通舒展,则自能使症状得以缓解。

二、寒湿郁痹

《临证指南医案》中胸痹之寒湿郁痹证共 1 例。案述:"脉沉,短气咳甚,呕吐饮食,便溏泻。"叶氏分析"乃寒湿郁痹,胸痹如闷,无非清阳少旋",治以"小半夏汤加姜汁"。小半夏汤出自《金匮要略·痰饮咳嗽病脉证并治》:"呕家本渴,渴者为欲解。今反不渴,心下有支饮故也。小半夏汤主之。"方中半夏、生姜和胃降逆,加姜汁温中、流通清阳,方小力大,足使清阳得旋,而寒湿得解。本案例胸痹症状并非主症,叶氏辨证论治,通过"呕吐""便溏""胸痹如闷",断为"寒湿郁痹""清阳少旋",进而拟方治疗。

三、脾胃阳虚

《临证指南医案》记载胸痹之脾胃阳虚案 1 则。案述:"始于胸痹,六七年来发必呕吐甜水黄浊,七八日后渐安。自述病发秋月。"叶氏分析"新凉天降,郁折生阳,甘味色黄,都因中焦脾胃主病。仿《内经》辛以胜甘论",方以半夏厚朴汤加减。半夏厚朴汤出自《金匮要略·妇人杂病脉证并治》,叶氏在原方基础上加入淡干姜、草豆蔻,使之温中行气。本证"始于胸痹",以"呕吐甜水黄浊"为主要临床症状,加之"新凉天降",故为"郁折生阳""中焦脾胃之病"。用半夏厚朴汤温运中焦,使"生阳"得以舒展,脾胃阳虚的症状得以缓解,进而胸痹也应之而解。

四、血络痹痛

《临证指南医案》收录胸痹之血络痹痛案 1 则。按"久入血络,胸痹引痛",叶氏取《金匮要略》旋覆花汤意,入炒桃仁、延胡索、川楝子活血行气止痛,又以桂枝、青葱管通阳。旋覆花汤出自《金匮要略·五脏风寒积聚病脉证并治》:"肝着,其人常欲蹈其胸上,先未苦时,但欲饮热,旋覆花汤主之。"胸痹"痛久"入"血络",病在络分,气血郁滞,着而不行,"不通则痛"。主症是"痛",症状单纯,治疗则以活血行气止痛。又胸痹证治疗不忘流运清阳,故加了桂枝。

综上,叶天士对于胸痹清阳不运者,用瓜蒌薤白半夏汤苦辛开郁,流通上焦清阳,使清阳得以舒展。对寒湿郁痹、脾胃阳虚者,辨主症,"观其脉证,知犯何逆,随证治之",充分运用中医辨证论治的诊疗精髓,分别用小半夏汤、半夏厚朴汤温中焦,扶持"清阳""生阳"。治病求根本,师古而不泥于古,别出心裁。对血络痹痛者,两味活血药,两味通阳药,一味行气药,对证而拟,药少而性味专。其门人总结为:"若夫胸痹,则但因胸中阳虚不运,久而成痹。《内经》未曾详言,惟《金匮》立方,俱用辛滑温通。所云:寸口脉沉而迟,阳微阴弦,是知但有寒症。而无热症矣。先生宗之,加减而治,亦惟流运上焦清阳为主。"叶天士治疗胸痹,能抓证之根本,又能根据症状变化随症加减,辨证思路明晰,用药有理有据,值得我们在临床中学习和借鉴。

(作者:刘强 徐慧)

风药用于心血管疾病的作用浅析

风药的概念出自张元素《医学启源》"药类法象"的理论,取法天地五运之象的"风升生",为味之薄者,阴中之阳,收载有防风、羌活、升麻、柴胡、葛根、细辛、桔梗、川芎、蔓荆子、天麻、麻黄、荆芥、前胡等。后经李东垣等医家的发展,渐成体系。风药具有风性特点,味薄质轻,性升浮发散,犹如春气之生发,风性之轻扬,行为主动,作用趋阳,善于调节气机。近代以来,祛风药、治风药等也列为风药,此为延伸,需另议。

一、风药的理论源于《内经》

人体各脏腑、经络、形体、官窍都是气升降出入的场所,即"升降出入,无器不有"。气机调畅对于人体有着十分重要的作用。精、血、津液必须依赖气机畅达才能运行流动,以濡养全身,停滞则变生瘀、痰等病理产物。各脏腑、经络、形体、官窍之间的相互联系和平衡也必须通过气机协调得以实现。《素问·六微旨大论》说:"出入废则神机化灭,升降息则气立孤危。故非出入,则无以生长壮老已;非升降,则无以生长化收藏。"而张元素根据《内经》理论,重视药物气味之厚薄,详析药物的升降浮沉,其中,风药"升生",为味之薄者,阴中之阳,辛散宣通,与气之运动不息同气相求,善于调节气机。

二、风药善于调节气机

风药可为行气活血之引经报使,亦可为滋补增益之灵动斡旋,善于调节气机。具体在各维度上,可分为升、散、行的作用趋向。

一者,风药主升。风药具有轻清上升之性。升者,有脾胃之气、下陷清阳之气等。脾居中焦,斡旋枢机,脾气亏虚而运化无力,或气机怠惰,郁积于中,而致清阳不能上承以养,或并见气机阻滞壅塞化为阴火。治如补中益气汤,以升麻、柴胡、桔梗升发。李时珍分析:"升麻同柴胡,引生发之气上行。升麻引阳明清气上行,柴胡引少阳清气上行。此乃禀赋素弱,元气虚馁及劳役饥饱生冷内伤,脾胃引经最要药也。"而阴火之类,亦须"风药升药以发火郁"。

二者,风药主散。风药性本宣通,而外邪侵袭,多犯肺卫,解散表邪的药物多属于风药,如麻黄、薄荷、荆芥、前胡等。但是风药的疏散之功并不仅限于表邪,如麻黄主宣肺解表,而《本经疏证》言"麻黄非特治表也。凡里病可使从表分消者,皆用之"。广义上讲,疏散也不仅限于身体内外的范畴,也扩展到脏腑内外。王明杰教授提出从玄府角度论治心系疾病,认为心系疾病的发病为心之玄府不通,且"气、血、津、液、精、神在人体的运行虽然各有其道,然而在玄府这个最小层次却是殊途同归……通则俱通,闭则俱闭",并以风药疏散作为开通玄府的重要方法之一。[①]

三者,风药主行。风性舒畅条达,顺从肝木喜条达恶抑郁之性,而善疏肝解郁,条畅气机。肝主疏泄,司疏通、畅达全身气机,使脏腑经络之气运行畅通,气畅则血行,津液代谢有常,诸脏亦气机畅达,神志通明,功能得以维持。而肝气不舒,疏泄失职,气机不得畅达,出现气滞而血运不畅,停滞为瘀,且津液输布代谢障碍,形成水湿痰饮等病理产物,进而影响诸脏腑功能活动。药如"柴胡,性轻清,主升散,味微苦,主疏肝"(《药品化义》),而其具体功效与剂量之间的关系也被多位医家详细阐述,疏肝当取其中量。

三、风药于心血管疾病的作用

西医的心血管疾病是现代社会严重威胁人类健康的主要疾病。基于整体观念和辨证论治,中医学对于心血管疾病的认识涉及心、肝、脾等多个脏腑,尤其重视从气滞、血瘀、痰湿、气虚等方面的论治。风药因其灵动轻扬之性作用于诸脏,而在心血管疾病治疗中有着独特的作用功效,或为行气宣散,或为引经报使,应用于心悸、胸痹等病症。

(一)行气宣散,通畅血脉

风药行气宣散,通畅血脉,如羌活、葛根等。《本草汇言》:"羌活功能条达肢

---

① 参见白雪,王明杰:《从玄府论治心系疾病的经验浅析》,载《首都医药》2005 年第 23 期。

体,通畅血脉,攻彻邪气,发散风寒风湿……盖其体轻而不重,气清而不浊,味辛而能散,性行而不止,故上行于头,下行于足,遍达肢体,以清气分之邪也。"王程九老中医善用羌活治疗胸痹心痛,如寒痰凝闭心脉者,常合瓜蒌薤白桂枝汤;中阳不足,寒湿内生者,配理中丸;心肾阳虚者,常与肾气丸同用,皆是由于羌活气辛散温通,动而不止,故具有较强的活血化瘀,通络止痛作用。① 现代药理学显示,葛根能直接扩张血管,使外周阻力下降,而有明显降压作用,能较好缓解高血压患者的"项紧"症状,如愈风宁心片即由葛根一味药组成。另外,李士懋教授有一高血压的典型医案,以葛根汤为主加减温阳散寒解痉,并服桂枝汤,取周身微汗。分析此高血压病因外周血管痉挛、外周阻力增高而引发,与寒凝血脉而出现脉弦紧拘滞的机理是相通的。同样道理,李士懋教授也常用麻黄细辛附子汤、小青龙汤等辨治高血压病、冠心病等。②

　　风药为味之薄者,性本主动,属阳,尤偏温者,宣散鼓动之力强。心阳鼓动心脏搏动,温运血脉;肾阳为诸阳之本,资助心阳。而心肾阳虚者,心脏搏动无力,节律减慢,病如病态窦房结综合征。方剂有麻黄细辛附子汤为诸多医家青睐,《本草思辨录》分析"以附子专温其经,细辛佐麻黄,锐师直入以散在经之邪"。汤益明教授认为病态窦房结综合征属心肾阳虚、寒滞经脉证,脉沉迟或结代而缓,面色白或萎黄,胸闷心悸,头昏乏力,四肢欠温,舌淡紫、苔白腻者,常以麻黄附子细辛汤温经通络,振奋心(肾)阳。③

　　(二)升举清阳,祛痰化湿

　　脾居中焦,为后天运化之本,能枢转水谷精微,使"水精四布,五经并行""清气出上窍,浊气出下窍"。若后天乏源,脾胃运化不力,水谷精微无以化生,神明不得养而有失清明,心脏搏动、血管舒缩等失于节律。病如低血压症,可见头晕,乏力,心慌,失眠健忘,面色萎黄,精神不振,舌淡、有齿痕,脉细弱等症,多属气血亏虚,可在补气养血的基础上加升麻 10 g,取升举脾胃清阳之功。此法如补中益气汤在补气的基础上,以升麻、柴胡、桔梗轻清之品升举清阳,以助恢复

---

① 参见张喜奎,王旭丽:《王程九老中医应用羌活的经验》,载《国医论坛》1991 年第 5 期。
② 参见吕淑静,王四平,吴中秋:《李士懋应用葛根汤治疗杂病验案举隅》,载《江苏中医药》2010 年第 9 期。
③ 参见杨宁,胡勤辉,刘明元:《汤益明用麻黄附子细辛汤治疗病窦综合征经验》,载《江西中医药》2001 年第 5 期。

脾胃中枢斡旋之机。

脾胃不作,水液代谢失常而聚湿生痰,《景岳全书·杂证谟·痰饮》言"盖痰涎之化,本由水谷,使果脾强胃健,如少壮者流,则随食随化,皆成血气,焉得留而为痰",痰湿痹阻,湿胜则阳微,且易阻遏气机,风药多具宣通之性,能够升发阳气,振奋气化,疏调气机,而胜水湿之邪。魏执真教授治疗缓慢性心律失常,如脾虚湿盛之缓脉,则用风药羌活以助化湿,且用量宜大,30 g 方能显效。[①]

(三)疏肝理气,调畅情志

肝主疏泄,具有疏通、畅达全身气机,进而促进情志的舒畅、脾胃之气的升降、精血津液的运行输布等作用。而心主通明,心脉以通畅为本,心神以清明为要,均赖气机条畅以行血通畅,神志清明。若因情志失调等导致肝气郁结,则症见性情急躁或精神抑郁,胸胁胀痛或攻冲作痛,每因精神刺激诱发或加重,脉弦。

肝气郁滞,"气滞则血瘀",痹阻心脉,胸阳不展,心脉失和。"木郁达之",当疏肝解郁,行气止痛,代表方剂为柴胡疏肝散,风药柴胡顺肝性以为君。周次清教授亦用枳壳煮散(枳壳、川芎、桔梗、细辛、防风、葛根、甘草)治疗气滞型胸痹,此方中川芎、桔梗、细辛、防风、葛根皆属张元素之"风升生"类,疏散畅达之功著。而对于临床上一些心脏神经官能症的患者,自觉症状很重,往往有比较严重的胸痛或心绞痛,而心电图及其他客观检查均无异常,周次清教授也习用柴胡疏肝散合枳壳煮散加减。另外,周次清教授在治疗高血压病初期肝气郁结证时,常用调肝降压方(柴胡、佛手、栀子、丹皮、菊花、钩藤)。虽为高血压病仍用柴胡,尤其体现配伍和用量对柴胡功效的影响,用其中量,取"疏肝解郁"之效,而区别于补中益气汤中小量柴胡升举清阳。[②]

四、使用风药的注意事项

许多著名医家常用风药的灵动之性,取画龙点睛之妙。在借鉴的同时,仍应以辨证论治为本,注意避免误用、多用、久用所产生的弊端。如风药多辛散,兼温燥,易耗气伤阴,故气阴不足者慎用,春夏季节阳气浮动时也应注意。尤辛

---

① 参见王辉,王璐瑜:《魏执真治疗缓慢性心律失常经验》,载《中医杂志》2002 年第 11 期。
② 参见高洪春,杨传华,周建国:《周次清学术经验辑要》,山东科学技术出版社 2001 年版,第 27、59 页。

散取汗者，"阳加于阴谓之汗"，发汗太过，耗伤阳气，损及津液，可致"亡阳""伤阴"，且汗为心之液，更伤及心阴心阳，如生脉散证。总而言之，调节气机为风药所擅长，且"升降出入，无器不有"，气机的调畅有助于脏腑的协调和生命活动的稳定有序。但值得注意的是，气机，即气的运动，侧重于"气"的"功能活动"，其依附于精、气、血、津、液等"物质基础"，而协调平衡"功能活动"与"物质基础"之间的关系则是正确合理使用风药的先决条件。

（作者：牛英硕）

老年高血压病的中医辨治摭拾

临床上高血压病的患病率随着年龄的增加而上升,60 岁以上的老年人约有60%存在高血压。老年高血压病是导致老年人冠心病、心力衰竭、脑卒中、肾衰竭的发病率和病死率升高的主要危险因素,严重影响老年人的生活质量。传统中医治疗强调整体观念、阴阳平衡、因人因地而异,辨证施治,显示出了中医的治疗优势。

一、治病须求本

《内经》有云:"七八肝气衰,筋不能动,天癸竭,精少,肾脏衰,形体皆极;八八则齿发去。"人到中年后体内正气由盛转虚,年龄"七八"则"肝气衰""肾脏衰","八八"则"齿发去",体内各脏腑出现一系列衰退性改变。因此,从中医理论来说,老年性高血压病是以脏腑虚衰为本。《类证治裁·眩晕》有:"肝胆乃风木之脏,相火内寄,其性主动主升;或由身心过动,或由情志郁勃,或由地气上腾,或由冬藏不密,或由高年肾液已衰,水不涵木,或由病后精神未复,阴不吸阳,以致目昏耳鸣,震眩不定。"《灵枢·海论》又有"髓海不足,则脑转耳鸣",均说明肾之所藏之精乃人体真阴之源。肾又为肝之母脏,若肾阴亏损,首先影响肝阴,肝阴亏损则肝阳上亢,阳亢时久又加重肾阴损伤。《内经·至真要大论》云"诸风掉眩,皆属于肝",指眩晕与肝关系最为密切,各种原因导致肝的阴阳虚实失衡,都会产生"肝阳上亢"或"阴虚阳亢"而出现眩晕、头痛等症。总之,本病的发生发展与肝、肾相关,病位在肝,病根在肾,病性为本虚标实;本虚责之肝肾阴虚,标实责之肝阳上亢、肝风上扰等。

二、脏腑须调和

《内经》云"五脏相通,移皆有次",中医基础理论的核心是脏腑学说,脏腑不是孤立存在的,在治病过程中,根据脏腑间的内在联系和疾病的传变规律,调和其功能而治病,以期达到"阴平阳秘"的状态。

《素问·上古天真论》云:"肾者主水,受五脏六腑之精而藏之。"老年高血压患者肾失封藏,阴精亏虚,水不涵木,肝阳上亢,肝风内动,则可发生眩晕、头痛。心主血脉,藏神志。心血充沛,则脉道通畅。年老体衰,心血不足,脉道不利,脑髓失其滋养,则头晕目眩。脾胃属土居中焦,为气机升降之枢。脾主运化、升清,胃主受纳、降浊。脾胃为气血生化之源,脑为清阳之府,气血之总汇。长期嗜酒,过食肥甘厚味,或忧思、劳倦伤脾,到老年后则脾胃损伤,运化失司,升降失常,清阳不升,浊气不降,痰浊内生,脂质沉积,壅阻血脉,血脉不利,脑失所养,出现头痛头晕,困倦嗜睡。肺主行水,主宣发肃降,统摄津液的输布、运行和排泄。年老体虚肺气不足,宣降失司,则水津不得通调输布,津液留聚而生痰;或肾虚不能化气行水,水泛为痰;或肝气郁结,气郁湿滞而生痰。痰阻经络,清阳不升,清空之窍失其所养,所以头目眩晕。因而老年高血压病具有虚实夹杂、证候复杂的特点。

三、病证须结合

长期高血压导致左心室肥厚,除血流动力学因素之外,交感神经系统、肾素-血管紧张素系统以及内皮素等生物活性物质在老年高血压左室肥大的发生中起着重要作用。中医学把"心肌肥厚"的病理因素归结为瘀血、痰浊。在辨证用药时,以活血化瘀、祛痰泻浊药物为主,同时注意应用具有降血脂、抗动脉粥样硬化而保护动脉内皮功能作用的中药,如何首乌、女贞子、决明子、山楂、泽泻等。流行病学研究显示,60%～70%的老年高血压属单纯收缩期高血压,是动脉硬化的直接结果。中医临床表现以气虚血瘀为主,给予黄芪、党参、当归、水蛭、丹参、川芎、三七、山楂以补气补血,活血化瘀,减缓动脉硬化的发展进程。少数舒张压增高型的患者一般多体胖,多因血容量增加,易诱发高血压性心脏病、高血压性脑病、脑出血等。治疗常以利尿药为主,减少血容量,减轻心脏容量负荷。具有利尿作用的降压中药有茯苓、泽泻、桑寄生、杜仲、防己、茵陈蒿、罗布麻等。

四、三因制宜

人是一个复杂的整体,不仅要治病,更要治人。诊治疾病时,除了把握好疾病的特征表现、病期等情况外,还需在辨证的基础上,考虑气候特点、生长环境等因素。遣方用药时,需考虑到这些,才能精当用药,取得事半功倍的效果。《黄帝内经》有云"人以天地之气生",老年患者更是如此。

北方平均气温低于南方,患者室外活动明显减少,又病程长,久病必虚,故疾病以虚证居多,"形盛体虚"为北方患者的特点。南方气温高,一年之内高温时间较长,地热熏蒸,易酿湿热为患。气候潮湿,脾土易受困,"湿聚为水,水凝为痰",痰浊塞滞,气血运行不畅而至瘀血阻络,痰瘀互结。"形弱中盛"为南方患者的特点。在防治方面,应注意"因地、因人、因时"的"三因制宜"。北方患者应适当增加户外运动,减轻体重,培补正气;南方患者则当以控制室内湿度,保持皮肤腠理开合有度,并重视祛湿、化痰、活血。不良生活习惯是高血压重要的危险因素,主要包括饮酒和缺少体力活动。膳食高盐、低钾、低钙、低动物蛋白质是引起高血压的重要因素。老年高血压患者通过减轻体质量,限制钠盐摄入,增加体育活动,嗜酒者减少酒精摄入量等生活方式的调整可降低血压。

五、诊察须细致

诊病应重舌脉。《临证验舌法》曰:"凡内外杂症,亦无一不呈其形,著其色于其舌。"徐灵胎云:"虚实之要,莫逃于脉。"一者观舌把脉,来判断正邪盛衰,病位深浅,病情进退。如接诊一68岁高血压患者,血压170/110 mmHg,近来居高不降,舌红绛,脉弦细,诊为阴虚阳亢,应用六味地黄丸加镇肝熄风之品,服后血压下降至145/100 mmHg,头晕头痛明显减轻。二者问诊勿忘纳眠。用药时常注意患者的胃纳和睡眠情况,纳差者常用焦三仙、鸡内金等药,眠差者适当加入龙骨、牡蛎、珍珠母、酸枣仁等安神之品。三者辨病程长短。久病患者常于方中加入活血化瘀之品。需要注意的是,活血化瘀药有伤血、损胃之弊,只有正气盛,方能运化药物,防止药物偏害。

六、多法齐用

除了方药治疗外,还可配合针灸、拔罐、耳穴压豆和外敷法,或配合每日足浴,饮用药茶。以上治法内容丰富,疗效确切,简便易行。体育疗法如太极拳,已证明是行之有效的方法,不论用之于预防还是治疗,都具有可靠的作用。精神与环境至关重要,本病与患者精神状态、生活环境关系较大,因此妥善安排患者的环境与生活十分重要。

七、典型病例

李某某,女,69 岁,2013 年 7 月 19 日就诊。头晕目眩 10 余年,近来加重且伴有失眠多梦,畏寒肢冷,腰膝冷痛,下利清谷,小便频数,舌质淡白,有齿痕,脉沉细。高血压病史 10 余年,平素口服硝苯地平缓释片、卡托普利等药,自述血压略降,但降而不稳,且头晕目眩不能缓解。就诊时血压 170/105 mmHg。脉证合参,辨证为脾肾阳虚。治宜温肾健脾,助阳扶元。方用二仙汤化裁:仙茅 12 g,淫羊藿 12 g,巴戟天 12 g,鹿角胶 12 g,茯苓 12 g,白术 12 g,干姜 10 g,当归 12 g,黄柏 12 g,炙甘草 3 g,每日 1 剂。服药 6 剂后,头晕减轻,血压下降至 150/90 mmHg,但仍有畏寒肢冷,故效不更方,继用上方再进 10 剂,头晕目眩解除,畏寒肢冷较前缓解,无其他不适,血压基本稳定在 135/85 mmHg 左右。上方稍作加减,连服 20 余剂,诸症悉除,血压恢复正常。随访 1 年,未服降压药,血压在正常范围。笔者应用二仙汤加减治疗脾肾阳虚型高血压,温肾健脾,助阳扶元,燮理阴阳,以达降压之目的,屡屡获效。

(作者:冯晓敏 刘颖)

浅析益气化瘀法在冠心病心绞痛中的临床应用

冠心病心绞痛是中老年人的常见病,严重威胁着人们的身体健康。现代医学认为,冠心病心绞痛是由冠状动脉粥样硬化斑块形成,导致冠状动脉供血不足从而引起心肌短暂、急剧缺血缺氧的临床综合征。其特点为阵发性心前区、胸骨后压榨性疼痛或憋闷感觉,可放射至左上肢尺侧,常发生于劳力负荷增加时,持续数分钟,休息或服用硝酸酯制剂后疼痛消失。本病属于中医学"胸痹""心痛"范畴,临床以胸部闷痛,甚则胸痛彻背,喘息不得卧为主症。现代医学应用硝酸酯类、阿司匹林、他汀类等药物治疗有很好的疗效,亦存在很多不良反应。中药治疗在改善患者症状、避免西药不良反应等方面有其独到之处。笔者有幸跟随老师观其从整体出发辨证论治,采用益气化瘀法治疗冠心病心绞痛屡获奇效,现就以下几方面进行简要分析。

一、中医对冠心病心绞痛病因病机的认识

汉代张仲景《金匮要略》正式提出"胸痹"的名称,并将其病因病机归纳为阳微阴弦,即上焦阳气不足,下焦阴寒气盛,乃本虚标实之证。而关于胸痹病因病机的认识最早可以追溯到秦汉时期,《内经》中虽无关于胸痹病机的专篇论述,但《素问·痹论》曰"心痹者,脉不通"。历代医家对其病因病机的观点虽各有侧重,但均认为是本虚标实所致。隋唐医家对内虚发病学说比较重视,认为在人体正气不足的基础上,外邪方可乘之发生作用。宋金元时期则有"不通则痛"和"不荣则痛"两种认识。不通则痛,源于李东垣《医学发明》"通则不痛,痛则不通",阐明了凡外邪入侵,气滞血瘀,凝滞脏腑经络气机,使气血运行不畅而痛。此痛证之纲领,亦适用于冠心病心绞痛。不荣则痛,语出张元素《医学启源》"心虚则恐悸多惊,忧思不乐,胸腹中苦痛"。李东垣曰:"夫饮食入胃,阳气上行,津

液与气,入于心,贯于肺,充实皮毛,散于百脉。"说明宗气具有贯心行血的重要功能。"气为血之帅,血为气之母,气行则血行,气虚则血瘀"说明了气与血之间的密切关系。心主血脉,心气推动和调控血液在脉道中运行,流注全身。心气虚则无力推动血液运行,血停不前而为瘀。纵观历代医家对胸痹病因病机的认识,不外虚实两端,多是本虚标实、虚实夹杂,本虚以气虚为主,标实以血瘀为主,或兼有气滞、寒凝、痰浊,致使血行不畅,心脉痹阻成为胸痹病机的关键。"不荣则痛"和"不通则痛"可以更好地诠释胸痹的病因病机,治病求本,本于病机,故益气化瘀法契合此病机。

二、益气化瘀法的理论基础

益气化瘀法即在补益正气的同时运用活血化瘀的方法,是中医"八法"中补法与消法的结合,是一种攻补兼施、标本同治的治法。

气是构成和维持人体生命活动的最基本物质之一,来源于先天之精所化生的先天之气、水谷之精所化生的水谷之气和自然界的清气,后两者又合称为"后天之气",三者结合而成一身之气,以升降出入的方式维系人体的生命活动。《素问·六微旨大论》曰:"出入废则神机化灭,升降息则气立孤危。"气虚是一切虚证的基础。气的生成主要与肾、脾胃、肺的生理功能密切相关,故治疗气虚证多从以上脏腑着手。"中焦受气取汁,变化而赤,是谓血",血的生成与中焦脾胃运化水谷之精化生的营气有密切关系。血行脉内,依靠心气的推动、血液的充盈、脉道的通畅而到达身体各处,对机体起到濡养滋润的作用。若气虚无力推动,则血行缓慢,造成血瘀;若气滞血行不畅,则逐渐血行滞缓而致血瘀;脉道不通,或通畅受限则血行凝滞而成瘀留;若血液不足,则不能充盈脉道,血流渐缓而成血瘀。气行则血行,气滞则血瘀,气虚可导致血瘀,血瘀则不能载气运行至全身,亦可导致气虚,二者互为因果。气与血在生理功能上的密不可分正是益气化瘀法能广泛运用的理论基础。

益气化瘀法源于《内经》。《素问·阴阳应象大论》中记载:"定其血气,各守其乡,血实宜决之,气虚宜掣引之。"后经历代医家不断丰富与发展,该法广泛用于临床。汉代张仲景在《金匮要略》中对于虚劳之疾,采用缓中补虚的大黄䗪虫丸,具有益气化瘀之意,使瘀去新生,则血虚得复。唐代孙思邈在《千金要方》《千金翼方》中以芍药黄芪汤治疗产后心腹痛等疾病亦是益气化瘀法的具体表现,方中常用益气药有人参、黄芪、党参、白术,活血药有当归、芍药、川芎、红花、桃仁等。至清代,王清任在《医林改错》中对气血之间的关系有着更深刻的认识,认为人体所患之病,无非是气血失于正常,因此对气虚可以导致血瘀尤为重视,并阐明了其发病原理:"元气既虚,必不能达于血管,血管无气,必停留而瘀。"在治疗法则上指出:"专用补气者,气愈补而血愈瘀。"必须补气与活血并用,才能"使周身之气通而无滞,血活而不瘀,气通血活,何患疾病不除"。并制定了一整套补气活血的治疗原则及其方剂,其中补阳还五汤一直沿用至今,用于中风后遗症、冠心病等气虚血瘀者均可奏效,可谓益气化瘀法的代表方。至此,益气化瘀法逐渐臻于完善。根据中医辨证论治的原则,有是证用是法,凡中医辨证属气虚血瘀者,用此法均可获效。

三、临床应用

胸痹多发于年老体衰之人,先天肾气不足,不能上济于心,心之气阳亦亏;后天脾胃已伤,气血生化乏源,不能上奉于心;情志过激,亦耗伤心气。心绞痛的多发人群中多以体虚为主,而心气亏虚贯穿整个过程,气虚导致血瘀,血脉痹阻,从而发为胸痹。益气活血有利于调节和恢复气血的运行,起到预防和治疗冠心病的作用。

临床上胸痹患者多见于中老年患者,中医辨证多属气虚血瘀、虚实错杂,以益气化瘀为主治疗冠心病心绞痛均能取得满意的效果。常用方剂有保元汤合桃红四物汤、四君子汤合四物汤、生脉散合桃红四物汤等。自拟方益气化瘀胶囊由人参、水蛭、三七、川芎、丹参、麦冬以不同的比例配伍组成,治疗胸痹药少力专。方中人参为君药,补益心、脾之气,使气血生化有源,气血运行有力;三七与水蛭共为臣药,活血化瘀,通脉止痛,祛邪而不伤正,三七配伍人参可增强其补气之力;丹参、麦冬为佐,丹参活血凉血,祛瘀止痛,麦冬养心阴,清心热,又可与丹参同用制约人参、川芎过于温燥耗血;川芎为血中之气药,活血行气止痛,入心包经,气血通达则瘀血去,心血生,痹痛除,为使药。诸药共用,心气得补,心阴得养,"荣则不痛";瘀血可化,心脉通,"通则不痛";且补气药与活血药同用使补而不滞,血活气通,胸痹自除。

现代药理研究证明,人参的有效成分具有减慢心率、抗动脉粥样硬化、保护缺血缺氧心肌的作用;水蛭具有较强的抗凝作用,能抑制血栓形成,改善血液流变学,消退动脉硬化斑块,增加心肌营养性血流量。三七总皂苷(PNS)通过抗脂质过氧化作用保护缺血性心肌,升高患者超氧化物歧化酶(SOD)活力,降低过氧化脂(LPO)含量,提高纤溶功能,起到预防冠心病的作用。川芎扩张冠状动脉,增加冠脉血流量,改善心肌血氧供应,并能降低心肌耗氧量。丹参素通过钙拮抗、舒张冠脉、抗氧化等机制发挥对心肌细胞的保护作用。麦冬总皂苷通过防止心肌细胞脂质过氧化及改善脂肪酸代谢,从而保护缺血心肌。以上药物合用,通过多通道、多靶点的作用机制改善微循环和血液流变学特性;同时改善冠脉的血循环,增加供氧,保护心肌结构;而且显著改善体力和耐氧能力。所以,该方用于治疗冠心病心绞痛可取得良好的疗效。

四、小结

运用益气化瘀法应以中医气血理论为指导,即气足则血行,气虚则血瘀。由于气病与血病之间的病理影响较为复杂,故此法适用于气虚而致血瘀,或气虚与血瘀并见的病症,对其他血瘀兼证则需要适当配伍其他药物,如气滞血瘀者佐以理气之品,寒凝血瘀者佐以温经散寒之品,痰阻血瘀者佐以化痰行气之品。由于补气药与活血药多有辛温之性,所以在应用的同时需适当配伍辛凉、清热养阴之品,防止香燥而伤气阴、破瘀而耗气血。在临床上,要充分发挥中医药的优势,辨证论治,治法与方药相结合。

(作者:董文秀)

中医辨证论治胸痹概况

冠心病是由于冠状动脉粥样硬化导致心肌缺血缺氧而引起的一系列心脏综合征,属于祖国医学"胸痹""心痛""真心痛"的范畴。该病以胸部闷痛、短气、喘息为主症,轻者仅感胸部如室,呼吸不畅,重者有胸痛,甚则胸痛彻背,背痛彻心。本病多与寒邪内侵、饮食失调、情志失节、劳倦内伤、年迈体虚等因素有关。近年来,广大医务工作者在中医药治疗胸痹方面做了大量的工作,取得了一定的成效,积累了一定的经验,现将近十年来有关治疗本病的文献作一总结。

一、辨证论治

(一)寒凝心脉证

中医理论认为,血得温而行,遇冷则凝,寒冷可以直接影响血脉的正常运行。杨氏以温阳益气,散寒通脉为治则,方用当归四逆汤治疗寒凝血脉之胸痹患者42例。[1] 药物组成:当归15 g,白芍12 g,桂枝6 g,细辛6 g,炙甘草6 g,通草6 g,大枣12 g。临床治愈8例,显效18例,有效12例,无效4例,有效率为90.5%。王氏将68例胸痹患者随机分为两组。[2] 治疗组服用附子理中汤和丹参饮,药物组成:附子10 g(先煎),人参10 g,白术15 g,干姜10 g,炙甘草10 g,丹参30 g,砂仁10 g,檀香10 g。对照组予口服复方丹参滴丸。两组均以15天为一疗程,共服用2个疗程。结果显示:治疗组总有效率为97.1%,对照组总有效率为88.2%($p < 0.05$)。

---

[1] 参见杨传印:《当归四逆汤治疗寒凝心脉型胸痹42例》,载《河南中医杂志》2005年第9期。
[2] 参见王红玉:《附子理中汤和丹参饮治疗心肾阳虚型胸痹的临床观察》,载《第三届世界中医心血管学术研讨会论文全集》2008年。

(二)气滞血瘀证

气滞心胸证的胸痹多由于郁怒伤肝或忧思伤脾所致。王氏认为,胸痹与肝郁关系密切,治疗以疏肝为主,其将80例胸痹患者随机分为两组,对照组采用西医常规治疗即阿司匹林肠溶片、单硝酸异山梨酯、辛伐他汀;治疗组以柴胡疏肝散为基础方。两组疗程均为30天。临床疗效:治疗组总有效率为95%;对照组总有效率为85%。[①]崔氏等人自拟畅心汤治疗气滞心胸之胸痹患者29例,药物组成为瓜蒌皮、红花、郁金、党参、薤白、丹参、石菖蒲、麦冬。29例患者中,治愈16例,好转12例,无效1例,总有效率为96.6%。[②]

(三)痰浊痹阻证

痰浊是胸痹最常见的病理因素,因此,祛痰化浊法也是胸痹最常用的治法。孙氏使用瓜蒌薤白半夏汤治疗冠心病心绞痛患者48例,药物组成为瓜蒌、薤白、半夏、枳实、厚朴、桂枝、茯苓、干姜、细辛、甘草。结果:显效20例,有效25例,无效3例,总有效率为93.75%。[③]王氏以益心气、活瘀血、化痰浊为治疗方法,方用葛瓜汤。药用葛根、红花、丹参、赤芍、瓜蒌、薤白、川芎、羌活、菊花、石菖蒲、郁金、厚朴、半夏。临床疗效:显效33例,有效15例,无效2例,总有效率为96%。[④]

(四)心肾阳虚证

此型多见于老年冠心病合并心功能不全患者,治疗以温补心阳为主,配合活血通络法。赵氏等以温络通阳法治疗胸痹心肾阳虚证60例。[⑤]对照组采用西医基础治疗,口服阿司匹林肠溶片、硝酸异山梨酯缓释片、双嘧达莫。治疗组采用西医基础治疗＋口服温阳通络方汤剂。温阳通络方为自拟方,由仙灵脾、黄芪、沙参、薤白、三七、桂枝、细辛、甘草等药组成。治疗结果:治疗组总有效率

① 参见王东振:《柴胡疏肝散加味治疗冠心病心绞痛40例》,载《中国中医药现代远程教育》2010年第13期。

② 参见崔健美,包巨太,吴范武等:《畅心汤治疗气滞血瘀型胸痹心痛29例临床疗效观察》,载《华北煤炭医学院学报》2010年第3期。

③ 参见孙广州:《瓜蒌薤白半夏汤治疗痰浊痹阻胸痹48例》,载《中国中医药现代远程教育》2008年第7期。

④ 参见王晓炯:《葛瓜汤治疗冠心病心绞痛50例临床观察》,载《实用医技杂志》2009年第6期。

⑤ 参见赵鸿,谢静:《温络通阳法治疗冠心病心绞痛心肾阳虚证30例临床观察》,载《中医药导报》2011年第6期。

为 90%,对照组总有效率为 66.7%($p<0.05$)。

（五）气阴两虚证

李氏等人用养心汤加减治疗胸痹气阴两虚证,将 60 名患者随机分为两组,治疗组与对照组均给予硝酸异山梨酯片常规治疗,治疗组加用养心汤加减。养心汤药物组成:黄芪、人参、丹参、川芎、当归、柏子仁、茯苓、茯神、五味子、酸枣仁。治疗结果:治疗组总有效率为 86.66%,对照组总有效率为 56.66%。[①] 张氏用益气养阴法治疗胸痹 50 例,其基本方为黄芪、党参、麦门冬、丹参、枸杞子、生地、五味子、三七、瓜蒌、甘草。30 天为一疗程,显效 22 例,改善 25 例,总有效率为 94%。[②]

二、结　语

中医理论的精髓是辨证论治,针对本病病机表现为本虚标实,虚实夹杂,发作期以标实为主,缓解期以本虚为主的特点,其治则应补其不足,泻其有余。本虚宜补,权衡心脏气血阴阳之不足,有无兼见肝、脾、肾脏之亏虚,调阴阳,补气血,调整脏腑之偏衰,尤应重视补益心气之不足。标实当泻,针对气滞、血瘀、寒凝、痰浊而理气、活血、温通、化痰,尤重活血通络治法。药物多选用瓜蒌、薤白、枳实、郁金、丹参、当归、赤芍、三七、黄芪、石菖蒲、附子、桂枝、炙甘草等。总之,中医药治疗冠心病的疗效是肯定的,随着中医药研究的进展,用药途径的更新以及速效药的相继问世,中医药的疗效已经明显提高。相信随着广大医务工作者对胸痹的不断深入研究,其临床疗效会更加显著。

（作者:李春锦）

[①]　参见李玉芳,吴维平:《养心汤加减治疗冠心病心绞痛(胸痹-气阴两虚)临床观察》,载《牡丹江医学院学报》2009 年第 6 期。

[②]　参见张弘:《益气养阴法治疗胸痹 50 例》,载《中医药信息杂志》2003 年第 3 期。

中医药治疗胸痹郁证合病的研究进展

随着社会的发展,人们生活节奏的加快,社会压力的增加,饮食习惯的改变,冠心病的发病率越来越高,而因为人们对冠心病的认识不足、冠心病的症状反复以及生活质量的下降,导致了人们对冠心病的恐惧心理,进而发展为抑郁、焦虑;又或由于焦虑、紧张、情绪激动、精神创伤等因素,引发心悸、心前区疼痛、胸闷、气短、呼吸困难、头晕、失眠、多梦等类似于冠心病的症状,被称为"心脏神经官能症"。其多发于青壮年,以女性发病为多见,更年期妇女为高发人群。而不论冠心病合并抑郁,还是心脏神经官能症,都属于祖国医学的胸痹郁证合病的范畴。

一、西医对胸痹郁证合病的认识

胸痹郁证合病相当于西医中的冠心病合并抑郁与心脏神经官能症,都有胸闷、胸痛、心慌的心脏症状与焦虑、抑郁的精神症状。冠心病患者因其症状反复,病程日久,生活质量下降,较容易出现焦虑、抑郁状态。研究表明,冠心病患者伴发焦虑和(或)抑郁状态总的发病率为 31.89%,老年冠心病患者抑郁的发生率明显高于焦虑发生率,抑郁也是冠心病发生后危险性评估的独立预测因素。心脏神经官能症是因患者的焦虑抑郁情绪引起的一种常见病,多发生于青年女性。随着社会压力的增加,心脏神经官能症的发病率越来越高,且症状有轻有重,易反复发作,也是困扰患者的一大疾病。

二、中医对胸痹郁证合病的认识

祖国医学中心的功能主要有二:一是心主血脉,二是心主神明。《素问·痿论》曰"心主身之血脉",即心具有推动血液流动全身的功能;《素问·灵兰秘典论》曰"心者,君主之官,神明出焉",认为心主神明,主宰人的情志活动。心主血脉与心主神明的两个功能是相互依存的,心主血脉为心主神明提供物质基础,心主神明影响心主血脉的正常活动。胸痹所起是心主血脉功能受损,不能推动气血,血留心脉,不通而痛,则发为胸痹。心主血脉功能受损,心主神明随之失调,则会出现焦虑、抑郁等情志病的症状,又或是因其情志失调,影响心神,发为郁病,进而影响心主血脉导致胸痹,二者相互影响,故胸痹与郁证常相兼为病,又据其心主血脉与心主神明功能受损之轻重分为胸痹伴郁证与郁证伴胸痹。胸痹伴郁证多指现代医学中的冠心病合并抑郁症、焦虑症,郁证伴胸痹则相当于心脏神经官能症。

胸痹伴郁证与郁证伴胸痹的区别在于:后者疼痛程度或轻或重,但无心痛如绞、濒死感,且无放射痛,持续时间长,多为持续性疼痛,发作与情志变化密切相关,平素常有郁证的特征性表现。

三、治疗

(一)胸痹伴郁证的治疗

1. 中药治疗

内经云"血脉和利,精神乃居""心伤则神去,神去则死矣"。王超等根据"血脉之心"与"神明之心"双心一体,生理相依,病理互损的"双心"理论,指出当用祛瘀法治疗"血脉之心",用调神法治疗"神明之心","双心"同病当祛瘀调神并用。① 杨璇妹等根据"双心"同病的特点,指出治疗上应"双心"同治,在补其本虚,缓其标实的同时,注重心神失调的病机变化,临床上活用活血解郁安神、益气活血安神、化痰安神、交通心肾等治法。② 朱天翔等从气血论治冠心病伴焦虑症,认为在冠心病伴焦虑症形成的病理过程中,气血失调是其主要原因,故治疗当以益气活血为主,配合理气解郁,疏肝气,行滞气,畅情志。气郁易化火,血瘀易生痰湿,还当注意运用清热、化痰之法治疗兼证。③ 张冰睿指出喜、怒、忧、思、

---

① 参见王超,王昀,赵海滨:《从中医"双心学说"探析冠心病合并焦虑的论治思路》,载《环球中医药》2016年第12期。

② 参见杨璇妹,陈晓虎,史海波:《运用"双心同治"理论治疗冠心病》,载《中国中医急症》2018年第1期。

③ 参见朱天翔,方祝元:《从气血论冠心病伴焦虑症的中医病机及"双心"治疗》,载《江苏中医药》2018年第6期。

悲、恐、惊七情的失常皆能影响心的功能,进而发展为胸痹,且七情过度又能作为一个病理因素影响胸痹的预后,指出七情所致的胸痹当以透邪解郁,疏肝理脾之四逆散为基础方治疗,随症加减,可获良效。① 王芳等将 80 例冠心病并发抑郁患者随机分为对照组和试验组,两组患者均予以常规冠心病治疗,试验组患者在常规冠心病治疗基础上予以疏肝解郁汤(柴胡、当归、苍术、白芍、香附、川芎、木香、甘草)口服,治疗后结果显示,试验组疗效总体高于对照组。② 马彩艳等将 44 例冠心病伴焦虑患者随机分为两组,治疗组在使用常规西药治疗的基础上给予解郁活血方(柴胡 12 g,丹参 30 g,白芍 20 g,川芎 12 g,炒枣仁 30 g,枳壳 12 g,郁金 12 g,元胡 15 g,栀子 10 g,玫瑰花 10 g)治疗,结果显示,治疗组在缓解心绞痛的有效率上高于对照组,且能显著改善焦虑症状。③

2. 针灸治疗

许承莹等认为冠心病伴焦虑的病机为心阳不足,心失所养,加以痰浊血瘀之标实阻于心脉,心神不畅,使之情志活动异常。指出治疗上应注意心神以气血为基础,注重脾胃功能的正常,气血充足,心脉通畅则心神得安。以补益气血,温阳通络为基本治法,选取手厥阴心包经、手少阴心经、督脉为主经,佐足阳明胃经、足太阴脾经和任脉为辅,取穴内关、神门止心痛、安心神,百会、大椎、至阳通行阳气,足三里、三阴交、气海补益气血,鸠尾调胸中之气,诸穴相伍,发挥形神并治之效。④ 刘立娜等通过对比观察 100 例冠心病合并抑郁患者,发现在常规西药治疗冠心病基础上,艾灸神道八阵穴(以神道穴到左右神堂穴为半径作圆周,对八等分分圆周而形成的 8 个特殊部位进行悬灸)配合聆听五行角调,在缓解患者冠心病症状以及舒缓情绪方面,疗效明显高于使用氟哌噻吨美利曲辛片(黛力新)治疗。⑤

---

① 参见张冰睿,薛一涛:《从情志论治谈冠心病治疗》,载《吉林中医药》2018 第 2 期。

② 参见王芳,张秀琢:《疏肝解郁汤治疗冠心病并发抑郁》,载《吉林中医药》2018 年第 5 期。

③ 参见马彩艳,吕珩,李小玲,等:《解郁活血方治疗冠心病伴焦虑症的作用机理及临床效果》,载《中华中医药学刊》2018 年第 4 期。

④ 参见许承莹,李瑞:《从"调心神"论冠心病伴焦虑抑郁的针灸治疗》,载《中西医结合心脑血管病杂志》2018 年第 13 期。

⑤ 参见刘立娜,石志敏:《艾灸神道八阵穴联合角调五音疗法治疗冠心病心绞痛合并焦虑抑郁状态临床观察》,载《上海针灸杂志》2018 年第 10 期。

3. 中医护理

中医讲究"天人合一"的观念,在中医护理上体现为患者在日常生活中要顺应自然规律,戒烟戒酒,不妄作劳,心情平和,在胸痹发作时,采取合适的中医特色医疗技术(如艾灸、穴位贴敷、穴位按压、耳穴贴豆等)缓解疼痛,缓解期辅助患者做适当的锻炼增强体质,注重用药护理、情志护理以及饮食护理,对不同证型的患者采取不同的护理方案。中医护理可以有效改善胸痹伴郁证患者的抑郁焦虑状态,提高治疗效果。孙晓琳选取冠心病患者 90 例分为试验组和对照组,对照组采用常规护理疗法,试验组实施 2 个月的辨证施护,结果试验组在症候疗效、自我护理能力提高、焦虑或抑郁症状改善方面都优于对照组。[①] 郭倩也通过临床观察 60 例中医护理的胸痹心痛患者发现,在胸痹心痛患者中施以中医情志护理干预,可有效提高患者的遵医行为,缓解患者的不良情绪,对提高治疗效果具有十分重要的临床意义。[②]

(二)郁证伴胸痹的治疗

1. 中药治疗

本病多发于中青年人群,张理云指出这与中青年人面对的职场压力较大密切相关,在治疗上当以理气活血通阳为治法,方剂上使用半夏厚朴汤合血府逐瘀汤加入通阳之品。[③] 王晓霞等从肝论治本病,指出肝与心的生理功能密切相关,肝主疏泄的功能能够疏泄不良情志,与心主神明共同调畅情志,且肝藏血,使心有所主,藏血的功能也为其调畅情志提供了物质基础。临床上将本病分为肝郁血虚心失所养型、肝郁化火痰火扰心型、肝瘀血滞心脉痹阻型论治。[④] 李晓乐等将 60 例胆郁痰扰证型患者分为治疗组 30 例和对照组 30 例。对照组给予单纯氟哌噻吨美利曲辛片西医对症治疗,治疗组在西医治疗的基础上加服温胆汤加减治疗,2 组患者均连续治疗 4 周,观察其临床疗效。结果治疗组总有效率

---

① 参见孙晓琳:《辨证施护对冠心病焦虑抑郁状态及患者自我护理能力的影响》,载《长春中医药大学学报》2018 年第 1 期。
② 参见郭倩:《中医情志护理对胸痹心痛患者不良情绪及遵医行为的影响》,载《中国医药指南》2018 年第 26 期。
③ 参见张冠卿,孔维靖,张理云:《辨治"职场压力型"胸痹的经验探讨》,载《黑龙江中医药》2017 年第 1 期。
④ 参见王晓霞,刘发云,徐文刚:《从肝论治心脏神经官能症浅析》,载《中医临床研究》2018 年第 31 期。

为93.3%,对照组为66.7%,治疗组疗效明显优于对照组。[①] 杨朝章将88例患者随机分为观察组与对照组,观察组在对照组的基础上(一定的心理疏导与复方地西泮等西医对症治疗)予以归脾汤合逍遥散加减,治疗7周后,观察组总有效率为93.2%,明显高于对照组(73.7%)。[②] 张进治疗80例心脏神经官能症患者,在常规西医治疗基础上予以中医辨证分型治疗,结果总有效率为97.5%,显示在西医治疗基础上运用中医治疗可以达到满意的疗效。[③]

2.针灸治疗

王梅等用通任顺气法治疗心脏神经官能症,取用任脉之膻中、巨阙、中庭、玉堂、紫宫、璇玑以行气滞、调五脏,心包经络穴和脾经络穴之内关、公孙宁神定悸,再以太冲、合谷开"四关"行调肝理气,诸穴相配,共起调畅气机之功,使得气血平和,心神安宁。[④] 王宇铎将80例患者分为对照组与观察组,对照组采用氟西汀进行治疗,观察组在氟西汀用药基础上采用针灸进行治疗,针灸取穴选择百会、神庭、内关、足三里、太冲、三阴交等穴。治疗3个月后,观察组治疗后的汉密尔顿抑郁量表(HAMD)评分(10.68分±2.03分)、汉密尔顿焦虑量表(HAMA)评分(10.56分±3.12分)以及心悸、气短、乏力、头昏、头痛等症状的改善起效时间与效果均优于对照组,差异具有统计学意义($p<0.05$)。[⑤] 陈立娜等将65例心脏神经官能症患者分为针刺组30例与药物组35例,针刺组百会及神庭采用头皮针法,内关、足三里、太冲和三阴交穴常规针刺,药物组使用氟哌噻吨美利曲辛片治疗。经过一段时间的临床观察,结果发现针刺治疗虽与药物治疗疗效相当,但针刺治疗有着起效快、无副作用的特点,值得临床应用。[⑥]

---

① 参见李晓乐,孙玉新,吕瑞民:《黛力新合温胆汤加减治疗心脏神经官能症胆郁痰扰型临床观察》,载《云南中医中药杂志》2017年第7期。

② 参见杨朝章:《中西医结合治疗心脏神经症的临床效果观察》,载《中医临床研究》2017年第28期。

③ 参见张进:《中西医结合治疗心脏神经官能症80例的临床分析》,载《内蒙古中医药》2018年第6期。

④ 参见王梅,贺军:《通任顺气法治疗心脏神经官能症》,载《中华针灸电子杂志》2017年第4期。

⑤ 参见王宇铎:《针灸配合氟西汀治疗心脏神经官能症临床观察》,载《中国社区医师》2016年第5期。

⑥ 参见陈立娜,高维滨:《针灸治疗心脏神经官能症临床观察》,载《针灸临床杂志》2012年第3期。

四、小结

近几年,胸痹郁证合病越来越受到人们的关注。越来越多的研究表明,心血管疾病与精神因素有着密切的关系,许多医疗专家都强调在治疗心血管疾病的同时,也要关注患者的心理健康,同时各大医院也都开展了"双心门诊"。目前,西医方面治疗多是在治疗基础疾病的基础上加以精神药物与心理疏导,但是药物的不良反应与患者的抵触情绪限制了其在临床上的应用,而中医的"形神合一"理论与"双心医学"理念不谋而合,并且中医在治疗上方式多样。中药有着高效、价廉的优势,针灸治疗效果好且副作用少,还有穴位贴敷、穴位按压、耳穴贴豆等简单易行的治疗,受到广大患者群众的认可,有效地发挥了中医药治疗的优势,将造福更多的患者。

(作者:韩尚晓　徐　慧)

第三篇　临证纵横

徐慧教授应用中医药治疗慢性心衰临证经验

　　徐慧教授是第一批全国优秀中医药人才之一,济南市名中医,山东中医药大学教授、硕士生导师,从事临床工作 40 年,诊治了大量的心衰患者,效如桴鼓。吾师徐慧教授认为,心衰的基础病因多为冠心病、肺心病和高心病,其次为风心病、先心病、瓣膜变性及坏死、窦房结纤维化、心肌淀粉样变等疾病。心衰是多种心血管疾病的终末阶段。久病使心之气阴不足或阳气受损,无力鼓动血脉,从而使血脉瘀阻,而痰、水、瘀等病理产物又进一步损及心之阴阳,从而形成恶性循环。因此,心衰多属本虚标实证,气虚、阳虚为本虚,标实以瘀血、水饮、痰浊居多。吾师在辨证时认为,气虚阳虚是心衰发病的始动因素,并贯穿整个病理过程;血瘀、水饮、痰浊为本虚所致,为心衰发展过程中某一阶段的兼证。因而她在治疗时,以补虚扶正为本,以祛除实邪为辅,补虚重在益气温阳,驱邪重在活血、化痰、利水。她强调辨证施治,整体调节,顾护阳气以改善心功能,提高患者的生存率,改善患者的生存质量。现将其基本治法和用药特点总结如下。

一、益气养阴法

　　慢性心衰早期的患者,休息时无自觉症状,活动时出现呼吸困难、心悸气短、倦怠懒言,颧红,面色少华,五心烦热,伴头晕、失眠盗汗,舌红少苔,脉细数或结代。气虚日久必损及阴,证属气阴两虚。《素问·调经论》言:"气有余则喘咳上气,不足则息利少气。"治宜益气养阴。徐师善用生脉散加减:人参、麦门冬、五味子、炙甘草、生地黄、白术、生姜、黄芪、丹参、红花、当归等。该方首推人参大补元气,益气养心;麦门冬滋阴养心,减轻心肌耗氧量;炙甘草、五味子、白术、生姜、黄芪养阴益气,抗心肌缺血,增加免疫力;少佐丹参、红花、当归养血活血,改善心肌微循环。现代医学研究证明,生脉散对心脏有正性肌力作用,可改善左心功能而不增加心肌耗氧量;可增加冠脉血流量,改善心肌血液供应和代谢,提高耐缺氧能力;调节血压,降低体循环阻力,改善微循环;提高机体抗病能力。

二、温阳利水法

慢性心衰严重阶段,患者稍活动或休息亦有呼吸困难,心慌,尿少,气短,畏寒肢冷,双下肢水肿,甚则有胸水和腹水。证属阳虚水泛,"阴盛则阳病"。治当温阳利水。方选真武汤合五皮饮加减:附子、人参、白术、茯苓、白芍、桑白皮、五加皮、桂枝、泽泻、生姜皮、大腹皮等。前人谓"阴无阳不行,水无气不化"(《类经》),肾阳不足,气不化水,则小便不利,畏寒肢冷,水湿溢于肌表则肢体水肿,水邪上凌心阳则心悸气短,不能平卧。真武汤以大辛大热的附子温肾助阳,化气行水,兼暖脾土,温运水湿;茯苓、白术健脾利湿,淡渗利水,使水湿从小便而出;白芍养血柔肝,兼利小便;再入人参健脾益气;桂枝温经通阳化气,与附子合用则温肾壮阳、益气养心之力增强;五皮饮乃利水消肿的主方,此所谓"标本兼治,泻阴而补阳"。吾师认为,两方合用攻补兼施,祛邪而不伤正,临床应用效果满意。

三、活血化瘀法

慢性心衰心血瘀阻贯穿始终,症候有轻有重,多表现为呼吸困难,心悸,胸胁作痛,痛有定处,口唇发绀,舌暗红或紫暗,脉涩或弦或结代。吾师认为,此证的治疗对于彻底纠正心衰非常重要。《灵枢·经脉》曰:"手少阴气绝则脉不通,脉不通则血不流。"她认为单用益气则瘀不散,只用活血则气不充,唯有补气活血并用才能气助血行,瘀祛而脉利。治宜益气活血,喜用生脉散合血府逐瘀汤加减:人参、麦门冬、五味子、黄芪、丹参、赤芍、柴胡、当归、桃仁、红花、牛膝、枳壳等。诸药合用,气虚自复,瘀祛络通,诸恙悉平。吾师认为,临床中活血化瘀应贯穿治疗的始终。

四、豁痰逐饮法

素有心衰病史,脾胃损伤,积湿生痰,痰湿阻痹心阳,则发为心慌,喘息不得卧,咳吐痰涎,胸脘痞满,尿少水肿,舌淡苔白滑或厚,脉滑。张仲景说:"病痰饮者,当以温药和之。"治宜健脾豁痰,温阳逐饮,方用生脉散、苓桂术甘汤合葶苈大枣泻肺汤化裁:人参、麦门冬、五味子、连皮茯苓、桂枝、白术、葶苈子、苏子、桑白皮、白果、炙甘草、大枣等。由于心病日久及脾,母病及子,火不生土,脾阳不振,不能制水,健运失司,水液代谢功能失调,则痰饮内生,水湿内停。吾师在临证时灵活化裁,取效甚佳。痰饮甚者加清半夏、陈皮、干姜;夹血瘀者加丹参、桃仁、红花;兼咯血者加三七;痰饮化热者加黄芩、鱼腥草、桑白皮等。

五、典型病例

患者,男,77岁,因反复发作活动后呼吸困难6年,加重伴双下肢水肿1周就医。冠心病史20年。6年前劳累后出现呼吸困难,逐渐加重,诊为心衰,经利尿强心病情好转。1周前因过劳病情加重,呼吸困难,不能平卧,伴夜间阵发性呼吸困难,尿少,双下肢水肿,肢冷,舌淡苔白,脉沉细。查体:血压110/70 mmHg,心率100次/分,律齐,心音低钝,右肺底可闻及湿啰音,双下肢水肿。心脏彩超示:左心室扩大,LVEF(左心射血分数)42%。西医诊断:慢性心衰(心功能1级)。中医辨证:心肾阳虚,水饮内停。治宜温阳利水,方用真武汤合五皮饮加减:制附子9 g,茯苓15 g,白术15 g,生姜皮9 g,白芍15 g,桂枝10 g,泽泻10 g,车前子18 g(包煎),丹参15 g,桑白皮12 g,五加皮12 g,炙甘草10 g。服上方4剂后,改附子为12 g,继服6剂,呼吸困难明显减轻,尿量增加,四肢转温,双下肢水肿消失。考虑阳气转复,证属气阴两虚,以益气养阴法调理,方用生脉散加减:红参12 g,麦门冬10 g,五味子6 g,丹参15 g,炙甘草10 g,茯苓15 g,桂枝5 g,生地黄15 g,黄芪20 g。服药15剂,心脏彩超示LVEF 53%,余症皆消。

(作者:冯晓敬 王昱琪)

徐慧教授关于心律失常的诊治经验

心律失常是指心脏冲动的频率、节律、起搏部位、传导速度或激动次序出现异常。心律失常可分为快速性心律失常和缓慢性心律失常,属于中医学"惊悸""怔忡"范畴,为患者自觉心中悸动,惊惕不安,不能自主的一种病证。徐慧教授是全国优秀中医临床人才、济南市中医院主任医师、山东中医药大学硕士研究生导师,在医疗一线工作已40年,结合历代医家诊治思想,根据患者的年龄、临床症状、体征、体质、舌苔、脉象等对快速性和缓慢性心律失常分别进行了临床常见的辨证分型,积累了一套中医药诊治心律失常疾病的经验,形成了独特的诊疗风格。笔者有幸师从徐教授,受益颇多,现将其关于心律失常的诊治经验介绍如下。

一、快速性心律失常

徐教授根据快速性心律失常患者出现心烦、胸闷、口苦、失眠、心神不宁等临床症状,认为火、痰、虚为快速性心律失常重要的病理因素,临床最常见的证型为心虚胆怯、心脾两虚、气阴两虚、肝郁化火、痰火扰心、肝肾阴虚六型。

(一)心虚胆怯

"惊虽属肝,然心有主持则不惊矣。心惊然后胆怯,乃一定之理……心气虚,安神定志丸主之。"(《医学心悟》)徐教授认为此类患者多见于平素胆小善畏,偶受惊恐或疲劳过度,使心气散乱,心脉不定,心神失养而出现心悸、怔忡、胸闷、乏力等症状。治以镇静安神之法,方用定志丸(党参、远志、龙骨、牡蛎、茯神、白术、甘草)加味。

(二)心脾两虚

《难经·四十二难》认为,脾"主裹血,温五脏"。徐教授认为,脾虚则统摄血液功能失调,血液妄行,心血亦不足,心神失养,出现心悸、怔忡、乏力、失眠、健忘、舌淡胖有齿痕、脉沉细无力等临床症状,治以健脾益气,养心安神之法,方用归脾汤加味。

(三)气阴两虚

气虚则血液运行无力,阴虚则脉络空虚,心神失于濡养,临床症见心悸、胸闷、气短乏力、自汗、口燥咽干。吴仪洛《成方切用》云:"肺主气,肺气旺则四脏皆旺;虚,故脉绝气短也……盖心主脉,而百脉皆朝于肺,补肺清心,则气充而脉复。"徐教授认为,肺气虚,则心气不足,心脉散乱,欲补心气,先补肺气,以补肺中元气的生脉散合炙甘草汤加味来益气敛阴生津,使心气充沛,心阴得养,则心悸自除。

(四)肝郁化火

《丹溪心法》曰:"气血冲和,万病不生,一有怫郁,诸病生焉。故人身诸病,多生于郁。"郁者,滞而不通也,郁而不通,则化火,火气上扰心神,故出现心悸、心烦、胸闷、腹胀、失眠、舌红苔黄、脉弦等表现。徐教授认为,治疗此类心悸,应以调和之法为主,使气血阴阳调和。临床多数患者并非以大虚、大实为主,而是虚实夹杂或气血瘀滞,宜疏之、调之,升降正常,气血通畅,则邪去正安。治以疏肝理气,养血安神,用自制方调肝定悸汤(丹皮、栀子、当归、杭芍、柴胡、茯神、木香、薄荷、元胡、炒酸枣仁)加味。此类患者以更年期综合征女性多见。

(五)痰火扰心

《临证指南医案》云:"宿哮久矣不发,心悸震动,似乎懊恼之象。此属痰火。"指明了痰火导致心悸,出现心悸、胸闷、烦躁、失眠多梦、大便秘结等临床症状。徐教授认为,由临床痰证而寻因,此为无形之痰,郁而化火,扰及心神,治以清热祛火,宁心安神之法,方选清火宁心饮(黄连、半夏、枳实、茯苓、陈皮、竹茹、酸枣仁、莲子心)加味。

(六)肝肾阴虚

肝肾阴虚,虚火上扰,心阳独亢,则心失宁静,心动悸而烦,出现心悸、怔忡、心烦、潮热、汗出、口干、舌红少苔、脉沉细。如《素问玄机原病式·火类》说:"水衰火旺,而犹火之动也,故心胸躁动,谓之怔忡。"徐教授治以滋阴清热,交通心肾之法,方选酸枣仁汤加味。

二、缓慢性心律失常

徐教授根据患者心悸、乏力、气短、胸闷、形寒肢冷等临床表现把缓慢性心律失常分为临床常见的痰饮内停和肾阳亏虚两型。

(一)痰饮内停

心属火,为阳中之太阳,上居于胸,行阳令而制于下。《内经》认为,邪之所凑,其气必虚。本证为心阳虚,坐镇无权,不能降服下阴,寒水泛滥,痰饮上犯于心,扰动心神,出现心悸、怔忡、胸闷、气短、痰多、纳呆、寐差等症状,舌淡苔白,脉弦滑或沉细而滑。仲景云:"痰饮者,当以温药和之。"故徐教授认为应治以温阳化饮,养心安神之法,方用三仁汤加味。

(二)肾阳亏虚

肾为先天之本,生命之根,为水火之脏,主一身之阴阳,五脏之阴非此不能滋,五脏之阳非此不能发。心阳源于肾阳,赖肾阳以温煦,命火充足则心阳振奋。肾阳不足,命门火衰,心君失于温阳,则心阳不振,心神失守而出现惊悸、怔忡、畏寒肢冷、小便频等症状,舌淡苔白,脉沉缓而无力。徐教授治以温肾助阳,活血通络之法,采用自制方强心复脉饮(熟附子、人参、川芎、炙麻黄、细辛)加味,疗效显著。

三、临床用药经验

(一)活血化瘀药的通用性

心主一身之血脉,心血运行通畅是心跳节律正常的必要条件,故心悸怔忡患者无论是气血阴阳亏虚还是痰火、痰饮上扰心神,在临床上,均会出现不同程度的血液瘀滞症状。正如王清任在《医林改错·血府逐瘀汤》中说:"心跳心忙,用归脾安神等方不效,用此方百发百中。"充分说明了活血化瘀药在心悸怔忡中的重要作用。因此,活血化瘀药的适当加入,保证了血液流动通畅,往往会起到良好的效果。

(二)虫类药的妙用

徐教授在临床中发现,对于一些年老久病患者,仅仅是用一般的活血化瘀药而疗效甚微者,需根据病情,加入一些逐瘀通络的虫类药,如蜈蚣、僵蚕、全蝎、地龙之类,增强破血通络作用,往往收到良好的效果。注意对于年老体虚患者,应该中病即止,不可长久应用此类药物。

(三)期前收缩的特效药

心律失常中,期前收缩是最常见的一种。根据期前收缩的起源部位不同,可分为室性期前收缩、房性期前收缩、交界性期前收缩。徐教授根据药物的性味归经,亦总结出一些草药,针对各类型期前收缩均有效。如甘松、苦参、青蒿、山豆根、延胡索等,对期前收缩具有双向调节作用,经现代药理研究,均有抗心律失常作用。

四、结语

徐慧教授根据多年的临床经验,在诊治心律失常疾病时,能够运用中医理论,快速准确地掌握患者的证型特点,且在具体诊疗中,不拘泥于以上几种证型,因人而异,重视脏腑辨证、体质辨证,辨证与辨病相结合,审症求因,同病异治。

(作者:李明婷 徐 慧)

心愈散治疗冠心病心绞痛 35 例

心愈散是根据中医古方"圣心散"研制而成,功效为养心安神,活血化瘀,通痹止痛。我们应用本方治疗冠心病心绞痛 35 例,并与复方丹参片治疗 20 例对照,结果疗效满意。现将疗效结果报告如下。

一、一般资料

55 例病例均为住院患者,其中男 27 例,女 28 例;年龄 38～68 岁,平均(56.9±8.8)岁。随机分为治疗组 35 例,对照组 20 例。诊断参照国际心脏病学会及世界卫生组织临床命名标准化联合专题组报告《缺血性心脏病的命名及诊断标准》[①]。心电图检查有缺血改变或运动试验阳性。

二、治疗观察方法

(一)治疗方法

治疗组服心愈散,每次 2 g,隔日 1 次,连服 6 次。服用方法:取本品加入药引(38°白酒 10 mL)内,调匀后晚睡前服,忌用水冲服和漱口,5 小时内勿进饮食。对照组服用复方丹参片,每日 3 次,每次 3 片,连服 1 个月。

(二)观察方法

观察症状,舌苔,脉象,心绞痛发作时间、次数、程度、持续时间、诱发因素,心电图及血液流变学。安全性观察:一般体格检查项目、血常规、尿常规、肝功、血尿素氮,治疗前后各测 1 次。

---

① 参见徐济民:《缺血性心脏病诊断的命名及标准——国际心脏病学会和协会/世界卫生组织临床命名标准化专题组的联合报告》,载《国外医学·心血管疾病分册》1979 年第 12 期。

三、结果与分析

(一)疗效标准

显效:疼痛消失或基本消失,心电图恢复到大致正常。

有效:疼痛发作次数、程度及持续时间明显减轻。心电图 ST 段回升 0.05 mV 以上,未达到正常水平;在主要导联,倒置 T 波变浅(达 25% 以上者),或 T 波由平坦变为直立;房室或室内传导阻滞改善。

无效:疼痛及心电图与治疗前基本相同。

加重:疼痛发作次数、程度及持续时间加重。心电图 ST 段较治疗前降低 0.05 mV 以上;在主要导联,倒置 T 波变深(25% 以上),或直立 T 波变平坦,或平坦 T 波倒置;出现异位心律、房室传导阻滞或室内传导阻滞。

(二)两组心绞痛疗效比较(见表 1)

表 1　　　　　　　　　　治疗后两组心绞痛比较

	n	显效	有效	无效	总有效率/%
治疗组	35	14	18	3	91.4
对照组	20	5	9	6	70

由表 1 可见,治疗组总有效率为 91.4%,对照组为 70%,两组对比有显著性差异($p < 0.01$)。

(三)两组心电图疗效比较(见表 2)

表 2　　　　　　　　　　治疗后两组心电图疗效比较

	n	显效	有效	无效	总有效率/%
治疗组	24	4	9	11	54.2
对照组	13	1	4	8	38.5

由表 2 可见,治疗组总有效率为 54.2%,对照组为 38.5%,两组对比有显著性差异($p < 0.05$)。

（四）两组证候总疗效比较（见表3）

表3 治疗后两组证候总疗效比较

	n	显效	有效	无效	总有效率/%
治疗组	35	15	17	3	91.4
对照组	20	5	9	6	70

由表3可见，治疗组总有效率为91.4%，对照组为70%，两组对比有显著性差异（$p<0.01$）。

（五）治疗前后血液流变学的变化

治疗组治疗前后血液流变学各项指标差异显著（$p<0.05$），而对照组各项指标治疗前后均无显著性差异，说明心愈散对改变血液流变有显著疗效。

（六）治疗前后血常规、尿常规的变化

两组治疗前后血常规、尿常规均无明显改变，亦未发现胃肠反应。

四、讨论

心愈散由清宫秘方"圣心散"加减而成，由龙眼肉、黄芪、三棱、郁金、乳香、没药、珍珠、三七、丹参、桃仁、沉香、旋覆花、花蕊石等药物组成。制法如下：珍珠水飞或粉碎成极细粉，三七单独粉碎成细粉；其余药物粉碎成细粉，与上述药物配研、过筛、混匀装缸、锤实，高温密封反复炼炭7次即得。方中龙眼肉为君药，入心、脾二经，可补心脾气血，为心脾之要药；三棱、郁金、乳香、没药、三七、丹参、桃仁、沉香活血化瘀，理气通痹以止痛。我们以本方治疗冠心病心绞痛35例，结果：对心绞痛总有效率为91.4%，对改善缺血性心电图的总有效率为54.2%，对改善症状的总有效率为91.4%。据药理研究，该药能降低全血黏度，改善血流变等多项指标，增加冠脉血流量，减少心肌耗氧量。通过该药的临床应用，未发现对肝肾功能及造血系统和胃肠道产生任何毒副作用。可见，心愈散是治疗冠心病心绞痛较为理想的药物。

（作者：华明珍　徐慧）

活血通心丸治疗冠心病心绞痛 60 例

冠心病心绞痛是临床常见病,笔者采用自制活血通心丸治疗本病,取得了满意疗效,报告如下。

一、一般资料

全部病例诊断标准均参照国际心脏病学会及世界卫生组织临床命名标准化联合专题组报告《缺血性心脏病的命名及诊断标准》确定。共观察患者 60 例,其中男 32 例,女 28 例;年龄 40～75 岁,平均(55.1±2.8)岁;病程 1～13 年,平均(3.8±1.7)年。中医辨证标准参照《中药新药临床研究指导原则》胸痹心血瘀阻型的诊断标准。证见胸部刺痛、绞痛,固定不移,入夜更甚,时或心悸不宁,舌质紫暗,脉沉弦。

二、治疗方法

活血通心丸 6 g,日服 3 次,连服 4 周为一疗程。基本药物组成:柴胡、郁金、桃仁、红花、白芍、水蛭、川芎等。本方诸药合用,具有活血化瘀,理气通络止痛之功效。

三、疗效标准

治疗效果参照 1979 年中西医结合座谈会《冠心病心绞痛及心电图疗效评定标准》①进行评定。

---

① 参见《冠心病心绞痛及心电图疗效评定标准(中西医结合治疗冠心病心绞痛及心律失常座谈会,1979,上海)》,载《中国药事》1987 年第 2 期。

（一）临床疗效评定标准

显效：同等劳累程度不引起心绞痛或心绞痛发作次数减少80％以上，硝酸甘油含服量减少80％以上。

有效：心绞痛发作次数及硝酸甘油消耗量减少50％～80％。

无效：心绞痛发作次数及硝酸甘油用量减少不到50％。

（二）心电图疗效评定标准

显效：静息心电图恢复正常。

有效：静息心电图ST段恢复，或T波倒置恢复达50％以上，或T波平坦转为直立。

无效：治疗后心电图与治疗前心电图相同。

四、治疗效果

（一）心绞痛症状疗效

显效26例，占43.3％；有效28例，占46.7％；无效6例，占10.0％。总有效率90.0％。

（二）心电图疗效

显效14例，占23.3％；有效22例，占36.7％；无效24例，占40.0％。总有效率60.0％。

五、病案举例

女，56岁。患者因心前区疼痛反复发作4年，加重1周来诊。患者1周前因劳累感心前区疼痛，每日发作2～3次，每次持续约3分钟，为刺痛，并向肩背部放射，需服硝酸甘油方能缓解，伴胸闷、心慌、气短、食欲差，二便调，夜寐不安，舌质暗红，苔薄白，脉细涩。查体：血压135/83 mmHg，双肺未见异常，心率76次/分，律整，未闻及病理性杂音。心电图示ST段：Ⅱ导联、Ⅲ导联、aVF导联下移0.1 mV，V_3～V_5导联下移0.05 mV；T波：Ⅰ导联、aVL导联、V_1～V_5导联低平，Ⅱ导联、Ⅲ导联倒置。诊断：冠心病心绞痛。中医诊断：胸痹，心血瘀阻型。给予活血通心丸6 g，每日3次口服。用药3周后，上述症状明显减轻；4周后上述症状消失，心电图大致正常。

六、讨论

冠心病心绞痛属祖国医学"胸痹"范畴。它是因外邪内侵、饮食不节、情绪过激、劳逸失度等原因导致心脉痹阻不畅而引起的疾病。《素问·痹论》曰:"心痹者,脉不通。"由此可见,气滞血瘀、心脉痹阻是胸痹发生的病理基础,贯穿于疾病的始终。因此,我们采用活血通心丸理气活血,通络止痛以达到治疗之目的。方中桃仁、红花、川芎、水蛭等药物可活血化瘀,舒筋活络;而柴胡、郁金、白芍可疏肝理气,解郁止痛。现代药理研究证实,桃仁、红花、川芎、郁金、水蛭可抑制血管平滑肌收缩,扩张冠状动脉,增加冠脉血流量,降低心肌耗氧量,抑制血小板凝集,降低外周阻力。白芍具有解痉镇痛的作用。总之,活血通心丸对冠心病心绞痛的治疗具有明显疗效,临床应用未发生不良反应。

(作者:徐 慧 冯晓敬)

心痛片治疗老年不稳定型心绞痛60例

老年不稳定型心绞痛是内科常见病,我科于 2004 年 1 月 10 日～2004 年 8 月 30 日用心痛片治疗老年不稳定型心绞痛并与复方丹参片进行了随机对照,共观察病例 60 例,治疗组 30 例,对照组 30 例。心痛片疗效满意,现报告如下。

一、资料与方法

(一)一般资料

60 例病例系本院住院与门诊患者,男 32 例,女 28 例,均属不稳定型心绞痛。随机分成两组。治疗组 30 例,年龄 65～81 岁,平均 69.01 岁,病程 1 周～21 年,平均 8.45 年。对照组 30 例,年龄 65～79 岁,平均 69.83 岁,病程 6 天～20 年,平均 9.98 年。治疗组与对照组心绞痛程度分级:轻度分别为 19 例、18 例,中度分别为 9 例、10 例,重度均为 2 例。两组一般资料无显著性差异($p >$ 0.05),有可比性。

(二)临床观察方法

本研究采用随机试验。治疗组用心痛片,口服每次 4 片,每天 3 次。对照组用复方丹参片,口服每次 3 片,每天 3 次。服药 4 周为一疗程,共观察一疗程。

给药前停服一切抗心绞痛药物及影响血小板活性的药物 1 周以上。若心绞痛不能控制,停服上述药物确有困难者,可给予硝酸甘油舌下含化,并记录硝酸甘油的用量、停减时间、停减量。两组于试验期间除硝酸甘油外不得再加服其他西药。

二、疗效观察

（一）疗效判定标准

1. 疾病疗效判定标准

显效：心绞痛等主要症状消失，心电图恢复为正常心电图或大致正常心电图（即正常范围心电图）。

有效：心绞痛等主要症状减轻或达到有效标准，心电图改善达到有效标准。

无效：心绞痛等主要症状无改善，心电图基本与治疗前相同。

加重：心绞痛等主要症状与心电图较试验前加重。

2. 中医证候疗效判定标准

显效：临床症状、体征明显改善，证候积分减少大于等于70％。

有效：临床症状、体征均有好转，证候积分减少30％～69％。

无效：临床症状、体征无明显改善，甚或加重，证候积分减少小于30％。

加重：临床症状、体征均有加重，治疗后证候积分超过治疗前积分。

3. 主要症状疗效判定标准

心绞痛疗效判定标准参照1979年9月在上海召开的中西医结合治疗冠心病心绞痛及心律失常座谈会制定的《冠心病心绞痛及心电图疗效评定标准》[①]。

轻度：①显效：症状消失或基本消失。②有效：疼痛发作次数、程度及持续时间有明显减轻。③无效：症状基本与治疗前相同。④加重：疼痛发作次数、程度及持续时间有所加重（或达到中度、重度的标准）。

中度：①显效：症状消失或基本消失。②有效：症状减轻到轻度标准。③无效：症状基本与治疗前相同。④加重：疼痛发作次数、程度及持续时间都有所加重（或达到重度标准）。

重度：①显效：症状基本消失或减轻到轻度标准。②有效：症状减轻到中度标准。③无效：症状与治疗前相同。④加重：疼痛发作次数、程度及持续时间都有所加重。

4. 主要监测指标的疗效判定标准

心电图疗效判定标准参照执行1979年中西医结合治疗冠心病心绞痛及心

---

① 参见：《冠心病心绞痛及心电图疗效评定标准（中西医结合治疗冠心病心绞痛及心律失常座谈会，1979，上海）》，载《中国药事》1987年第2期。

律失常上海座谈会制定的《冠心病心绞痛及心电图疗效评定标准》。

显效:心电图恢复至大致正常(即正常范围)或达到正常心电图。

有效:ST段的降低,治疗后回升 0.05 mV 以上,但未达正常水平;在主要导联,倒置 T 波改变变浅(达 25% 以上者),或 T 波由平坦变直立;房室或室内传导阻滞改善。

无效:心电图基本与治疗前相同。

加重:ST段较治疗前降低 0.05 mV 以上,在主要导联倒置 T 波加深(达 25% 以上者)或直立 T 波变平坦,平坦 T 波变倒置,以及出现异位心律、房室传导阻滞或室内传导阻滞。

(二)统计方法

等级资料用 Ridit 检验,计数资料用 χ^2 检验,计量资料用 t 检验。

三、结果

(一)两组心绞痛总疗效比较(见表1)

表 1　　　　　　　　心绞痛疗效分析

	n	显效	有效	无效	加重	显效率/%	总有效率/%	p
治疗组	30	10	16	3	1	33.33	86.67	<0.05
对照组	30	4	10	11	5	13.33	46.67	

(二)两组心电图疗效比较(见表2)

表 2　　　　　　　　心电图疗效分析

	n	显效	有效	无效	加重	显效率/%	总有效率/%	p
治疗组	30	5	9	15	1	16.67	46.67	<0.05
对照组	30	2	6	16	6	6.67	26.67	

（三）两组中医证候总疗效比较（见表3）

表3　　　　　　　　　　中医证候总疗效分析

	n	显效	有效	无效	加重	显效率/%	总有效率/%	p
治疗组	30	11	16	2	1	36.67	90.00	<0.05
对照组	30	3	8	14	5	10.00	36.67	

（四）两组单项中医症状疗效比较（见表4）

表4　　　　　　　　　两组单项中医症状改善情况比较

		n	显效	有效	无效	加重	p
胸痛	治疗组	29	10	15	3	1	<0.05
	对照组	28	5	7	13	3	
胸闷	治疗组	27	11	14	1	1	<0.05
	对照组	28	8	9	10	1	
胸胁胀满	治疗组	24	10	12	1	1	<0.05
	对照组	25	4	5	12	4	
心悸	治疗组	26	10	14	2	0	<0.05
	对照组	24	4	6	10	4	
气短	治疗组	23	9	10	4	0	<0.05
	对照组	22	4	6	9	3	

（五）两组对硝酸酯类药物消耗量的影响（见表5）

表5　　　　　　　　两组对硝酸酯类药物消耗量的影响比较

	n	停用	减量	不变	加重	停减率/%	p
治疗组	26	9	14	3	0	88.46	<0.05
对照组	27	3	10	10	4	48.15	

四、讨论

不稳定型心绞痛是介于稳定型心绞痛和心肌梗死之间的一种心肌缺血综

合征,有进行性恶化趋势,易发展为心肌梗死或猝死,积极治疗至关重要。本病属于中医学"胸痹"范畴。老年人病程多较长,病变过程中均伴有心血瘀阻。气滞、寒凝、痰阻、阳虚等诸因素均可致血瘀。故而瘀血既为病理产物,又是发病原因。现代科学研究阐明,血瘀是心绞痛的重要病因基础。治疗本病,当及时解决瘀证,血脉通畅,症状缓解,达到通则不痛的目的,故活血化瘀乃本病的施治大法。我们采用随机对照的试验方法,共观察老年不稳定型心绞痛60例,其中治疗组用心痛片治疗30例,对照组服复方丹参片30例。观察结果表明,治疗组心绞痛总有效率为86.67%,显效率为33.33%;对照组心绞痛总有效率为46.67%,显效率为13.33%。两组对比,经统计学处理,结果差异显著($p<0.05$)。治疗组中医证候总有效率为90.00%,显效率为36.67%;对照组中医证候总有效率为36.67%,显效率为10.00%。两组对比,经统计学处理,结果差异显著($p<0.05$)。说明心痛片与复方丹参片比较,治疗老年不稳定型心绞痛作用有明显差异。从药物组成来看,心痛片有行气活血化瘀之功,方中檀香、丹参、砂仁活血化瘀,川芎、延胡索活血、行气、止痛,适用于老年不稳定型心绞痛。诸药合用,可扩张微血管,降低外周血管阻力,提高心脑血管的供氧供血,降低血浆黏度、血小板聚集率,减少纤维蛋白原,改善红细胞变形能力,延长凝血酶原时间,增加组织灌注,改善微循环代谢。结果表明,心痛片能缓解心绞痛发作,改善心肌缺血,治疗本病疗效明显,未发生不良反应。

(作者:徐 慧 冯晓敏)

温阳益气活血法治疗缓慢性心律失常 46 例临床观察

缓慢性心律失常包括窦性心动过缓、房室传导阻滞、病态窦房结综合征,以持久的脉搏缓慢为主,并以伴有心悸、胸闷、气短乏力、头晕等为特征,严重者可出现晕厥、心源性休克甚至猝死。济南市中医医院心内科专业组自 2000 年 10 月~2002 年 3 月,采用温阳益气活血法治疗缓慢性心律失常患者 46 例,取得了较满意的疗效,现报告结果如下。

一、一般资料

72 例患者均系本院心内科住院与门诊患者,随机分为治疗组和对照组。治疗组 46 例,其中男 28 例,女 18 例;年龄 26~69 岁,平均年龄(54±12.34)岁;病程 0.5~15 年,平均病程(5.93±6.32)年。对照组 26 例,其中男 15 例,女 11 例;年龄 32~68 岁,平均年龄(52.8±11.74)岁;病程 3 个月~14 年,平均病程(5.84±6.86)年。治疗组与对照组病因分布:冠心病分别为 20 例、10 例,病毒性心肌炎分别为 13 例、7 例,高血压性心脏病分别为 7 例、6 例,原发性心肌病分别为 2 例、1 例,原因不明者分别为 4 例、2 例。两组患者性别、年龄、病程及病因分布比较无显著性差异($p>0.05$),具有可比性。

诊断标准:参照《心脏病学》[1]关于窦性心动过缓、房室传导阻滞、病态窦房结综合征的有关规定,并排除下列情况:

(1)药物等引起窦房结冲动形成及传导障碍者。

(2)妊娠及哺乳期妇女伴心动过缓者。

(3)已安装起搏器者。

---

[1]　参见毛焕元,曹林生,梁国芬,等:《心脏病学》,北京:人民卫生出版社 2001 年版。

（4）合并有严重的心脑血管疾病及严重肝肾功能损害者。

主要症状及舌象、脉象：心悸，胸闷，气短乏力，头晕耳鸣，畏寒肢冷，面色苍白，口唇发绀，舌质暗红或有瘀斑、瘀点，或淡胖、苔白，脉沉细迟，或沉涩缓，或结代。

二、治疗方法

（一）治疗组

服用强心复脉饮（药物组成：附子、人参、川芎、麻黄、细辛）。由济南市中医医院制剂科按统一工艺流程制备后装瓶备用，每瓶 250 mL，含原生药 100 g，每次 50 mL，每日 2 次。同时配合疏血通注射液（牡丹江友博制药厂生产）6 mL加入 5% 葡萄糖注射液或生理盐水 250 mL 中静脉滴注，每日 1 次，用 14 天，间隔 2 天，再用 14 天。

（二）对照组

服用心宝丸（广东汕头市中药厂生产），每次 2 丸，每日 3 次。并配合复方丹参注射液（上海第一制药厂生产）20 mL 加入 5% 葡萄糖注射液 250 mL 中静脉滴注，每日 1 次，用 14 天，间隔 2 天，再用 14 天。

两组均以 1 个月为一疗程。治疗期间停用其他影响心率的药物及治疗措施。

（三）观察项目

治疗前后均进行一般体检，血尿常规、肝肾功能、血液流变学、心电图、24 小时动态心电图等理化检查，并观察血压、心率、临床症状、舌象、脉象等变化。

统计方法：以资料性质采用 Ridit 分析或 t 检验。

三、疗效观察

（一）疗效标准

参照 1979 年全国中西医结合防治冠心病心绞痛及心律失常研究座谈会制定的《常见心律失常病因、严重程度及疗效参考标准》[1]。

显效：临床症状明显改善或消失，平卧心率较治疗前提高 10 次/分以上，或

---

[1] 参见：《常见心律失常病因、严重程度及疗效参考标准（1979 年）》，载《医学研究通讯》1979年第 12 期。

心率达到 60 次/分以上。

　　有效:临床症状减轻,平卧心率较治疗前提高 5～10 次/分。

　　无效:临床症状无改善,心率较治疗前无提高或提高小于 5 次/分。

(二)治疗结果

1.两组治疗后主要症状改善情况(见表 1)

表 1　　　　　　　　两组患者治疗后主要症状改善情况　　　　　　　　单位:例

	治疗组($n=46$)				对照组($n=26$)				
	阳性例数	显效	有效	无效	总有效率/%	阳性例数	显效	有效	无效	总有效率/%
心悸	38	20	16	2	94.74	22	2	12	8	63.64*
胸闷	28	12	14	2	92.86	15	3	6	6	60.00*
气短乏力	34	16	16	2	94.12	19	4	9	6	68.42*
头晕耳鸣	34	16	16	2	94.12	20	3	8	9	55.00*
畏寒肢冷	20	8	8	4	80.00	10	2	6	2	80.00
面色苍白	14	2	7	5	64.29	9	2	3	4	55.56
口唇发绀	20	7	11	2	90.00	12	1	5	6	50.00*

　　注:经 Ridit 分析,*$p<0.05$。

2.两组治疗后心率的改善情况(见表 2)

表 2　　　　　　　　两组患者治疗后心率的改善情况比较($\bar{x}\pm s$)

组别		例数	平静心率/(次/分)	固有心率/(次/分)	dECG 最慢心率/(次/分)	dECG 平均心率/(次/分)	dECG24 小时总心跳数/(次/分)
治疗组	治疗前	46	47.30±4.95	74.30±16.18	40.9±5.39	56.80±6.62	70529±12784
	治疗后	46	58.40±7.42***	90.40±9.68***	49.30±6.64***	62.80±7.05***	89767±14674***
对照组	治疗前	26	48.80±5.14****	72.40±10.40****	41.50±6.26****	56.80±9.24****	75575±9744****
	治疗后	26	56.00±5.60***▲▲	78.30±9.40*▲▲▲	46.40±6.60***▲▲	59.90±6.70*▲▲▲▲	78766±9692****▲▲

　　注:经 t 检验,两组治疗前比较,**** $p>0.05$;每组治疗后与治疗前比较,* $p<0.05$,** $p<0.01$,*** $p<0.0001$,**** $p>0.05$;两组治疗后比较,▲▲ $p<0.01$,▲▲▲ $p<0.001$,▲▲▲▲ $p>0.05$。

　　不良反应:经治疗前后检测,血尿常规、肝肾功能均未发现异常。少数患者在用药期间出现不同程度口干、发热感,均能耐受,未经停药及治疗,症状自行消失。

四、讨论

古代文献中无缓慢性心律失常这一病名,根据其症状及异常脉象,属于中医"心悸""晕厥""迟脉"等范畴。《证治汇补·惊悸怔忡》云:"有阳气内虚,心下空豁,状若惊悸,右脉大而无力者是也。"《珍家枢要》云:"迟为阴盛阳亏之候,为寒,为不足。"《濒湖脉学》曰:"迟来一息至惟三,阳不胜阴气血寒。"其病机主要为心肾阳虚而导致阴寒凝滞,瘀血阻于心脉,属本虚标实之证,治疗当用温阳益气活血之法,以振奋心肾之阳气,使血脉流通,扶正复脉。强心复脉饮方中附子专于补火助阳,为君;人参大补元气,助附子回阳救逆,川芎为血中气药,以活血化瘀之功著长,与人参共为臣药;麻黄助附子发越阳气,调血脉,为佐药;细辛辛温,可散少阴寒邪,温阳解郁,为佐使药。此方五脏并调,以心肾为主;通补兼施,以补益为主。另外配以疏血通注射液,其主要成分为水蛭、地龙,增加破血逐瘀通络的作用。现代药理研究证明,附子、人参、麻黄、细辛有提高肾上腺皮质激素水平,提高机体抗缺氧能力,减轻心肌耗氧量,增强心排出量及冠脉血流量,强心、抗心律失常及提高心率的作用;川芎、水蛭、地龙有降低血小板、红细胞聚集性及血液黏滞性,加快血流速度,降低血中纤维蛋白原、胆固醇和三酰甘油的含量,降低红细胞沉降率等作用。

本研究结果显示,应用强心复脉饮配合疏血通注射液静脉滴注对缓慢性心律失常在改善症状,提高心率等方面均比对照组疗效明显,其近期疗效尤为显著,且无毒副作用。在目前西医起搏治疗不能普及,药物各有其副作用,顺从性差,不宜长期使用的情况下,本方药不失为治疗缓慢性心律失常的有效方。

(作者:冯晓敏 王月娥 徐慧)

调脂通脉片治疗高脂血症 50 例观察

高脂血症是临床常见病症,系指血浆一种或多种脂质成分的含量超过正常高限。我们运用调脂通脉片治疗该病症疗效满意,现报告如下。

一、临床资料

共 50 例,其中男 34 例,女 16 例;年龄 30～71 岁,平均(55.78±6.91)岁;病程最长 12 年,最短 6 个月。

二、治疗方法

调脂通脉片,口服,每次 5 片,每日 3 次。6 周为一疗程。

三、观测方法

安全性观测:一般体检项目、血尿便常规、心肝肾功能。
疗效性观察:相关症状及体征、体重、胆固醇、三酰甘油、高密度脂蛋白、血液流变学测定。

四、疗效标准

(一)临床疗效标准
临床控制:临床症状、体征消失。
显效:临床症状、体征基本消失。
有效:临床症状、体征有所改善。
无效:临床症状、体征无明显改善。

（二）血脂疗效标准

临床控制：实验室各项检查均恢复正常。

显效：血脂检查达到以下任何一项者：TC下降≥20％，TG下降≥40％，HDL-C上升≥0.26 mmol/L。

有效：血脂检查达到以下任何一项者：TC下降≥10％但＜20％，TG下降≥20％但＜40％，HDL-C上升≥0.104 mmol/L但＜0.26 mmol/L。

无效：血脂检查无明显改善。

五、治疗结果

临床疗效：临床控制9例，显效18例，有效18例，无效5例，总有效率90％，控显率54％。血脂治疗前后改善情况比较如表1所示。

表1　　　　　　　　治疗前后血脂疗效比较（$\bar{x} \pm s$）

项目	例数	疗前 /(mmol/L)	疗后 /(mmol/L)	疗效比较	
				t	p
TC	50	6.7±1.29	5.87±0.95	4.0211	<0.01
TG	50	2.0±0.78	1.5±0.57	3.6597	<0.01
HDL-C	50	1.15±0.13	1.22±0.1	3.0179	<0.01

治疗后血脂各项指标均较治疗前有明显改善，统计学处理$p < 0.01$，说明其具有非常显著性差异。

血流变治疗前后改善情况比较如表2所示。

表2　　　　　　　　治疗前后血流变疗效比较（$\bar{x} \pm s$）

项目	例数	疗前	疗后	疗效比较	
				t	p
全血比黏度（低切）	50	11.99±6.26	10.5±2.5	2.9094	<0.01
全血比黏度（高切）	50	6.23±0.95	5.65±0.9	3.1339	<0.01
血浆比黏度	50	2.07±0.35	1.82±0.48	2.9758	<0.01
红细胞压积	50	0.50±0.04	0.49±0.04	0.6534	>0.05
血沉/(mm/h)	50	15.32±7.68	15.56±5.82	0.5577	>0.05

血液流变学中低切、高切、血浆比黏度治疗后有明显改善，统计学处理 $p<0.01$，说明具有非常显著性差异，而红细胞压积及血沉治疗前后无显著性差异，统计学处理 $p>0.05$。

安全性检测结果：50 例患者治疗前后血、尿、便三大常规及肝肾功能均在正常范围，说明该药对肝肾及造血系统无损害。心电图治疗前有 20 例异常，治疗后有 19 例异常，1 例恢复正常，说明该药对心脏功能无损害。

六、讨论

调脂通脉片是由制首乌、决明子、大黄、山楂、水蛭等药物组成的，具有补益肝肾，活血祛瘀泄浊的作用。其中制首乌补益精血，固肾乌须，养肝强筋；决明子清肝泻火，滋补肾阴，润肠通便；大黄清热泻火，攻下积滞，活血化瘀；山楂活血祛瘀；水蛭则具有活血逐瘀的功效。诸药合用，达到治疗之目的。现代药理研究证实，该药对血清胆固醇的增高有抑制作用，能减轻动脉内膜斑块的形成和脂质沉积，从而缓解动脉粥样硬化的形成；含有抗血栓素和脂肪酶，前者可阻止凝血酶对纤维蛋白原的作用，阻碍血液凝固，后者可促进脂肪分解，从而降低血脂。该药安全有效，是治疗高脂血症的理想药物之一。

（作者：徐 慧）

柴术降脂胶囊治疗高脂血症临床观察

济南市中医医院心内科于 2004 年 3 月～2005 年 1 月使用柴术降脂胶囊治疗高脂血症患者 40 例,并与脂必妥治疗者 40 例作对照。现将结果报告如下。

一、资料与方法

(一)一般资料

80 例患者为济南市中医医院住院及门诊患者,诊断符合文献标准。随机分为两组。治疗组 40 例,男性 23 例,女性 17 例;年龄 30～76 岁,平均 55.16 岁;病程 1～9 年,平均 3.58 年;合并高血压病 33 例,冠心病 5 例,中风者 2 例。对照组 40 例,男性 25 例,女性 15 例;年龄 31～75 岁,平均 56.25 岁;病程 10 个月～10 年,平均 3.65 年;合并高血压病 32 例,冠心病 5 例,中风者 3 例。两组一般资料无显著性差异($p > 0.05$),具有可比性。

(二)治疗方法

治疗组口服柴术降脂胶囊(本院制剂)3 粒,每日 3 次。对照组口服脂必妥(成都地奥九泓制药厂生产)2 粒,每日 3 次。两组均以 8 周为一疗程。

1. 观察方法

两组患者在入选前均停服任何调脂药物 3 周,在稳定正常饮食的原则下,取血前晚餐禁止进食高脂饮食,不饮酒,保证空腹时间大于 10 小时,次日取静脉血。血清 TC、TG、HDL-C 采用酶学方法测定,血浆载脂蛋白 A(apoA)、载脂蛋白 B(apoB)采用免疫比浊法测定。LDL-C 按 Friedewald 公式,即 LDL-C＝TC－HDL-C－TG/2.2 计算获得。观察期间,两组患者均保持与服药前相似的膳食谱和生活规律。若合并高血压、冠心病、中风者可同时服用对症药物,剂量和服药方法同试验前保持一致,不得服用试验观察以外的调脂药。治疗开始前及治疗后 4 周、8 周测血脂、肝功能、肾功能、心电图、血常规、尿常规等，观察有无不良反应。

2. 疗效标准

按文献方法拟定。显效：TC 下降大于 20％，或 TG 下降大于 40％，或 HDL-C 上升大于 0.26 mmol/L。有效：TC 下降 10％～20％，或 TG 下降 20％～40％，或 HDL-C 上升 0.104～0.26 mmol/L。无效：未达到"有效"标准。

3. 统计学处理

计量资料以（$\bar{x} \pm s$）表示，采用 χ^2 检验和 t 检验。

二、结果

（一）两组疗效比较

治疗组 40 例，显效 24 例（60.00％），有效 13 例（32.50％），无效 3 例（7.50％），总有效率 92.50％；对照组 40 例，显效 15 例（37.50％），有效 14 例（35.00％），无效 11 例（27.50％），总有效率 72.50％。两组比较，治疗组疗效优于对照组（$p < 0.01$）。

（二）两组治疗前后血脂及脂蛋白比较（见表 1）

表 1　　　　　两组治疗前后血脂及脂蛋白比较（$\bar{x} \pm s$）

组别		TC/ (mmol/L)	TG/ (mmol/L)	HDL-C/ (mmol/L)	LDL-C/ (mmol/L)	apoA/ (g/L)	apoB/ (g/L)	apoA/ apoB
治疗组 (n=40)	治疗前	6.61±1.10	2.56±1.72	0.94±0.25	4.38±1.10	1.12±0.21	1.21±0.24	1.03±0.26
	治疗后	4.95±0.76＊＊△	1.49±0.69＊△	1.18±0.32＊＊△△	3.66±0.90＊＊△	1.23±0.20	1.09±0.17＊＊	1.38±0.21＊＊△△
对照组 (n=40)	治疗前	6.41±1.20	2.31±1.63	1.03±0.31	4.20±1.25	1.14±0.22	1.19±0.21	1.05±0.20
	治疗后	5.82±0.81＊	2.05±1.56	1.06±0.28	4.08±1.01	1.16±0.18	1.15±0.15	1.10±0.28

注：与本组治疗前比较，＊$p < 0.05$，＊＊$p < 0.01$；与对照组治疗后比较，△$p < 0.05$，△△$p < 0.01$。

与治疗前比较，治疗组治疗后血清 TC、TG、LDL-C、apoB 显著降低，血清 apoA、HDL-C、apoA/apoB 显著升高，与对照组比较差异显著（$p < 0.05$ 或 0.01）。

（三）不良反应

两组治疗前后肝功能、肾功能、血常规、尿常规、心电图检查结果无明显变化。治疗组服柴术降脂胶囊后有 3 例大便次数增多；对照组服脂必妥后有 5 例轻微腹胀，4 例大便次数增多，均症状轻微，未影响服药观察，停药后症状消失。

三、讨论

高脂血症是冠心病、高血压等疾病的一个重要危险因素,若能及时给予积极的降脂治疗,对降低上述疾病的发病率、病死率会产生积极的作用。我们认为,高脂血症的形成与肝、脾的关系密切。肝气郁结,木克脾土,脾运化失职,则水谷精微代谢失常,不能升清降浊,痰浊滋生,血脉瘀阻,脂质代谢出现障碍,形成高脂血症。柴术降脂胶囊中柴胡为君药,疏肝解郁;苍术、茯苓为臣药,健脾祛湿化浊;佐使何首乌、茵陈、泽泻、芦荟化痰泄浊,山楂、姜黄、虎杖、郁金活血祛瘀。诸药合用,以疏肝健脾,化痰泄浊,活血化瘀,而达到标本兼治的目的。药理研究证实,柴胡、何首乌、泽泻、茵陈、山楂等药物均有降血脂、抗动脉粥样硬化、保肝、降血压等作用。本观察表明,柴术降脂胶囊降低 TC、TG、LDL-C、apoB,升高 apoA、HDL-C、apoA/apoB 疗效确切,能明显改善脂质代谢,而且安全性高,具有较好的应用价值。

(作者:华悚 徐慧 冯晓敬 张宝峰)

疏肝健脾通脉法治疗肝郁痰浊瘀阻型高脂血症 35 例

2004 年 5 月～2005 年 2 月,我们采用疏肝健脾通脉法治疗高脂血症患者 35 例,与脂必妥治疗的 35 例作对照。观察该治疗方法的临床疗效报道如下。

一、临床资料

70 例患者为我院住院及门诊患者。诊断符合文献标准。随机分为两组。治疗组 35 例,男性 21 例,女性 14 例;年龄 31～78 岁,平均 56.08 岁;病程 1～9 年,平均 3.46 年。对照组 35 例,男性 22 例,女性 13 例;年龄 30～79 岁,平均 56.88 岁;病程 11 个月～10 年,平均 3.57 年。合并高血压病、冠心病、中风者,治疗组分别为 30 例、4 例、2 例,对照组分别为 31 例、5 例、2 例。两组资料无显著性差异($p > 0.05$)。

二、治疗方法

以疏肝健脾通脉法制成自制制剂,药物组成:柴胡、苍术、茯苓、何首乌、茵陈、泽泻、芦荟、山楂、姜黄、虎杖、郁金,各药材浸泡 1 小时,加热提取 2 次,过滤,提取液合并,浓缩成浸膏,干燥粉碎成细粉,分装制成胶囊。治疗组口服自制制剂,每次 3 粒,每日 3 次。对照组口服脂必妥(成都地奥九泓制药厂生产),每次 2 粒,每日 3 次。均观察 8 周为一疗程。

三、观察方法

两组患者在入选前均停服任何调脂药物 3 周,在稳定正常饮食的原则下,取血前晚最后一餐,禁止进食高脂饮食,不饮酒,保证空腹时间大于 10 小时,次日取静脉血。血清 TC、TG、HDL-C 采用酶学方法测定,血浆载脂蛋白 A_1(apoA$_1$)、 apoB 采用免疫比浊法测定。LDL-C 按 Friedewald 公式,即 LDL-C＝TC－HDL-C －TG/2.2 计算获得。观察期间,两组患者均保持与服药前相似的膳食谱和生活规律。若同时合并高血压、冠心病、中风者,可同时服用对症药物,剂量和服药方法同试验前保持一致,不得服用试验观察以外的调脂药。治疗开始前及治疗后 4 周及 8 周测血脂、肝功、肾功、心电图、血常规、尿常规等,观察有无不良反应。

四、疗效标准

按文献方法拟定。

显效:TC 下降大于 20％,或 TG 下降大于 40％,或 HDL-C 上升大于0.26 mmol/L。

有效:TC 下降 10％～20％,或 TG 下降 20％～40％,或 HDL-C 上升 0.104～0.26 mmol/L。

无效:未达到"有效"标准。

五、统计学处理

计数资料采用 χ^2 检验,计量资料采用 t 检验。

六、治疗结果

(一)两组疗效比较

治疗组显效 22 例,有效 11 例,无效 2 例,总有效率 94.3％。对照组显效 16 例,有效 13 例,无效 6 例,总有效率 82.9％。治疗组疗效优于对照组($p<$0.01)。

(二)两组患者治疗前后血脂及脂蛋白水平变化(见表 1)

表 1　　两组治疗前后血脂(mmol/L)及脂蛋白(g/L)变化比较($\bar{x}\pm s$)

	治疗组		对照组	
	治疗前	治疗后	治疗前	治疗后
TC	6.59±1.11	4.88±0.67**△	6.46±119	5.76±0.77*
TG	2.61±1.65	1.48±0.73**△	2.41±1.42	2.12±1.34
HDL-C	0.92±0.21	1.19±0.28**△△	0.96±0.28	1.05±0.18

续表

	治疗组		对照组	
	治疗前	治疗后	治疗前	治疗后
LDL-C	4.28 ± 1.12	$3.65\pm0.90^{**\triangle}$	4.17 ± 1.20	4.06 ± 0.14
apoA$_1$	1.15 ± 0.23	1.26 ± 0.19	1.13 ± 0.21	1.17 ± 0.20
apoB	1.24 ± 0.22	$1.08\pm0.18^{**}$	1.19 ± 0.17	1.14 ± 0.03
apoA$_1$/apoB	1.02 ± 0.18	$1.36\pm0.25^{**\triangle\triangle}$	1.04 ± 0.17	$1.11\pm0.23^{*}$

注：与本组治疗前比较，$^*p<0.05$，$^{**}p<0.01$；与对照组治疗后比较，$^{\triangle}p<0.05$，$^{\triangle\triangle}p<0.01$。

结果表明，自制制剂对降低血清 TG、TC、LDL-C、apoB，升高血清 apoA$_1$、HDL-C、apoA$_1$/apoB 的疗效显著，优于对照组。

（三）两组不良反应观察

两组患者肝肾功能、血尿常规、心电图检查结果无明显变化。治疗组服自制制剂后有 2 例大便次数增多；对照组服脂必妥后有 4 例轻微腹胀，1 例大便次数增多，均症状轻微，无需处理。

七、讨论

我们经过多年的理论研究认为，高脂血症的形成与肝脾的关系至为密切。肝气郁结，克伐脾土，脾失健运，水谷精微输布失常，不能升清降浊，痰浊滋生，滞于血脉，血脉瘀阻，膏脂不能正常代谢而导致高脂血症。我们采用疏肝健脾通脉法治疗本病。疏肝健脾，使气机舒畅，脾胃之气健旺，则运化如常；化痰泻浊，活血祛瘀以通脉，血脉畅通，则水谷精微输布正常，脂质代谢障碍才得改善。自制制剂方药组成：柴胡为君药，疏肝解郁；苍术、茯苓为臣药，健脾祛湿化浊；佐使何首乌、茵陈、泽泻、芦荟化痰泄浊，山楂、姜黄、虎杖、郁金活血祛瘀。诸药合用，疏肝健脾，化痰泄浊，活血化瘀，达到标本兼治的目的。通过临床观察，疏肝健脾通脉法能明显改善脂质代谢，降低 TG、TC、LDL-C、apoB，升高 apoA$_1$、HDL-C、apoA$_1$/apoB 疗效确切。

（作者：华偈　徐慧　冯晓敬）

参苓降脂片治疗高脂血症临床观察

笔者 2001 年 3 月～2004 年 7 月使用自制参苓降脂片治疗高脂血症,取得较好疗效。现报告如下。

一、资料与方法

(一)一般资料

选择济南市中医医院内科门诊和住院的高脂血症患者 60 例,随机分为两组。治疗组 40 例,男性 21 例,女性 19 例;年龄 35～65 岁,平均 45.2 岁;高胆固醇血症 16 例,高三酰甘油血症 14 例,混合型高脂血症 10 例。对照组 20 例,男性 11 例,女性 9 例;年龄 35～65 岁,平均 43.6 岁;高胆固醇血症 8 例,高三酰甘油血症 7 例,混合型高脂血症 5 例。两组性别、年龄、病程、病情等无显著性差异($p > 0.05$),具有可比性。

(二)诊断标准

诊断标准参照《中药新药临床研究指导原则》[①]中高脂血症的诊断标准制定:凡拟诊断为原发性高脂血症的患者,停用其他治疗高脂血症的药物,治疗前 2 次检查血清 TC 均大于 5.72 mmol/L,或 TG 大于 1.70 mmol/L(参考 HDL-C 男性 $\leqslant$ 1.04 mmol/L,女性 $\leqslant$ 1.16 mmol/L),并排除严重心肝肾损害者。

(三)治疗方法

治疗组予参苓降脂片(由人参、云茯苓、何首乌、山楂、银杏叶、泽泻、芦荟等组成,本院制剂室研末制片),每次 4 片,每日 3 次口服。对照组给予脂必妥片(成都地奥九泓制药厂生产),每次 3 片,每日 3 次口服。两组均以 8 周为一疗

---

① 参见郑筱萸:《中药新药临床研究指导原则》,北京:中国医药科技出版社 2002 年版。

程。治疗期间均不用其他调脂药物。

（四）疗效标准

疗效标准根据《中药新药临床研究指导原则》中有关标准拟定。

显效：血脂降至正常水平；或血脂未完全恢复至正常水平，但达到以下任一项者：TC 下降大于 20%，TG 下降大于 40%，HDL-C 上升大于 0.26 mmol/L。自觉症状基本消失。

有效：血脂未完全恢复至正常水平，但达到以下任一项者：TC 下降 10%～20%，TG 下降 20%～40%，HDL-C 上升 0.104～0.26 mmol/L。自觉症状改善。

无效：未达到"有效"标准者。

（五）统计学处理

计量资料以（$\bar{x} \pm s$）表示，采用 Ridit 分析和 t 检验。

二、结果

（一）两组临床疗效比较（见表 1）

表 1　　　　　　　　　两组临床疗效比较[$n(\%)$]

组别	n	显效	有效	无效	总有效
治疗组	40	14(35.00)△	22(55.00)	4(10.00)	36(90.00)
对照组	20	4(20.00)	10(50.00)	6(30.00)	14(70.00)

注：与对照组比较，△ $p<0.05$。

结果显示，治疗组疗效明显优于对照组（$p<0.05$）。

（二）两组治疗前后血脂比较（见表 2）

表 2　　　　　　　　　两组治疗前后血脂比较（$\bar{x} \pm s$）　　　　　单位：mmol/L

组别		TC	TG	HDL-C
治疗组	治疗前	6.19±0.99	3.15±0.91	0.81±0.31
（$n=40$）	治疗后	4.98±0.91**△	2.06±0.63**	1.31±0.42*△
对照组	治疗前	6.23±1.17	3.09±0.98	0.82±0.31
（$n=20$）	治疗后	5.51±1.06*	2.42±0.79*	0.92±0.29

注：与本组治疗前比较，*$p<0.05$，**$p<0.01$；与对照组治疗后比较，△$p<0.05$。

结果显示,治疗后两组血脂均有不同程度改善($p<0.05$ 或 0.01),且治疗组 TC、LDL-C 改善程度优于对照组($p<0.05$)。

三、讨论

高脂血症是常见的代谢性疾病,属中医学"痰湿""湿阻""眩晕"等范畴。外因为饮食不节,嗜食肥甘厚味,内因为脾气不足,属本虚标实之证。其中,脾气不足为本,瘀血痰浊为标。脾运化失职,水谷精微代谢失常,精微(脂质)不能正常化生转化,清气不升,浊气不降,造成脂质代谢出现障碍,而形成高脂血症。高脂血症的形成与脾的关系至为密切,故我们采用人参、茯苓、何首乌、山楂、银杏叶、泽泻、芦荟等组成参苓降脂片。本方人参为君药,鼓舞脾气,助脾运化,升清降浊;茯苓、何首乌为臣药,利水渗湿,健脾安神,与人参相合增脾升清降浊之功;佐使药山楂、银杏叶活血祛瘀,泽泻、芦荟化痰泄浊。药理研究表明,山楂具有加快 TC 清除作用,尤其降低 TG 作用更为明显;泽泻可阻止类脂质在血清的滞留或渗透至动脉内壁,从而干扰 TC 的吸收、运输、分解、排泄或清除,提高血中原低水平的 HDL 及其与 TG 的比值;何首乌有效成分可减少和阻止肠内脂类物质的吸收,促进脂类物质的转运和代谢,阻止脂质在血中滞留或渗透到动脉内膜。本观察表明,参苓降脂片有较好的降脂作用,其显效率和总有效率均优于脂必妥,且无明显的毒副作用,可以长期应用以巩固疗效。

(作者:冯晓敏　徐慧　陈思娟)

强心复脉饮治疗缓慢性心律失常的临床研究

我们根据多年的临床经验,以自制强心复脉饮治疗缓慢性心律失常 62 例,并与 30 例口服心宝组作对照,报告如下。

一、一般资料

共观察确诊的缓慢性心律失常患者 92 例,男 57 例,女 35 例;年龄 30～69 岁,平均(45.5±9.32)岁;随机分为治疗组 62 例,对照组 30 例。两组患者病情、病程经统计学处理,无显著差异,具有可比性。诊断标准参照 1979 年 9 月上海全国中西医结合防治冠心病心绞痛及心律失常研究座谈会修订的标准。

二、观察方法

分别观察患者症状、心律、心率、血压、心电图、血常规、尿常规、肝肾功能、24 小时动态心电图,并于治疗前后各检查 1 次,同时观察有无其他不良反应。

三、治疗方法

治疗组 62 例均口服强心复脉饮,每次 50 mL,每日 2 次。强心复脉饮由人参、麻黄、附子、细辛、川芎等药物组成。上药用水浸泡 12 小时,人参、麻黄、附子、川芎煎煮 1 小时后,再加入细辛煮 0.5 小时。过滤取滤液,再加水煮 1 小时取滤液,两次滤液合并,低温沉淀 24 小时,取上清液浓缩,蒸气消毒灭菌 30 分钟,得棕色半透明液体。每 250 mL 含生药 100 g。对照组 30 例患者口服心宝,每次 2 粒,每日 3 次。两组患者均以 4 周为一疗程,观察期间停用其他药物。

四、疗效判定标准

(一)心律失常疗效判断标准

参照 1979 年 9 月上海全国中西医结合防治冠心病心绞痛及心律失常研究座谈会修订的标准。

1.窦性心动过缓

显效:连续观察 3 天,心率恢复正常(每分钟 60 次或以上)。

有效:心率在用药后较用药前增快 20％以上。

无效:心率无变化。

2.房室传导阻滞

显效:Ⅰ度和Ⅱ度房室传导阻滞消失。

有效:用药后Ⅰ度房室传导阻滞缩短 0.04 s 以上,或传导阻滞Ⅱ度变为Ⅰ度,或心率增快 20％以上。

无效:用药后无变化。

3.窦房传导阻滞

显效:用药后心电图恢复正常。

有效:用药后传导阻滞及发作频率减少 50％,传导阻滞或窦性静止间歇较用药前短或不出现 2 个窦性周期的间歇。

无效:用药后无变化。

(二)中医症状总体疗效判定标准

参照《中药新药临床研究指导原则》。

显效:治疗后原有症状消失或总积分减少大于等于 2/3 者。

有效:治疗后总积分减少 1/3 以上而未达到 2/3 者。

无效:治疗后总积分减少小于等于 1/3 者。

(三)中医单项症状疗效判定标准

显效:原有症状消失,或症状改善在 2 级以上。

有效:症状改善 1 级而未消失。

无效:症状无变化。

五、治疗结果

（一）两组症状总疗效比较

治疗组总有效率91.9％，显效率45.2％；对照组总有效率63.3％，显效率23.3％。两组症状总疗效经统计学处理，差异有显著性（$p < 0.01$），治疗组明显优于对照组（见表1）。

表1　　　　　　　　　　两组总体治疗结果比较[n（％）]

	n	显效	有效	无效	总有效率
治疗组	62	28(45.2)	29(46.8)	5(8.1)	91.9
对照组	30	7(23.3)	12(40.0)	11(36.7)	63.3

（二）两组主要症状疗效比较

治疗组改善胸闷、心悸、气短等有效率均较对照组高，经统计学处理，差异有显著性（$p < 0.01$）（见表2）。

表2　　　　　　　　　　　　两组主要症状疗效比较

	n	治疗组				n	对照组			
		显效	有效	无效	总有效率/%		显效	有效	无效	总有效率/%
胸闷	62	28	30	4	93.5	30	6	14	10	66.7
心悸	55	24	26	5	90.9	29	5	13	11	62.1
气短	52	24	23	5	90.4	27	5	11	11	59.3
头晕	57	23	28	6	89.5	26	6	11	9	65.4
乏力	62	26	29	7	88.7	30	8	12	10	66.7

（三）治疗组24小时动态心电图疗效分析

治疗组治疗前后24小时平均心率、ST段降低数值及平均持续时间相比，差异有显著意义（$p < 0.05$），说明强心复脉饮可提高心率，改善心肌供血（见表3）。

表3　　　　　　　　　治疗组24小时动态心电图疗效分析

	24 小时平均心率(n=62)	ST 变化(n=38)	
		降低数值/mm	平均持续时间/分钟
治疗前	50.68± 4.03	1.71± 0.75	34.76± 41.47
治疗后	59.90± 7.52	1.24± 0.70	20.31± 40.60
p 值	<0.01	<0.05	<0.05

(四)不良反应

治疗组 62 例患者,于治疗前后查血尿常规、肝功能、肾功能均未发现异常,亦未出现胃肠道反应。说明强心复脉饮对肝肾功能及造血系统无不良反应。

六、讨论

古代中医文献中无"心律失常"这一病名,根据其症状与异常脉象属于祖国医学的"胸痹""心悸""迟脉""缓脉""结脉"等范畴。《灵枢》曰:"持其脉口,数其至也,五十动而不一代者,五脏皆受气,四十动一代者,一脏无气,三十动一代者,二脏无气……不满十动一代者,五脏无气。"《伤寒明理论》曰:"其气虚者,由阳气内弱,心下空虚,正气内动而悸也。"说明缓慢性心律失常的患者,不但有心气不足、心阳痹阻的证候,且大多有脾肾阳虚的证候。脾虚则气血生化无源,不能充盈血脉而心脉失养。肾阳虚则无力助心阳而不能推动气血运行,阳气不能温煦,故心阳愈虚而心阳痹阻愈甚。总之,本病的发生与心脾肾关系密切,病机主要是心肾阳虚,阳气失于散布,全身失于气血温养。心肾阳虚是形成本病的病理基础。缓慢性心律失常在本虚的基础上,又常兼有血脉瘀阻,故治疗以温阳益气,活血通脉为基本大法。强心复脉饮由人参、附子、麻黄、细辛、川芎等药物组成。人参大补元气,强心固脱,宁心安神,使心气复,心神宁;附子大辛大热,振奋心阳,温补肾阳,心阳通则血脉通;麻黄、细辛温经散寒,宣通气血;川芎可活血化瘀,通络止痛,对气虚之血瘀效果尤佳。上药合用,具有温阳散寒,益气养心,化瘀行滞之作用,可治阳气亏虚,心气不足,瘀血内停之证。

(作者:徐 慧　华明珍　冯晓敏)

复律膏为主治疗缓慢性心律失常临床研究

我们根据多年临床经验,自拟复律膏穴位外敷,同时口服心宝,共观察 60 例患者,并与 30 例口服心宝组作对照,报告如下。

一、一般资料

共观察确诊的缓慢性心律失常患者 90 例,男 50 例,女 40 例;年龄 22～68 岁,平均(45.6±2.1)岁;随机分为治疗组 60 例,对照组 30 例。两组患者病情、病程经统计学处理,无显著性差异,具有可比性。诊断标准参照 1979 年 9 月上海全国中西医结合防治冠心病心绞痛及心律失常研究座谈会修订的标准。

二、观察方法

分别观察患者症状、心率、心律、血压、心电图、血常规、尿常规、血脂、血液流变学、肝功能、肾功能,并于治疗前后各检查 1 次,同时观察皮肤反应及其他不良反应。

三、治疗方法

治疗组 60 例患者均服心宝,每次 2 粒,每日 3 次,穴位外敷复律膏。复律膏由生麻黄、制附子、细辛、血竭等药物组成。上药中血竭研极细粉,过 100 目筛;制附子、生麻黄、细辛加 3 倍量水浸泡 12 小时,然后加热煮沸 2 小时,取滤液,第二遍加温水 2 倍,煎煮 15 小时,去渣,合并两次煎液。低温放置 24 小时,取上清液,加热浓缩至稠膏状放冷,将稠膏、血竭粉加入已灭菌冷至 60 ℃左右的凡士林与羊毛脂中,充分搅拌均匀,然后加促渗剂 1% 氮酮、防腐剂 3‰ 尼泊金乙酯,混匀,收膏备用。每穴涂药面积为 15 mm×15 mm,厚度为 5 mm,含生药 5 g,隔日换药一次。选择的穴位为心俞、乳根、膻中、内关,每次贴敷 2 个穴位,上述穴位交替使用。对照组 30 例患者口服心宝,每次 2 粒,每日 3 次。两组患者均以 10 天为一疗程,共 3 个疗程。观察期间停用任何影响心率、心电图、血脂、血液流变学的药物。

四、疗效判定标准

参照 1979 年 9 月上海全国中西医结合防治冠心病心绞痛及心律失常研究座谈会修订的标准。

(一)窦性心动过缓

显效:连续观察 3 天,心率恢复正常(≥60 次/分)。

有效:心率在用药后较前增快 20% 以上。

无效:心率无变化。

(二)房室传导阻滞

显效:Ⅰ度和Ⅱ度房室传导阻滞消失,Ⅲ度传导阻滞变为Ⅰ度。

有效:用药后Ⅰ度房室传导阻滞缩短 0.04 s 以上或消失,或传导阻滞Ⅲ度变为Ⅱ度,或心率增快 20% 以上。

无效:用药后无变化。

(三)窦房传导阻滞(1 分钟心电图记录)

显效:用药后心电图恢复正常。

有效:用药后传导阻滞及发作频率减少 50%,传导阻滞或窦性静止间歇较用药前短或不出现 2 个窦性周期的间歇。

无效:用药后无变化。

五、治疗结果

(一)两组症状总疗效

治疗组总有效率 91.7%,显效率 46.7%;对照组总有效率 63.3%,显效率 26.7%。两组症状总疗效经统计学处理,$p<0.01$,表明治疗组疗效明显优于对照组。

(二)两组主要症状疗效比较

治疗组改善心慌、胸闷、气短等有效率均较对照组高。经统计学处理,心慌

项和气短项 $p < 0.01$,胸闷项 $p < 0.05$,表明治疗组较对照组对主要症状疗效明显。

(三)两组心电图疗效比较

对心电图改善,治疗组总有效率 70% ,显效率 28.3%;对照组总有效率 43.3% ,显效率 13.3%。经统计学处理,$p < 0.05$,证明治疗组对心电图的改善优于对照组。

(四)对血液流变学影响的比较

对照组和治疗组治疗后血液流变学均有明显改善,治疗后与治疗前相比,其疗效均有显著性差异($p < 0.05$ 和 $p < 0.01$)。

(五)毒副作用

治疗组患者皮肤局部未见红斑、发疱及破损,全部病例未发生肝肾功能及造血功能损害,亦未出现其他不良反应。

六、讨论

缓慢性心律失常的病机主要是心肾阳虚,阳气失于散布,不能温养全身,所以心肾阳虚是根本。根据阳动阴静,气畅血行的理论,故内服心宝温补心肾,外敷复律膏温阳散寒,活血化瘀,以达到心肾同治、气血兼顾之目的。复律膏方中附子大辛大热,振奋心阳,温补肾阳;麻黄、细辛温经散寒,宣通气血;血竭活血化瘀通心脉。实验研究证明,复律膏对维拉帕米所致的缓慢性心律失常具有一定的对抗作用,可明显对抗其所致的心动过缓,具有一定消除或减轻部分房室传导阻滞的作用。复律膏还可显著对抗垂体后叶素所致的实验性微循环障碍,具有明显改善微循环的作用。该作用对于改善心肌组织的血液供应,改善心肌细胞的电生理特性,发挥方药的抗心动过缓作用,具有积极的意义。

(作者:华明珍　徐慧　郭立华)

第四篇　医案感悟

徐慧教授治疗胸痹的临证经验及病例浅析

胸痹是指以胸部闷痛，甚则胸痛彻背，喘息不得卧为主症的一种疾病。徐慧教授是全国优秀中医临床人才、济南市中医院主任医师、山东中医药大学硕士研究生导师，在医疗一线工作已30余年，用心钻研疾病的病因、病机，结合经典，实践于临床，积累了一套中医药诊治胸痹的临证经验及诊治原则。笔者有幸能够师从徐慧教授，尤其在疾病性质的判断及思维诊疗方面获益匪浅，现整理如下。

一、谨守病机，辨证论治，以通为用

《类证治裁·胸痹》曰："胸痹，胸中阳微不运，久则阴乘阳位而为痹结也。其症胸满喘息，短气不利，痛引心背，由胸中阳气不舒，浊阴得以上逆……夫诸阳受气于胸中，必胸次空旷，而后清气转运，布息展舒。胸痹之脉，阳微阴弦，阳微知在上焦，阴弦则为心痛，此《金匮》《千金》均以通阳主治也。"徐慧教授结合胸痹脉候，认为胸痹病机为阳微阴弦，病位在心。此处阳微指上焦阳气不足，结合临床症状和体征，具体指浊阴上干，阻遏阳气，使胸中阳气受困，不能正常流通转运，导致胸闷、胸痛、心悸、气短等一系列症状。临证治疗则要谨守病机，寻找"浊阴上干"之源头，进一步辨证施治。徐慧教授根据多年临床经验，总结导致阳气阻遏胸中的"浊阴"大致分为气滞、痰湿、血瘀三类病理产物。治疗上，以"通"为用。具体即为活血、理气、化痰利湿，使之达到通阳之效。

病例分析:患者,女,55 岁,因"胸闷反复发作 2 月余"就诊。患者 2 个月来无明显诱因出现胸闷、气短,伴有乏力、心悸、汗出,无胸痛,时有头晕,无咳嗽咳痰,无口干口苦,自觉口中黏腻感,晨起为甚,纳差,寐可,大便稀,每天 2～3 次,小便可,舌体胖大,舌淡苔白,边有齿痕,脉细滑。患者否认冠心病史。高血压病史 3 年,一直坚持服用降压药,血压控制尚可,在 120～130/70～80 mmHg。处方如下:杏仁10 g,豆蔻仁 10 g,薏苡仁 30 g,党参 15 g,厚朴 10 g,滑石 15 g(包煎),半夏10 g,川芎 12 g,茯苓 10 g,僵蚕 12 g,红花 12 g,炒白术 10 g。分析患者症状体征,患者辨证为湿邪困脾,脾失健运。同时心阳亦受阻遏,心阳困阻,不能温煦心阴,从而出现胸闷、心悸等一系列心系症状。治疗上健脾、利湿之方剂甚多,徐教授选用三仁汤加减,健脾利湿,化瘀通脉。其中以杏仁、豆蔻仁、薏苡仁宣上、畅中、渗下,通利三焦;党参为臣药,益气;半夏、厚朴燥湿;白术、茯苓健脾利湿;红花、僵蚕活血化瘀通络。服用 4 剂后二诊:患者胸闷、乏力症状好转,饮食增加,口内黏腻感较前有所减轻。舌体仍胖大,但齿痕好转。效不更方,加用泽泻 12 g。服用 7 剂后三诊:胸闷、心悸症状明显好转,自觉体力恢复如前,口内黏腻感消失,舌苔齿痕消失。患者上方继服 7 剂后四诊:诸症消失,停药。

二、辨病与辨证相结合

在《内经》中,辨病论治的理论已比较系统。结合大量的临床应用,辨病论治的原则和方法已得到了确立。其后历代医家从不同的角度丰富发展了辨病论治的思想和方法,至东汉的《伤寒杂病论》则将辨病论治与辨证论治融为一体,创立了辨病与辨证相结合的中医诊断疾病的方法。徐教授根据多年临床经验,能够准确抓住疾病的本质,掌握疾病的主要矛盾,辨病与辨证相结合,遵循"辨病为先,辨证为主"。

病例分析:患者,女,68 岁,因"胸痛 1 月余"就诊。患者近 1 个月无明显诱因出现胸痛及肩背痛,时伴有心悸,胸痛为持续性窜痛、胀痛,休息后症状缓解不明显,无发热、汗出,无乏力,无头晕头痛,无咳嗽咳痰,无恶心呕吐,纳可,寐可,二便调,舌红苔薄黄,脉弦。常规心电图大致正常,心脏彩超大致正常。血压:120/70 mmHg。根据患者的症状、舌苔、脉象,辨证为气滞血瘀型。根据胸痹的定义,亦可以归属于"胸痹"的范畴,但此为广义的胸痹,而不仅仅指心血瘀阻导致的胸痹。此患者具体辨析为风寒湿侵袭体表,病久入络,属于瘀血阻络。治疗上,活血化瘀药的应用不同以往,而加用桑枝、秦艽、葛根、羌活等祛风通络、活血舒筋的药物。处方如下:丹皮 12 g,栀子 12 g,当归 2 g,白芍 12 g,柴胡 10 g,茯苓 12 g,白术 10 g,炒枣仁 30 g,姜黄 12 g,鸡血藤 30 g,红花 12 g,秦艽 12 g,木香 10 g,葛根 30 g,羌活 15 g。患者服用 5 剂后,二诊:胸痛症状明显好转,效不更方,去茯苓,加元胡 30 g。继续服用 7 剂后,三诊:胸痛症状消失,停药。

三、整体观念,调补阴阳

整体观念一直为中医治病的特色,整体观念在诊疗上的最终体现即使机体达到"阴平阳秘"。徐教授常年坐诊心内科门诊,发现处于更年期的女性,往往因心悸、胸闷为首发症状前来就诊。此类患者多情绪焦虑,身体多处不适,主诉症状繁多,就诊迫切。相关的辅助检查多为阴性,诊断为"更年期综合征"。徐教授在诊疗中,仔细问诊,往往通过是否汗出、饮食、睡眠、二便的情况,获得有效的临床资料,从整体角度对患者进行体质、病情的诊断,调整阴阳,疗效甚佳。

病例分析:患者,女,53 岁,因"心悸、胸闷反复发作半年"前来就诊。近半年来,无明显诱因出现心悸,如有小鹿跳动,不能自止,伴有胸闷、乏力、耳鸣、自汗、盗汗,无胸痛,无头晕头痛,无咳嗽咳痰,纳可,寐差,不能入睡,大便干,小便可,舌红苔黄,脉沉细。否认冠心病、高血压病等病史。已绝经,既往月经规律。分析患者年过半百,气阴两虚,气虚则血液失于推动,瘀阻脉络,出现心悸、胸闷。卫气不固,则自汗。气机失于疏泄,则腹胀。阴虚则不能敛阳,出现失眠。虚火蒸津外出,则盗汗。治疗上采用酸枣仁汤合二至丸加减,养阴安神,调补阴阳。处方如下:炒枣仁 30 g,知母 12 g,丹参 30 g,川芎 12 g,龙骨 30 g,元胡 30 g,制首乌 10 g,红花 12 g,绞股蓝 15 g,赤芍 12 g,夜交藤 18 g。患者服用 4 剂后,心悸、胸闷症状好转,失眠改善明显,仍有大便干。上方加茯神 10 g,瓜蒌 10 g,女贞子 15 g,继续服用 7 剂后二诊:心悸、胸闷症状基本消失,失眠及大便干等症状均得到极大改善。效不更方,继服上药 7 剂后三诊:诸症消失,停药,未再复发。

四、标本兼治,补养后期

胸痹的病机为阳微阴弦,即上焦阳气不足,下焦阴寒盛。初期胸阳困遏,浊音上干,日久导致阳气受损,最终出现心气不足或者心阳不足。此病的患者人群以中老年人为主,故在疾病后期,多以本虚为主。故治疗上遵循"祛邪不忘扶正"的原则。后期邪去正衰,徐教授以补养心气或心阳为原则,方剂多选用生脉饮或右归丸加减。在选药方面,则多选用相应的滋补肝肾药物(枸杞子、女贞子、山萸肉等)及补肾阳的药物(仙灵脾、狗脊、巴戟天等)。

病例分析:患者,女,57岁,因"胸闷反复发作3年"前来就诊。患者4年前曾行二尖瓣置换术,术后恢复良好。近3年来,反复出现胸闷、乏力,伴两侧上牙胀痛,走路时明显,休息后可缓解,纳可,口干喜饮,寐差,易醒,大便干,小便可,舌红略暗,苔薄白,脉细。既往有高血压病史。分析患者病程日久,气阴两虚,淤阻脉络,出现胸闷。阴虚则不能敛阳,出现失眠,口干。治疗上采用生脉散加减,益气养阴,理气通脉。处方如下:党参30 g,麦冬12 g,五味子10 g,香附12 g,香橼30 g,佛手10 g,白芍10 g,红花12 g,夜交藤18 g,远志18 g,酸枣仁30 g,莲子心3 g。患者服用7剂后,胸闷症状好转,活动时间较前延长,仍有寐差。前方加生龙牡各30 g,合欢花10 g,服用7剂后,胸闷症状基本消失,失眠及大便干等症状均得到极大改善。效不更方,继服上药7剂后三诊:诸症消失,停药,未再复发。

跟师学习以来,我不但学习了老师高超的医术,老师崇高的医德、勤奋好学的精神更是我们学习的楷模。徐慧教授认为,中医传承工作向来是一项承前启后、继往开来、弘扬中医学术、培养中医药人才的独具特色的传统工程。

(作者:李明婷 徐 慧)

徐慧治疗围绝经期胸痹临证验案举隅

徐慧教授是山东省名中医药专家，第一批全国优秀中医药人才，从事临床工作 40 余载，在治疗围绝经期胸痹方面临床经验丰富，见解独到，临证多从肝脾肾论治，肝心同治，攻补兼施，尤注重调神，临床获效颇佳。笔者有幸随师学习，获益良多。现将徐慧教授治疗围绝经期胸痹的 4 则验案介绍如下。

一、肝郁脾虚证

张某，女，55 岁，2017 年 7 月 15 日初诊。

绝经 6 年，阵发性胸闷、胸痛 2 年，加重伴气短 1 周。自述两年来无明显原因反复出现阵发性胸闷、心前区隐痛，自服速效救心丸后可缓解，1 周前因与人发生口角再次出现胸闷、胸痛，发作时伴气短。刻下症：胸闷，心前区刺痛，气短，时有胁肋部胀痛，双下肢乏力，时有头晕、头胀不适，劳累后加重，烦躁易怒，口干，口苦，纳少，寐差，睡后易醒，小便调，大便时干时稀，舌淡红苔薄黄，脉弦细。血压：143/89 mmHg。心电图示：$V_3 \sim V_6$ 导联 T 波低平。诊断：胸痹，围绝经期综合征。证属肝郁脾虚，心脉痹阻，治以疏肝健脾，活血通脉。方选丹栀逍遥散加减，药用：炒酸枣仁、炒薏苡仁各 30 g，醋延胡索、制远志各 15 g，柴胡 12 g，炒白术、白芍、香附、佛手各 12 g，当归、栀子、牡丹皮、薄荷各 10 g，甘草 6 g。7 剂，每日 1 剂，水煎服。

1 周后复诊，述胸闷明显减轻，胸痛未再发作，仍感头晕乏力，上方加黄芪 30 g，红景天 20 g，继服 5 剂后诸症自除。

按：《丹溪心法》谓："气血冲和，万病不生，一有怫郁，诸病生焉。"女子以肝为先天，肝主疏泄主藏血，为全身气血调节枢纽，气为血之帅，气行则血行。陈修园言："妇人之病，多起于郁。"患者平素情绪不畅，肝气郁滞，胸阳不展，血行不畅,心之气血受阻产生瘀血、痰浊阻于脉络,故见胸闷、胸痛、胁肋部疼痛等症。丹栀逍遥散出自《内科摘要》,是薛己在《太平惠民和剂局方》"逍遥散"的基础上加牡丹皮、栀子组成。方中柴胡味辛、苦,主入肝胆经,善条达肝气,疏肝解郁;香附、佛手助柴胡行气开郁;肝郁日久则化火,煎灼津液,见口干、口苦,故酌加栀子泻火除烦,牡丹皮清血中之浮火。另外,肝体阴而用阳,故以白芍、当归养血柔肝止痛,以防疏肝药辛散耗气之虞。刘完素认为,"天癸已绝,乃属太阴经也""见肝之病,知肝传脾,当先实脾",故加白术、炒薏苡仁健脾益气,以奏扶土抑木之效。徐慧教授认为,临床肝郁之证多见失眠、烦躁等心神不安症状。薛己言:"肝气通则心气和,肝气滞则心气乏。"肝病则母病及子,肝郁脾虚,气血乏源,心神失养,加之肝火扰心,故多见失眠多梦。方中炒酸枣仁、制远志相配伍,共奏养心安神定志之功,并少佐辛凉之薄荷疏散郁遏之气,以引诸药入肝经。全方升散与清降兼施,补脾疏肝,调畅气血,形神同调,临床获效甚佳。

二、痰瘀互结证

金某,女,53 岁,2017 年 10 月 15 日初诊。

已绝经 3 年,胸闷胸痛反复发作 10 年,加重 1 个月。患者 10 年前因反复胸闷、胸痛就诊于社区医院,诊为"冠心病",服用单硝酸异山梨酯片、丹参滴丸后症状好转,之后症状仍反复发作,近 1 个月感胸闷胸痛加重,持续不缓解。现症见:胸部憋闷如窒,心前区闷痛,自觉压迫阻塞感,严重时影响睡眠,胃脘痞闷不舒,腹胀,时有恶心欲呕,头晕,四肢沉重,乏力,时有手脚麻木,夜间甚,纳呆,寐差,二便调,舌暗苔白腻,脉弦滑。血压:152/80 mmHg,总胆固醇:6.3 mmol/L,低密度脂蛋白:3.9 mmol/L。查心电图示Ⅱ、Ⅲ、aVF 导联 T 波低平,$V_3 \sim V_6$ 导联 ST 段下移大于 0.1 mV。心肌酶、肌钙蛋白正常。诊断:胸痹,围绝经期综合征。证属痰瘀互结,胸阳痹阻,治以通阳化痰,化瘀通络。方选瓜蒌薤白半夏汤合丹参饮加减,药用:丹参 25 g,瓜蒌 15 g,半夏、赤芍、姜黄、神曲各 12 g,薤白、茯苓、檀香、川芎、降香、僵蚕各 10 g,砂仁 6 g。7 剂,每日 1 剂,水煎服。

1 周后复诊,述已无胸痛,仍时感胸闷、寐差,上方加醋延胡索 15 g,木香 12 g,继服 7 剂后诸症减轻。

按:女性进入围绝经期,肾精亏损,天癸衰竭,阴阳失调,导致五脏功能失调,影响气血津液的正常生化与输布,湿聚为痰,血行不畅致瘀,同时痰浊败血能够互相影响,因痰致瘀,由瘀生痰,痰浊瘀血互相交结,痹阻心气心阳,从而闭塞心脉心络,发为胸痹。此证型胸痹通常以肾虚为根本,痰瘀为标实,出现胸闷、胸痛、胃脘痞闷、乏力等症,故方选瓜蒌薤白半夏汤配合丹参饮,酌加补肾益精之品。瓜蒌薤白半夏汤出自《金匮要略》,方中瓜蒌、薤白宽胸理气,通阳散结;百病皆由痰作祟,故用半夏燥湿化痰,三药合用,有通阳散结,化痰泄浊之功。《本草纲目》曰:"脾无留湿不生痰,脾为生痰之源。"故少佐茯苓甘淡理气健脾,以治生痰之源,合乎"治痰先治气"之理。丹参饮出自《时方歌括》,由丹参、檀香、砂仁三药组成。方中丹参味苦性微寒,功善活血祛瘀,并有安神宁心之效;檀香、砂仁芳香行气,健脾调中,三药配伍共奏行气止痛,活血化瘀之效。瓜蒌薤白半夏汤配合丹参饮,共奏活血化瘀,化痰散结,通阳泄浊之功效。老师认为,本例患者久病入络,导致胸闷胸痛反复发作。根据叶天士"络以辛为泄"理论,酌加僵蚕之属的虫类药。此类药为血肉之品,味多辛咸,性喜攻逐走窜,通经达络,搜剔络邪,效专力宏。但需要强调的是,虫类药虽然疗效显著,但多有一定的毒性,临床应谨慎应用,常配伍砂仁、神曲之品健脾养胃,从而祛邪而不伤正。

三、气阴两虚兼瘀证

刘某,女,47 岁,2018 年 3 月 17 日初诊。

月经紊乱 1 年,心前区隐痛半年,加重伴心慌 1 个月余。患者半年来心前区隐痛时作,劳累后加重,休息后可自行缓解,1 个月前由于工作劳累,胸痛频繁发作,活动后加重,发作时伴心慌、乏力,夜间尤甚,每次发作持续 5~10 分钟,少气懒言,动则汗出,纳眠一般,二便调,舌淡红,苔少,脉沉细。查心电图:窦性心动过缓,T 波低平,偶发室性期前收缩。诊断:胸痹,围绝经期综合征。证属气阴两虚兼瘀,治以益气养阴,化瘀通络。方选生脉散合血府逐瘀汤加减,药用:党参、黄芪、浮小麦各 30 g,甘松 15 g,麦冬、枳壳、川芎、红花、桃仁、远志、生地黄、山萸肉各 12 g,五味子、当归各 10 g,甘草 6 g。7 剂,每日 1 剂,水煎服。

二诊:服药后胸痛程度及发作频率明显好转,劳累后偶有心前区隐痛,夜间临睡时有阵发性心慌发作,睡眠较前改善,汗出明显减少。初诊方去五味子、枳壳,加枸杞子 15 g,首乌藤 12 g,7 剂。

三诊:胸痛明显减轻,心慌未发作,夜眠安,汗出轻微,二诊方继服 10 剂,患者电话告知诸症已消除。

按:张仲景在《金匮要略》中言:"夫脉当取太过不及,阳微阴弦,即胸痹而痛,所以然者,责其极虚也。"将胸痹的病因病机归纳为"阳微阴弦"的本虚标实之证。张元素在《医学启源》中谓"心虚则恐悸多惊,忧思不乐,胸腹中苦痛",强调了胸痹因虚致痛、不荣则痛的病机特点。《素问·阴阳应象大论篇》云:"年四十而阴气自半。"《医林改错》云:"元气既虚,必不能达于血管,血管无气,必停留而瘀。"患者年过半百,肾气渐衰,正气亏虚,气虚运血乏力,阴虚津亏,无以载血,血滞脉内致心脉痹阻,发为胸痹心痛,故方选生脉散合血府逐瘀汤加减。方中党参甘平,归脾肺经,能补中益气,养血生津;麦冬"补心气之劳伤"(《本草新编》);五味子"辛苦入心而补肺"(《本草纲目》),三味药一补一润一敛,共奏益气养阴之功。《医学启源》载生脉散"补肺中元气不足",因肺为气之主,心血的运行有赖肺气的推动,肺气充足,则心气旺盛,气血充沛,血脉通畅,合乎《内经》"肺朝百脉"之说。黄芪味甘性温,善健脾益气,与党参相须为用,健运中焦,补脾益肺以大补胸中宗气。气虚无以推动血行,则血行不畅,脉络瘀阻,故以川芎、红花、桃仁共奏活血行气,化瘀止痛之效。老师认为,本证瘀血之本,多责之肾虚,患者年近半百,肾精亏虚,肾虚则化阳化气不足,血液运行无力,日久则血脉瘀滞,故酌加山萸肉、生地黄补肾益精以治瘀血之本。

四、心肾阴虚证

杨某,女,49 岁,2018 年 9 月 16 日初诊。

绝经 3 年,反复心前区刺痛、心慌 3 年。患者自述 3 年前绝经后开始出现反复心前区刺痛,有时可向左肩背放射,发作时伴心慌,脉搏可达 110 次/分,每次持续 10 分钟左右,服用速效救心丸及酒石酸美托洛尔片后可暂缓解,时有头晕耳鸣。平素易汗出,自觉手足心热,心烦易怒,口干,纳可,失眠多梦,小便频,舌红苔少,脉细数。血压:150/100 mmHg。查心电图:窦性心动过速,$V_4 \sim V_6$ 导联 ST 段压低大于 0.1 mV。诊断:胸痹,围绝经期综合征。证属心肾阴虚,心血瘀阻,治以滋养心肾,活血通脉。方选天王补心丹加减,药用:太子参、炒酸枣仁各 30 g,磁石 20 g,丹参 18 g,生地黄、麦冬、女贞子、旱莲草、天麻各 15 g,沙参、远志、杜仲、淫羊藿各 12 g,当归、桔梗各 10 g,甘草 6 g。7 剂,每日 1 剂,水煎服。

服用 7 剂后,胸痛心慌程度减轻,发作次数减少,已无头晕,睡眠较前好转,上方去磁石,加黄精、枸杞子各 15 g,延胡索 12 g,继服 6 剂后未再次发作胸痛、心慌。

按:《素问·五脏生成篇》言:"心之合脉也,其荣色也,其主肾也。"肾藏真阴,为一身阴液之本。患者年近半百,天癸已绝,冲任虚衰,肾阴不足,则水火不济,心肾失交,致心火妄动,心神失养,同时肾精亏损,营血虚少,可致脉道不充,血液运行不畅,心脉痹阻,两者相合而发为胸痹心痛,故见胸痛、心慌、潮热汗出等症,治疗当以滋养心肾,活血通脉为主。天王补心丹出自《校注妇人良方》,方中重用甘寒入心肾经之生地黄,滋阴养血,壮水以制虚火;女贞子、旱莲草助生地养阴益肾;麦冬、沙参滋阴清热降相火;太子参补气养阴;当归养血润燥;丹参性凉,清心凉血活血,合补血药使补而不滞;心藏神,肾藏志,《景岳全书·不寐》曰:"真阴精血之不足,阴阳不交,而神有不安其室耳。"故方中重用酸枣仁养心安神,陶弘景《名医别录》云其"主烦心不得眠,虚汗,烦渴,补中益肝气";远志助酸枣仁养血安神;磁石重镇安神;少佐桔梗为舟楫,载诸药上行,以使药力缓留于上部心经。本方滋阴养血以治本,养心安神以治标,标本兼顾,心肾同调,共奏滋阴养血,补心安神之功。另外,肾阴不足,水不涵木,木失条达,肝阳上亢,可见头晕耳鸣,故以天麻甘平入肝经平肝潜阳治眩晕。老师临证用药注重阴阳并补,常于滋阴方中加入少量淫羊藿、杜仲等品补肾助阳,遵《内经》阴阳互根及张景岳阳中求阴之义。全方共奏滋阴益肾,养心安神,活血祛瘀之效,达标本兼治之功。

五、体会

围绝经期是指妇女由有生育能力过渡到无生育能力的阶段。由于卵巢功能逐渐衰退,引起下丘脑-垂体-卵巢内分泌轴的功能失调,从而出现阵发性潮热、出汗、心悸等自主神经紊乱,并伴有抑郁、恐惧、焦虑等心理反应的一系列症候群,是妇科常见病、多发病,多发于 45~55 岁妇女。本病中医可归属为"绝经前后诸证"。《内经》记载:"女子七七,任脉虚,太冲脉衰少,天癸竭,地道不通,故形坏而无子也。"女子以肾为先天,女性绝经前后,由于肾气渐衰,精血亏损,从而心血不充,心脉失养;同时因阴阳失衡,脏腑功能失调,肝郁脾虚,心肾不交,产生瘀血、痰浊等病理产物,致心之气血受阻,心络不和,发为胸痹。

　　徐慧教授临证多年,在治疗围绝经期胸痹方面经验颇丰,根据前人记述及多年临证经验,认为本病属本虚标实之证,其发病根本多责之肾虚。女性进入围绝经期,肾精渐虚,阴阳失调,在肾虚基础上,由于内伤七情、外感六淫而致脏腑功能失调,气血津液运行不畅,从而产生痰饮、瘀血等病理产物,痹阻脉络而发为本病。在遣方用药上,强调治病求本,明审病机,四诊合参,立法严谨,见解独到,认为本病虽病位在心,但病机根本在于肝肾,故多从肝肾论治,肝心同治,气血同调,攻补兼施,尤注重调神,形神同治,并重视顾护脾胃;遣方善用经方、效方,如瓜蒌薤白半夏汤、柴胡疏肝散、生脉散等,但不拘泥于古方,能够根据患者具体病情灵活化裁。

(作者:张琦　陈思娟　徐慧)

徐慧教授治疗胸痹案例四则

胸痹是以胸部闷痛,甚则胸痛彻背,喘息不得卧为主症的一种疾病,轻者胸闷、胸痛,重者可表现为胸痛持续不解的真心痛,给患者的健康和生活带来极大的困扰。徐慧教授临床工作40余年,对胸痹的中医辨证治疗有丰富的经验,笔者有幸跟师学习,受益颇多,现将典型案例介绍如下。

一、病案举隅

案例一:患者邵某,女,76岁,因"胸痛1周余"于2017年11月12日来诊。患者1周来胸痛时作,活动时明显,伴有轻度胸闷、乏力、汗出,无心慌,纳食一般,眠时多梦,大便尚可,小便调。舌质黯,苔薄白,脉沉涩。既往冠心病病史10余年。查体:心率80次/分,血压140/80 mmHg。辅助检查:心电图示T波低平。西医诊断:冠心病。中医诊断:胸痹,气虚血瘀证。治则:益气活血,通脉止痛。处方:血府逐瘀汤加减。全方如下:党参片30 g,桃仁15 g,红花15 g,白芍15 g,赤芍15 g,山药30 g,木香12 g,降香12 g,浮小麦15 g,莲子心6 g,酸枣仁30 g,五味子10 g,当归12 g,白术12 g,茯苓12 g,延胡索15 g,蜈蚣1条,僵蚕10 g,6剂,水煎服。二诊:胸痛发作明显减少,汗出减轻,乏力稍减,近来稍有纳食不香,舌脉如前。上方去白芍,加陈皮12 g,砂仁12 g(后下),6剂,服法同前。

按语:气为血之帅,血为气之母。本案患者年事已高,气血皆亏,胸痛时作,舌质黯,则为血瘀,脉沉、乏力、汗出则为气虚,气虚无力推动血行,血瘀无以养气,则病情渐重。治疗时予以党参、山药益气,酸枣仁养血改善睡眠,桃仁、赤芍、白芍等活血药物化瘀止痛。患者患冠心病多年,久病入络,予蜈蚣、僵蚕加强化瘀疗效。全方共奏益气活血,通脉止痛之功。

案例二:患者李某,男,60岁,因"胸闷时作2周余"来诊。患者2017年12

月 2 日因家庭矛盾生气后出现胸闷及心慌,时叹气,两胁时胀痛,纳可,眠一般,二便调。舌质红,苔黄,脉弦数。既往有冠心病病史 5 余年,糖尿病病史 10 余年。查体:心率 98 次/分,血压 136/76 mmHg。辅助检查:心电图 ST-T 改变;空腹血糖 7.1 mmol/L。西医诊断:冠心病,糖尿病。中医诊断:胸痹,气郁化火证。治则:理气解郁,疏肝泻火。方选丹栀逍遥散加减。处方:炒栀子 12 g,北柴胡 10 g,红花 12 g,郁金 12 g,佛手 12 g,木香 10 g,炒酸枣仁 30 g,牡丹皮 12 g,降香 12 g,僵蚕 10 g,共 6 剂,水煎服。二诊:诸症皆减,舌质淡红,苔微黄,脉弦。上方继服 6 剂,以巩固疗效。

按语:《灵枢·口问》曰:"心者,五脏六腑之大主也。"患者因家庭矛盾而致情绪波动,肝脏疏泄不利影响心脉,故出现胸闷、胁痛、时叹气,气郁化热而见苔黄、脉弦数。治疗时予以牡丹皮、栀子清热,柴胡疏肝,佛手、木香理气,郁金行血中之气。全方共奏疏肝理气解郁之功。

案例三:患者徐某,女,64 岁,因"胸痛加重 3 天"来诊。患者自 2018 年 1 月 2 日以来胸痛时作,发作时伴有胸闷、心慌、汗出,劳累时加重,平素易咳白痰,体胖,纳差,眠可,二便调。舌胖有齿痕,舌质淡红,苔白腻,脉沉滑。既往有冠心病病史 15 年,高血压病病史 5 年。查体:心率 84 次/分,血压 154/80 mmHg。辅助检查:心电图 T 波倒置。西医诊断:冠心病,高血压病。中医诊断:胸痹,痰浊痹阻证。治则:化痰泄浊,通脉止痛。处方:三仁汤加减。全方如下:薏苡仁 30 g,苦杏仁 12 g,法半夏 9 g,炒白术 10 g,川芎 10 g,赤芍 12 g,茯苓 12 g,酸枣仁 30 g,土鳖虫 10 g,6 剂,水煎服。二诊:服上方平妥,舌质淡红,齿痕减轻,舌苔仍白腻,脉如前。上方加豆蔻 10 g,青蒿 15 g,泽泻 15 g,6 剂,水煎服。三诊:服上方后,舌部齿痕基本消失,舌苔薄白,脉较前有力。加僵蚕 10 g,继服 3 剂,以巩固疗效。

按语:《医方考·脾胃论治》语:"脾土虚弱不能制湿,而湿内生。"本案患者体态肥胖,时有白痰,舌淡胖有齿痕,均为脾虚痰湿之象。痰浊内生,壅滞血脉,脉道不利可致胸痛时作。诸湿肿满,皆属于脾,治疗时当健脾化湿,理气化痰,以通血脉。予以健脾化湿药,如白术、薏苡仁、半夏等,配伍土鳖虫、赤芍等活血药化瘀,酸枣仁补养心血。全方心脾气血均有兼顾,共奏化痰泄浊,通脉止痛之功。

案例四:患者王某,女,69 岁,因"胸痛 4 天"来诊。患者自 2018 年 1 月 12

日以来无明显诱因出现胸部隐隐作痛,活动后加重,自服丹参滴丸,效果不明显,伴有心慌、汗出、乏力、口干,无胸闷,纳一般,眠可,二便调。舌尖红,苔薄白,脉沉细。既往冠心病病史 20 余年。查体:心率 68 次/分,血压 134/78 mmHg。辅助检查:心电图Ⅱ、Ⅲ、aVF 导联 T 波倒置。西医诊断:冠心病。中医诊断:胸痹,气阴两虚证。治则:益气养阴,通脉止痛。处方:生脉散加减。全方如下:太子参 30 g,炒酸枣仁 30 g,麦冬 15 g,五味子 10 g,延胡索 15 g,当归 12 g,白芍 12 g,生牡蛎 15 g(先煎),蜈蚣 1 条,枳壳 12 g,6 剂,水煎服。二诊:胸痛明显减轻,仍口干,舌淡红,苔薄白,脉沉较前改善。故上方加生地黄 12 g,继服 6 剂。

按语:《玉机微义·心痛》载:"病久气虚血损,及素作劳羸弱之人,患心痛者,皆虚痛也。"本案患者气阴两虚,气虚则血脉不能畅行,阴虚则津液不能濡养心脉,而致胸痛隐隐、心慌、汗出等症。治疗时用太子参补气而不易生热,五味子敛气,生地黄、麦冬、酸枣仁生津养血,气虚者多有气滞,故配枳壳理气。

二、结语

徐慧教授认为,胸痹的治疗应当根据患者本身的身体素质,胸痛的性质、加重因素,舌脉等进行辨证分析,选用不同的方药。另外,胸痹多有血瘀之象,治疗时应当注意活血化瘀药的应用。心主神明,心神又可影响心脏的功能,胸痹患者多有睡眠不佳,因此要注意养心血,安心神,从而增强对胸痹的治疗效果。

(作者:郑艺君　徐　慧)

心悸临床治疗经验方举隅

心悸是患者自觉心中悸动，惊惕不安，甚则不能自主的一种疾病，临床一般多呈发作性，每因情志波动或劳累过度而发作，且常伴胸闷、气短、失眠、健忘、眩晕、耳鸣等症。轻者为惊悸，重者为怔忡。心悸的发生多因体质虚弱、饮食劳倦、七情所伤、感受外邪及药食不当等，以致气血阴阳亏损，心神失养，心主不安，或痰、饮、火、瘀阻滞心脉，扰乱心神而发病。现在笔者就临床治疗心悸的经验方举隅如下。

一、痰浊壅滞——瓜蒌薤白半夏汤加减

石某，女，61 岁，心慌、憋闷加重 1 个月来诊。患者既往有冠心病、高血压病病史 10 余年，常年服药效果不佳。近 1 个月来患者心慌时伴头晕，汗出，胸骨后疼痛，不能平躺，纳可，二便调，寐差。查体：舌红，苔薄黄腻，脉细滑。血压：130/80 mmHg。心电图示 ST-T 改变，$V_4 \sim V_6$ 导联 T 波倒置。处方：瓜蒌薤白半夏汤加减。药物组成：瓜蒌 10 g，薤白 6 g，清半夏 10 g，郁金 12 g，炒枣仁 30 g，柏子仁 12 g，远志 12 g，生龙牡各 30 g，延胡索 10 g，木香 10 g，丹皮 10 g，赤白芍各 12 g，夜交藤 18 g，川芎 12 g，柴胡 10 g，茯神 12 g。1 周之后复诊，患者诸症减轻，加柏子仁 12 g，红景天 6 g，续服 7 剂巩固治疗。

按：瓜蒌薤白半夏汤出自《金匮要略》，由瓜蒌、薤白、半夏、白酒四味药组成，具有通阳散结，祛痰宽胸之效。主要用于治疗痰浊较重之胸痹。方解：瓜蒌能理气开郁，导痰浊下行而奏宽胸散结之效；薤白为治疗胸痹之要药，《长沙药解》有云"薤白，辛温通畅，善散壅滞，故痹者下达而变冲和，重者上达而化轻清"；半夏性辛温，有化痰散结之功，《名医别录》提到，半夏可"消心腹胸膈痰热满结"。瓜蒌与薤白合用，可增强通阳散结，行气祛痰之功。药理研究表明，瓜

蒌和薤白对心脏都具有扩血管,保护心肌等作用,配以半夏,祛痰散结之功较大,用以治疗胸痹而痰浊较盛者。另外,半夏对室性心律失常具有明显的对抗作用。加炒枣仁、柏子仁、远志、夜交藤养心安神;龙骨、牡蛎重镇安神;茯神渗湿健脾,宁心安神;郁金活血止痛,行气解郁;气行则血行,加延胡索、木香、柴胡疏肝理气,调和气血;赤芍、丹皮、川芎凉血活血;白芍柔肝缓急止痛。复诊之时,患者气色明显好于以前,胸闷、心慌症状减轻,在原方基础上加红景天补心气养心血,柏子仁养心安神巩固疗效。

二、肝郁血热——加味逍遥散加减

董某,女,53 岁,心慌、乏力 5 个月。患者近来心慌,胸闷,后背胀痛,伴乏力,心烦,纳差,二便调,寐差。查体:舌红苔黄,脉沉细。处方:加味逍遥散加减。药物组成:丹皮 12 g,栀子 12 g,当归 12 g,杭芍 12 g,柴胡 10 g,云苓 10 g,薄荷 12 g,炒枣仁 30 g,生龙牡各 30 g,远志 12 g,延胡索 15 g,木香 12 g,檀香 12 g,僵蚕 12 g,红景天 6 g。1 周后复诊,患者诸症缓解,仍心烦时心慌加重,加夜交藤 18 g,旱莲草 15 g,枸杞 15 g,续服 7 剂巩固治疗。

按:加味逍遥散出自《内科摘要》,是在《太平惠明和剂局方》逍遥散基础上加丹皮和栀子组成,包括当归、芍药、茯苓、白术、柴胡、丹皮、栀子、薄荷、炙甘草等。具有养血健脾,疏肝清热之效。主治肝郁血虚,内有郁热证。逍遥散方解:柴胡疏肝解郁,使肝气得以条达,当归养血和血,白芍养血敛阴,柔肝缓急,当归、白芍和柴胡同用,补肝体而助肝用,血和则肝和,血充则肝柔;木郁不达则脾虚不运,故以白术、茯苓、甘草健脾益气,既能实木以御木侮,且使营血生化有源;薄荷少许,疏散郁遏之气,透达肝经郁热;甘草调和诸药。诸药合用,使肝郁得疏,血虚得养,脾弱得复,气血兼顾,肝脾同调,立法周全,组方严谨,为调肝养血之名方。加上丹皮清热凉血,活血化瘀;栀子清三焦火邪,泻心火而除烦;龙骨、牡蛎重镇安神;炒枣仁、远志宁心安神;延胡索配木香加强疏肝理气之功;檀香行气止痛,药理研究表明其对心律不齐有拮抗作用;僵蚕为虫类药,通络效果显著,通则不痛;红景天营养心肌,对于患有心脏病的患者加入营养心肌的药物对于预防和缓解症状有良效。患者复诊之时考虑是更年期综合征表现,加枸杞、旱莲草滋补肝肾,夜交藤增强养心安神功效。现今社会,来自生活、环境等多方面的压力导致情志不畅的人越来越多,情志不畅也是发生心悸的重要因素和诱因,加味逍遥散在治疗心悸等心系疾病的用武之地不容小觑。

三、湿热内盛——三仁汤加减

姜某,男,61岁,心慌加重1周。患者心悸反复发作10余年,饮酒后易诱发期前收缩,心率增快。既往右头部肿瘤手术史,见口歪,伴耳鸣,既往有高血压病史。查体:舌苔黄腻,脉滑。处方:白蔻仁12 g,炒杏仁10 g,薏苡仁30 g,滑石15 g,青蒿15 g,黄芩20 g,竹茹10 g,桔梗12 g,佩兰12 g,川芎12 g,炒枣仁30 g,生龙牡各30 g,苦参30 g,甘松10 g,红景天6 g,郁金12 g,红花12 g,蜈蚣3 g。1周之后复诊,患者诸症减轻,服药平安,期前收缩减少,仍感耳鸣,可见口眼歪斜,偶感心慌,纳可,二便调,寐可。查:舌红苔白,脉缓。处方:白蔻仁12 g,炒杏仁10 g,薏苡仁30 g,滑石15 g,黄芩12 g,佩兰12 g,川芎12 g,炒枣仁30 g,生龙牡各30 g,苦参30 g,甘松10 g,红景天6 g,郁金12 g,红花12 g,蜈蚣3 g,全蝎6 g,夜交藤18 g,天麻10 g,知母15 g,白附子12 g。三诊之时患者诸症缓解,服原方7剂巩固治疗。

按:三仁汤出自《温病条辨》,由杏仁、滑石、通草、白蔻仁、竹叶、厚朴、薏苡仁、半夏组成,具有宣畅气机,清利湿热之效。本方是主治湿热初期,邪在气分,湿重于热的常用方剂。杏仁宣利上焦肺气,气行则湿化;白蔻仁芳香化湿,行气宽中,畅中焦之脾气;薏苡仁渗湿利水而健脾,使湿热从下焦而去。三仁合用,三焦分消。滑石、通草、竹叶甘寒淡渗,利湿清热;半夏、厚朴行气化湿,散结除满。综观全方,体现了宣上、畅中、渗下,三焦分消的配伍特点,气畅湿行,三焦通畅,诸症自除。加青蒿清透少阳邪热,黄芩清热燥湿,两药合用既可内清少阳湿热,又能透邪外出。竹茹清热化痰,佩兰芳香化湿,桔梗开宣肺气,川芎活血行气止痛,炒枣仁养心安神,龙骨、牡蛎重镇安神,苦参现代药理研究表明对心脏有明显抑制作用,甘松行气止痛,药理研究表明有抗心律不齐作用,红景天活血化瘀,保护心脏,郁金活血行气止痛,红花活血化瘀,蜈蚣为虫类药物,通络止痛效果明显。复诊时,舌苔热象退去,故稍减清热去湿之品青蒿、竹茹;口眼歪斜症状明显,故加全蝎、白附子增强牵正作用,夜交藤宁心安神,天麻祛风通络,熄内风,知母清虚热。

四、气阴两虚——生脉散加减

王某,女,61岁,心慌、乏力3天,既往有冠心病病史10年,近日来心慌,偶伴心前区隐痛,乏力,纳可,二便调,寐差。查体:舌红苔薄白,脉细。心电图提示:ST-T异常(T波倒置)。处方:生脉散加减。药物组成:党参30 g,麦冬12 g,五味子10 g,川芎12 g,炒枣仁30 g,柏子仁15 g,远志12 g,薏苡仁30 g,延胡索15 g,木香12 g,生龙牡各30 g,炒白术12 g,云苓12 g,桃仁、红花各12 g,蜈蚣3 g,炙甘草10 g。1周之后复诊,服药平安,诸症缓解,舌红少苔,舌根部厚腻,脉沉细,在原方基础上加当归10 g,云苓10 g,黄芪30 g巩固治疗。

按:生脉散出自《医学启源》,由人参、麦冬、五味子组成,具有益气生津,敛阴止汗之效,是治疗气阴两虚证的常用方。气虚者可以党参代人参,阴虚者可以西洋参代人参。方解:人参补元气,生津液;麦冬养阴清热,润肺生津;五味子敛阴止汗,生津止渴。三药合用,一补一润一敛,益气养阴,生津止渴,敛阴止汗,使气复津生,汗止阴存,气充脉复,故名"生脉"。加川芎为"血中气药",活血化瘀,行气止痛;桃仁配红花活血化瘀止痛;炒枣仁、柏子仁、远志养血安神;龙骨配牡蛎重镇安神;薏苡仁健脾;人参、炒白术、云苓、炙甘草健脾益气;延胡索配木香疏肝理气,补而不滞,气顺血和;蜈蚣为虫类药物,通络止痛效果佳。复诊时根据舌脉诊断为阴虚为主,故加上黄芪、云苓、当归共奏补益气血之效。

五、体会

心悸是临床常见的心系疾病,辨证和治疗都要分虚实。痰浊壅滞、情绪郁结、湿热内盛是常见的实证,气血两虚是常见的虚证。另外,考虑生活环境等多方面的影响,运用中医的整体观来对待病患才是治病求本之道。在治疗心系疾病的时候,加入具有补益气血,滋阴助阳作用的中药会起到未病先防的作用,也体现了治未病的中医思想。

(作者:黄宁 徐慧)

丹栀逍遥散应用举隅

丹栀逍遥散出自《内科摘要》,是在逍遥散(《太平惠民和剂局方》)基础上加牡丹皮和栀子组成,包括当归、芍药、茯苓、白术、柴胡、牡丹皮、栀子、薄荷、炙甘草等,具有养血健脾,疏肝清热之效,主治肝郁血虚,内有郁热证。方中柴胡疏肝解郁,使肝气得以条达,当归养血和血,白芍养血敛阴,柔肝缓急,当归、白芍和柴胡同用,补肝体助肝用,血和则肝和,血充则肝柔。木郁则脾虚不运,故以白术、茯苓、炙甘草健脾益气,既能实土以御木侮,且使营血生化有源。牡丹皮、栀子、薄荷少许,可清肝经郁热。甘草调和诸药。

徐慧教授是全国优秀中医临床人才,在临床一线工作30余年。我有幸跟师学习,受益颇多。师在临床中喜用丹栀逍遥散,多获奇效,今将几个病案分享给大家。

一、胸痹案

患者,男,57岁。初诊:2015年12月2日。主诉:胸痛阵作半年余,加重2周。现病史:患者胸痛阵作半年余,近2周来因家庭矛盾,胸痛频发,每次胸痛几分钟不等,常彻及后背,周身略有乏力,纳食可,二便调,寐差。舌质红,舌苔薄白,脉弦。既往史:冠心病病史半年余,糖尿病病史10年。体格检查:体温36.5 ℃,血压130/80 mmHg。辅助检查:心电图示ST-T改变。中医诊断:胸痹,气滞心胸证。西医诊断:冠心病。治则:疏肝理气,活血通络。处方:丹栀逍遥散加减。药物组成:牡丹皮12 g,栀子12 g,柴胡10 g,白芍15 g,当归12 g,薄荷12 g,莲子心6 g,延胡索15 g,木香12 g,檀香10 g,炒酸枣仁30 g,远志15 g,川芎15 g,蜈蚣1条。7剂,水煎服,每日1剂。二诊:患者胸痛频次明显减少,睡眠好转。上方加茯神15 g,柏子仁15 g,以巩固治疗。

按:《杂病源流犀烛·心病源流》曰:"总之七情之由作心痛,七情失调可致气血耗逆,心脉失畅,痹阻不通而发心痛。"患者因家庭矛盾使病情加重,考虑其肝郁明显,舌质红,已有化火之相。本方在丹栀逍遥散基础上加用延胡索、木香以疏肝理气,檀香、川芎行气止痛,莲子心既可清火又可养心安神,酸枣仁、远志有助于改善睡眠。师在临床中发现,对于一些老年病患者,仅仅使用一般活血化瘀药,疗效甚微者,需根据病情,加入一些逐瘀通络的虫类药,如僵蚕、蜈蚣,以增强破血通络作用,往往收到良好效果。

二、心悸案

患者,女,50岁。主诉:心慌时作1周余。现病史:1周前患者因情绪波动,出现心慌,无胸闷及胸痛,纳食少,二便调,寐差。舌红,苔薄黄,脉弦细。既往史:糖尿病病史2年。查体:血压130/80 mmHg,心率105次/分。中医诊断:心悸,肝郁气滞证。西医诊断:窦性心动过速。治则:疏肝理气,安神定悸。处方:丹栀逍遥散加减。药物组成:牡丹皮12 g,栀子12 g,柴胡10 g,白芍12 g,当归12 g,薄荷12 g,黄芩12 g,墨旱莲15 g,女贞子15 g,炒酸枣仁30 g,远志15 g,生龙骨30 g,牡蛎30 g,磁石20 g。7剂,水煎服,日1剂。二诊:患者心慌明显减轻,睡眠好转。上方加莲子心6 g,处方如下:牡丹皮12 g,栀子12 g,柴胡10 g,白芍12 g,当归12 g,薄荷12 g,黄芩12 g,墨旱莲15 g,女贞子15 g,炒酸枣仁30 g,远志15 g,生龙骨30 g,牡蛎30 g,磁石20 g,莲子心6 g。7剂,水煎服,每日1剂。三诊:患者心慌已基本消失,睡眠大为改善。嘱上方制成蜜丸续服以巩固治疗。

按:《丹溪心法》曰:"气血充和,万病不生,一有怫郁,诸病生焉。故人身诸病多生于郁。"郁者,滞而不通也,郁而不通则化火,火气上扰心神,故出现心悸等病症。徐师认为,治疗此类心悸,应以调和之法为主,使气血阴阳调和,临床中并不是以大虚、大实为主,而是虚实夹杂,宜疏之、调之升降正常,气血通畅,则邪去正安。本方在丹栀逍遥散基础上加龙骨、牡蛎、磁石以重镇安神;患者舌红,脉弦细,考虑肝阴耗伤,加用墨旱莲、女贞子以养肝阴,加用黄芩、莲子心增强清肝火之力;酸枣仁、远志可养心安神,患者睡眠好转则有益于病情康复。

三、眩晕案

患者,男,60岁。主诉:头晕2周余。现病史:患者2周前因情绪波动,出现头晕,站立时明显,无恶心呕吐,脚如踩棉花感,纳可,大便干,小便调,寐差。舌淡红,苔黄,脉弦。既往史:高血压病病史 10 余年,否认脑梗死病史。查体:血压 160/100 mmHg。中医诊断:眩晕,肝阳上亢证。西医诊断:高血压。治则:疏肝理气,平肝潜阳。处方:牡丹皮 12 g,栀子 12 g,柴胡 10 g,白芍 15 g,当归 12 g,薄荷 12 g,天麻 15 g,钩藤 15 g,瓜蒌 15 g,火麻仁 30 g,川牛膝 12 g,酸枣仁 30 g,远志 15 g。水煎服,日 1 剂。二诊:患者头晕明显好转,大便通畅,睡眠略有改善,血压 140/90 mmHg。上方去瓜蒌、火麻仁,加磁石 20 g,以巩固治疗。

按:正如《类证治裁·眩晕》所言:"良由肝胆乃风木之脏,相火内寄,其性主动主升;或由身心过动,或由情志郁勃,或由地气上腾,或由冬藏不密,或由高年肾液已衰,水不涵木……以致目昏耳鸣,震眩不定。"本方在丹栀逍遥散基础上,加用天麻、钩藤平肝潜阳息风,川牛膝引血下行,瓜蒌、火麻仁通大便,大便通畅则上亢之肝阳易平。

四、不寐案

患者,男,45 岁。主诉:失眠 2 个月余。现病史:患者自述因工作压力大,出现失眠,入睡困难,乱梦纷纭,睡后易醒,有时彻夜难眠,甚为苦恼,有焦虑抑郁病史,纳可,二便调。舌淡红,苔薄白,脉沉弦。查体:血压 120/80 mmHg。中医诊断:不寐,肝郁证。西医诊断:神经官能症。治则:疏肝理气,镇心安神。处方:丹栀逍遥散加减。药物组成:牡丹皮 12 g,栀子 12 g,柴胡 10 g,白芍 15 g,当归 12 g,薄荷12 g,酸枣仁 30 g,远志 15 g,夜交藤 18 g,生龙骨 30 g,佛手 12 g,珍珠母 30 g。7 剂,水煎服,日 1 剂。二诊:患者睡眠好转,纳食较原来增加。上方加合欢花 15 g,玫瑰花 15 g,处方如下:牡丹皮 12 g,栀子 12 g,柴胡 10 g,白芍 15 g,当归 12 g,薄荷 12 g,酸枣仁 30 g,远志 15 g,夜交藤 18 g,生龙骨 30 g,合欢花 15 g,玫瑰花 15 g,佛手 12 g,珍珠母 30 g。7 剂,水煎服,每日 1 剂。三诊:患者失眠大为改善,自感心情舒畅,压力明显缓解。上方既已收效,嘱患者常服,以巩固治疗。

按:《沈氏尊生书·不寐》云:"心胆俱怯,触事易惊,梦多不祥,虚烦不眠。"患者平素焦虑抑郁,又适逢工作压力大,出现失眠实在难免。焦虑抑郁者肝郁居多,患者脉沉弦则是有力证据。本方在丹栀逍遥散基础上加用生龙骨、珍珠母重镇安神,佛手疏肝解郁以安心神,酸枣仁、远志、夜交藤安神益智。7 剂之后收效不太明显,在原方基础上加用合欢花、玫瑰花加强疏肝解郁之功。焦虑之失眠实在顽固,为恐复发,嘱患者长期服用以克顽疾。

(作者:高亚光 徐 慧)

中医辨证治疗胸痹案四则

徐慧主任为全国优秀中医临床人才,山东省名中医,主任医师,济南市中医医院心血管病科主任,从事临床一线工作 30 余年,对胸痹的治疗积累了丰富的临床经验,在临证上有自己独到的见解。我有幸跟师学习 1 年余,获益良多。现摘取老师临证诊疗胸痹的病案几则,与大家分享。

一、病案一

郭某,女,35 岁,因"胸闷心慌半年,加重 1 周"前来就诊。患者 1 周前因生气胸闷频作,时有心慌,伴心前区烧灼感,自服麝香保心丸、丹参滴丸几分钟后症状减轻,烦躁易怒,饭后腹胀,口渴多饮,寐差易醒,二便调,舌红少苔,脉细数。血压:130/80 mmHg。心电图:ST-T 改变。中医诊断:胸痹,阴虚火旺证。治则:滋阴降火,理气安神。方选丹栀逍遥散加减。整方如下:牡丹皮 12 g、炒栀子 12 g、当归 12 g、白芍 12 g、柴胡 10 g、茯苓 12 g、炒白术 12 g、薄荷 12 g、红花 12 g、蜈蚣 2 g、首乌藤 18 g、生龙骨 30 g、制远志 15 g、炒酸枣仁 30 g、合欢花 15 g、生磁石 20 g、莲子心 6 g、降香 10 g、木香 10 g、醋延胡索 15 g、郁金 15 g、甘草 6 g。7 剂,水煎服,每日 1 剂。1 周后复诊,患者胸闷频次减少,睡眠明显改善,纳食可,上方去茯苓、降香、生龙骨、合欢花,加茯神 15 g,女贞子 15 g,继服。

按:《太平圣惠方·治心痹诸方》曰:"夫思虑烦多则损心,心虚故邪乘之,邪积而不去,则时害饮食,心中愊愊如满,蕴蕴而痛,是谓心痛。"患者久病,耗气伤阴,气虚运化无力则食后腹胀,阴虚又兼愠怒生热化为虚火,导致病情加重。口渴多饮,舌红少苔,脉细数亦为化火之相。本方在丹栀逍遥散的基础上加用木香、郁金、延胡索行气止痛,生龙骨、生磁石重镇安神,制远志、酸枣仁养心安神,合欢花安神更兼理气之功,莲子心清心火又有安神之效。丹栀逍遥散出自《内科摘要》,由逍遥散基础上化裁而成。久病生热化火,此时逍遥散不足平其火热,故加牡丹皮以清血中伏火,炒山栀善清肝热,并导热下行。本方对于胸痹虚火兼气郁者,多有奇效。

二、病案二

高某,女,42岁,因"心胸隐痛3天"前来就诊。患者3天前因加班熬夜出现心胸隐痛,为一过性疼痛,无心慌及胸闷,无头晕头痛,气短懒言,纳眠可,二便调,舌红苔白有剥脱,脉细。血压:110/60 mmHg。既往否认冠心病、高血压病史。心电图示:大致正常心电图。诊断:胸痹,气阴两虚证。治则:益气养阴,活血通脉。处方:生脉散加减。组方如下:党参30 g,麦冬12 g,醋五味子10 g,陈皮12 g,炒酸枣仁30 g,白芍12 g,川芎12 g,降香12 g,佛手12 g,制远志15 g,青蒿15 g,柏子仁10 g,当归12 g,炒白术12 g,炒薏米30 g,茯苓12 g,木香10 g,郁金12 g,红景天30 g。7剂,水煎服,日1剂。1周后复诊,患者心胸隐痛减轻,因天气变化出现干咳少痰,口干口苦,舌红,苔剥脱较前减轻,脉细。上方去党参、茯苓、麦冬,加醋延胡索15 g,黄连10 g,继服7剂。三诊:患者1周来心胸隐痛未再发作,咳嗽、口干、口苦明显改善,舌红苔薄白,脉细。服药有效,中药继服5剂以巩固疗效。

按:《玉机微义·心痛》:"病久气虚血损,及素作劳羸弱之人,患心痛者,皆虚痛也。"患者工作劳累,经常加班熬夜,劳倦伤脾,脾为"后天之本",脾虚转输失能,气血生化乏源,心气不足,阴血亏耗,无以濡养心脉,心脉拘急而痛。舌红苔白有剥脱,脉细,亦为气阴两虚证之象。本方在生脉散益气敛阴的基础上予白芍养血敛阴止痛,降香、川芎理气活血止痛。考仲景书中三焦之意,乃言全身上下皆禀气于中焦胃气,胃气虚者则有津液衰脱之变。脾为后天之本,患者脾胃虚弱,加佛手以理气健脾,茯苓、白术健脾利湿,红景天益气健脾又兼活血,当归补血活血,远志、酸枣仁、柏子仁养心安神。生脉散方出自《医学启源》,是治疗气阴两虚的常用方,因患者发病时间较短,尚属轻症,且党参性味甘平,作用缓和,故上方予党参代替人参以补气血,麦冬养阴,五味子收敛,三药合用,一补一润一敛,养阴益气,气充脉复。

三、病案三

马某,男,59岁,因"心胸憋闷2年,加重1天"门诊就诊。患者心胸憋闷时作,自服速效救心丸 10 分钟可缓解,1 天前因阴雨连绵加重,偶有心前区闷痛,倦怠乏力,纳呆,无恶心呕吐,寐差易醒,二便调,舌红,苔白滑,边有齿痕,脉弦滑。血压:140/85 mmHg。自述血脂偏高 5 年,既往冠心病病史 2 年,未系统治疗。否认高血压、糖尿病史。心电图示:ST-T 改变。心脏彩超示:双侧颈动脉粥样硬化性斑块。冠状动脉造影示:左前降支 50％狭窄。诊断:胸痹,痰浊闭阻证。治则:通阳泄浊,豁痰宣痹。处方:瓜蒌薤白半夏汤加减。组方如下:瓜蒌 6 g,薤白15 g,清半夏 9 g,合欢皮 15 g,炒酸枣仁 30 g,生龙骨 15 g,木香 12 g,佛手 12 g,片姜黄 12 g,桔梗 12 g,三七 3 g,蜈蚣 12 g,炒僵蚕 12 g,丹参 30 g,醋延胡索15 g,降香 12 g,红花 12 g。7 剂,免煎颗粒,温水冲服,早晚各 1 包。二诊:患者心胸憋闷减轻,心前区闷痛发作 1 次,睡眠略有改善。上方去僵蚕,加陈皮12 g,继服 7 剂。三诊:心胸闷痛基本告愈,体力改善,每晚能睡 6～7 小时,效不更方,继服 3 剂。

　　按:《类证治裁·胸痹》曰:"胸痹,胸中阳微不运,久则阴乘阳位,而为痹结也……夫诸阳受气于胸中,必胸次空旷,而后清气转运,布息展舒。胸痹之脉,阳微阴弦,阳微知在上焦,阴弦则为心痛,以《金匮》《千金》均以通阳主治也。"患者平素喜食肥甘厚味,脾胃运化失健,聚湿生痰,上犯心胸,阻遏心阳,上焦阳气不足,痰浊日久,发为胸痹,为痰浊闭阻之证,舌脉俱为佐证。瓜蒌薤白半夏汤出自《金匮要略》,是治疗胸痹而痰浊偏盛的代表方。本方在瓜蒌薤白半夏汤的基础上予桔梗、佛手增强祛痰之功,又兼理气之效;与木香、陈皮合用宣通胸阳之中,寓以理气化痰;患者痰浊日久,痰瘀交阻,故于祛痰药中加红花、丹参、僵蚕等活血化瘀之品,痰瘀同治,相辅相成。

四、病案四

　　孙某,男,49 岁,阵发性胸痛 5 年,加重 3 天。患者 3 天前爬楼梯胸痛加重,心胸绞痛,痛有定处,伴左侧后背放射痛,时有胸闷,无心慌,纳眠可,二便调。舌淡紫,苔白滑有齿痕,脉弦滑。患者形体肥胖,既往嗜酒史 20 余年,每日 8 两左右。血压:130/80 mmHg。心电图示:T 波倒置。血糖 6.23 mmol/L,血黏度稍高,肌酸激酶 224.8 U/L,肌钙蛋白未见明显异常。诊断:胸痹,痰瘀互结证。治则:活血化瘀,祛痰宣痹。处方:血府逐瘀汤合瓜蒌薤白半夏汤加减。组方:当归 12 g,桃仁 10 g,红花 10 g,赤芍 12 g,柴胡 12 g,川芎 12 g,桔梗 10 g,牛膝

10 g,炒白术 12 g,佛手 12 g,姜黄 10 g,清半夏 9 g,瓜蒌 6 g,薤白 12 g,元胡 15 g,蜈蚣 2 g,炒僵蚕 12 g,地龙 12 g。7 剂,水煎服,每日 1 剂。复诊:患者心胸疼痛减轻,服药 3 剂后,后背疼痛未再发作。上方去蜈蚣,加鸡血藤 9 g,继服。

按:《医学真传》曰:"夫通者不痛,理也。但通之之法,各有不同。调气以和血,调血以和气,通也;下逆者使之上行,中结者使之旁达,亦通也……若必以下泄为通,则妄矣。"冠心病在标病中,重视气滞血瘀者多,而痰浊易被忽视,实则本病发病的病理基础是动脉粥样硬化,中医认为动脉粥样硬化与"痰"密切相关,临证应重视"痰""瘀"的关系。患者形体肥胖,嗜烟酒,日久生痰,痰浊日久,痰阻血瘀,闭阻心脉,为痰瘀互结之证。血府逐瘀汤出自王清任《医林改错》,是治疗胸中血瘀证的良方,化瘀与养血同施,活血而无耗血之虑。本方选用血府逐瘀汤合瓜蒌薤白半夏汤以活血行气,化痰宣痹,气行则血行。患者瘀血日久,酌情加入蜈蚣、僵蚕、地龙等虫类药,短期内破血逐瘀,疗效显著,但要注意用量,以免伤正。

五、小结

徐慧主任认为,胸痹病情多虚实夹杂,在本虚的基础上,寒凝、血瘀、气滞、痰浊均能导致胸阳失运,心脉痹阻,且常可相兼为病。急则治其标,缓则治其本,临证论治辨明虚实主次缓急而兼顾同治,灵活变通。同时,对临床方剂的运用变化要熟练,随症加减,必要时可运用合方。中医治疗胸痹往往能取得良好的疗效,对改善患者临床症状,延缓病情进展,提高生活质量有较大的优势。同时,患者也要注意调畅情志和起居饮食,劳逸结合,定期复查,注意医患沟通,共同营造良好的医疗氛围。

(作者:任盼宇 徐慧 陈思娟 郑艺君)

第五篇　临床研究

调肝定悸颗粒治疗室性期前收缩(肝郁化火证)的临床研究

室性期前收缩(又名"室性期前收缩",简称"室早")是临床上最常见的一种室性心律失常,危害着人类的健康。近年来的研究资料表明,室性心律失常是心源性猝死的一个重要预测指标,并且发病率有逐年增高趋势,故而正确处理室性心律失常已成为摆在医学工作者面前的重要课题。现代医学主要的治疗措施有限,无论西药制剂还是外科手术治疗,都不能将本病彻底治愈。

室早属于祖国传统医学"心悸"范畴,历经千年积淀,中医已经积累了丰富的临床经验。导师根据多年临床观察和经验,认为肝气郁结,郁久化火,火扰心神是室早发生的重要病理基础。本研究是在徐慧导师指导下,参照中西医相关诊断标准,结合动态心电图、血脂、血液流变学等客观疗效指标,对室性期前收缩(肝郁化火证)患者进行的一次临床研究。本研究所用方药是导师在中医理论体系基础上,结合论治经验,并参照现代药理研究制成。我们进行此次研究的目的和意义在于,通过临床疗效观察来初步验证疏肝清热,宁心安神法治疗室性期前收缩的价值和机理所在。

临床研究

1　纳入病例标准

同时符合以下4项:

（1）符合室性期前收缩诊断标准，属于频发性室性期前收缩，劳恩（Lown）分级Ⅱ～Ⅲ级。

（2）符合中医心悸诊断标准和肝郁化火证辨证标准。

（3）年龄在 18～70 岁。

（4）签署知情同意书者。

2　临床资料

受试者分配情况分析：选取 2011 年 4 月～2012 年 12 月来自济南市中医医院门诊及病房，年龄为 18～70 岁，经中医辨证属室性期前收缩（肝郁化火证）的患者 70 例，随机分为 2 组，每组 35 例，分别作为治疗组和对照组。

3　观察及治疗方法

将入选的 70 例患者随机分为 2 组，治疗组和对照组各 35 例，两组患者的性别、年龄及病程、病情、原发病比较无显著统计学差异（$p > 0.05$），具有可比性。

3.1　研究方法

3.1.1　洗脱期

研究前 1 个月，2 组患者开始低盐低脂饮食，并进行适度运动；研究前 1 周停用任何抗心律失常的药物（胺碘酮需 1 个月前停服）。口服药物：既往患有冠心病、高血压性心脏病、心血管神经症、心力衰竭等基础疾病的患者，继续服用既往药物。洗脱期结束后，开始本研究治疗。

3.1.2　治疗期

（1）基础治疗：治疗期间，低盐低脂饮食，忌服刺激性饮料（烈酒、咖啡、浓茶等），忌剧烈运动。继续服用治疗基础疾病的药物。

（2）分组治疗：中药治疗组给予调肝定悸颗粒。药物组成：丹皮、栀子、柴胡、当归、白芍、薄荷、苦参、甘松、酸枣仁、夜交藤、檀香、元胡、炙甘草（济南市中医医院药剂科制备）。每日 3 次，每次 1 包，饭后温水冲服。对照组给予普罗帕酮（心律平）100 mg（山东鲁抗辰欣药业有限公司生产），每日 3 次，每次 1 片，饭后服用。

（3）治疗期间，不得使用其他抗心律失常药物。若出现短阵性室速、多形性室速、R on T 现象等恶性心律失常事件，宜随时予急诊处理。

3.1.3　治疗时间

中药治疗组及对照组的疗程均为 4 周。

3.2　观测项目与指标

3.2.1　安全性观测

(1)常规查体检查项目。

(2)血常规、尿常规、大便常规,治疗前后各查一次。

(3)肝功能、肾功能检查,治疗前后各查一次。

(4)不良反应随时监测。

3.2.2　疗效性观测

(1)临床中医症状、体征及舌象、脉象观察。

(2)24小时动态心电图指标变化情况,治疗前后各做一次。

(3)常规心电图观察心肌供血变化情况,治疗前后各做一次。

(4)实验室检查:血脂、血流变指标变化情况,治疗前后各查一次。

3.2.3　安全标准

Ⅰ级:安全,无任何不良反应,安全性指标检查无异常。

Ⅱ级:比较安全,有轻度不良反应,不需做任何处理,可继续给药,安全性指标检查无异常。

Ⅲ级:有安全性问题,有中等程度的不良反应,或安全性指标检查有轻度异常,做处理后可继续给药。

Ⅳ级:因严重不良反应中止试验,或安全性指标检查明显异常。

4　统计学方法

所有数据均用 SPSS 16.0 统计软件包进行分析,根据观察指标及数据的不同,计量数据以 $\bar{x} \pm s$ 表示,治疗前后比较方差齐时用配对 t 检验,方差不齐时用 t' 检验;计数资料以频数表示,采用 χ^2 检验。检验标准为 $p < 0.05$。

5　研究结果

5.1　两组病例总疗效比较(见表1)

表1　　　　　　　　　　总疗效比较

组别	n	显效	有效	无效	显效率/%	总有效率/%
治疗组	35	14	18	3	40.00	91.43
对照组	35	9	15	11	25.71	68.57

结论:两组比较,中药治疗组总疗效优于对照组($p < 0.05$)。

5.2　中医症状疗效

5.2.1　两组病例中医症状总疗效比较(见表2)

表 2   **中医症状总疗效比较**

组别	n	症状疗效			显效率/%	有效率/%
		显效	有效	无效		
治疗组	35	14	15	6	40.00	82.86
对照组	35	9	11	15	25.71	57.14

结论:两组比较,中药治疗组中医症状总疗效优于对照组($p<0.05$)。

5.2.2　两组病例中医症状积分疗效比较(见表3)

表 3   **中医症状积分比较**($\bar{x}\pm s$)

组别	n	治疗前积分	治疗后积分	前后积分差	t	p
治疗组	35	23.83±7.91	6.29±6.29	16.97±5.95	10.2679	<0.01
对照组	35	21.89±9.60	17.54±9.70	4.57±4.43	1.8857	>0.05

结论:两组自身中医症状积分对照,中药治疗组对改善室性期前收缩(肝郁化火证)的中医症状积分有显著统计学差异($p<0.01$);而对照组无统计学差异($p>0.05$)。两组间中医症状积分治疗前后比较,中药治疗组对改善室性期前收缩(肝郁化火证)的中医症状积分明显优于对照组($p<0.01$)。

5.3　两组病例中医单项症状疗效比较(见表4)

表 4   **中医单项症状疗效比较**

症状	治疗组					对照组					χ^2	p
	n	显效	有效	无效	总有效率/%	n	显效	有效	无效	总有效率/%		
心悸	35	20	9	6	82.86	35	12	8	15	57.14	5.92	<0.05
头晕(胀痛)	28	16	7	5	82.14	23	8	5	10	56.52	4.22	<0.05
烦躁	32	18	8	6	81.25	30	10	7	13	56.67	4.87	<0.05
胸胁胀痛	33	19	8	6	81.82	28	8	6	14	50.00	7.61	<0.05
口苦	29	17	7	5	82.76	27	9	6	12	55.56	5.36	<0.05

续表

症状	治疗组					对照组					χ^2	p
	n	显效	有效	无效	总有效率/%	n	显效	有效	无效	总有效率/%		
不寐	30	17	8	5	83.33	26	9	6	11	57.69	4.74	<0.05
尿赤	26	15	7	4	84.62	24	8	6	10	58.33	4.71	<0.05
便秘	28	16	7	5	82.14	25	8	6	11	56.00	4.84	<0.05

结论:两组比较,中药治疗组改善心悸、头晕(胀痛)、烦躁、胸胁胀痛、口苦、不寐、尿赤、便秘等症状明显优于对照组($p<0.05$)。

5.4 两组病例舌象、脉象疗效比较(见表5)

表5　　　　　　　　　　　舌象、脉象比较

舌脉	治疗组($n=35$)			对照组($n=35$)			p
	治疗前	治疗后	消失率/%	治疗前	治疗后	消失率/%	
舌苔黄	25	3	88.00	23	12	47.83	<0.05
舌质红	26	4	84.62	24	13	45.83	<0.05
脉弦数	22	2	90.91	20	10	50.00	<0.05
脉促代	34	9	73.53	31	21	32.26	<0.05

结论:两组舌象、脉象治疗前后比较,中药治疗组改善室性期前收缩(肝郁化火型)的舌象和脉象优于对照组($p<0.05$)。

5.5 动态心电图治疗前后比较(见表6、表7)

表6　　　　　　　　　　平均心率比较($\bar{x}\pm s$)　　　　　　　单位:次/分钟

组别	治疗前	治疗后	治疗前后差值	p
治疗组	89.00±6.39	65.11±2.95	23.89±5.34	<0.01
对照组	90.51±7.48	68.01±6.05	22.46±5.84	<0.01

结论:两组自身平均心率治疗前后比较,均有明显统计学意义($p<0.01$)。两组间平均心率治疗前后比较,经 t 检验分析,无统计学差异($p>0.05$)。证明

在改善心率方面,调肝定悸颗粒等同于心律平。

表 7　　　　　　　　　期前收缩次数比较($\bar{x}\pm s$)　　　　　　　单位:次/24 小时

组别	n	治疗前	治疗后	治疗前后差值	t	p
治疗组	35	1000.2±108.77	117.34±11.77	894.83±139.78	47.7407	<0.01
对照组	35	959.23±110.21	139.54±22.13	825.34±121.67	43.1399	<0.01

结论:两组自身室早次数治疗前后比较,均有显著统计学意义($p<0.01$)。两组间室早次数治疗前后比较,经 t 检验分析,中药治疗组优于对照组($p<0.05$)。

5.6　两组病例心电图疗效比较(见表 8)

表 8　　　　　　　　　　　心电图疗效比较

组别	n	例数	显效	有效	无效	显效率/%	总有效率/%	p
治疗组	35	27	10	15	2	37.04	92.59	<0.05
对照组	35	23	4	11	8	17.39	65.22	

结论:两组心电图疗效比较,中药治疗组在改善心肌缺血方面优于对照组($p<0.05$)。

5.7　中药治疗组治疗前后血脂变化比较(见表 9)

表 9　　　　　　中药治疗组治疗前后血脂变化比较($\bar{x}\pm s$)　　　　单位:mmol/L

血脂	治疗组($n=35$)		p
	治疗前	治疗后	
TC	6.11±1.36	5.37±1.24	<0.05
TG	2.30±1.04	1.68±0.92	<0.05
LDL-C	5.00±1.30	4.37±1.23	<0.05
HDL-C	2.68±0.66	3.09±0.67	<0.05

结论:中药治疗组治疗前后 TG、TC、LDL-C 及 HDL-C 均有显著差异($p<0.05$),证明调肝定悸颗粒可改善室性期前收缩(肝郁化火证)患者的血脂指标。

5.8 中药治疗组治疗前后血液流变学变化比较(见表 10)

表 10　　　　中药治疗组治疗前后血液流变学变化比较($\bar{x}\pm s$)

血脂	治疗组($n=35$)		p
	治疗前	治疗后	
全血黏度高切/MPa·s	5.46 ± 0.74	3.59 ± 0.08	<0.01
全血黏度低切/MPa·s	12.52 ± 1.19	7.92 ± 0.41	<0.01
纤维蛋白原/(g/L)	4.04 ± 0.50	2.16 ± 0.22	<0.01
血浆黏度/MPa·s	2.06 ± 0.29	1.21 ± 0.18	<0.01

结论:中药治疗组治疗前后血液流变学的四项指标均有显著统计学差异(p<0.01),证明调肝定悸颗粒可显著改善室性期前收缩(肝郁化火证)患者的血液流变学指标。

5.9　安全性指标检测

5.9.1　实验室检查

临床试验中对治疗组用药前后进行了血常规、尿常规、大便常规和肝功能、肾功能检查,均未见异常改变。

5.9.2　安全性指标用药前后临床意义变化情况比较(见表 11)

表 11　　　　治疗组治疗前后血、尿、便常规及肝、肾功能变化

检查项目	治疗前			治疗后			
	n	正常	异常	n	正常	异常	新异常
血常规	35	35	0	35	35	0	0
尿常规	35	35	0	35	35	0	0
大便常规	35	35	0	35	35	0	0
ALT	35	35	0	35	35	0	0
AST	35	35	0	35	35	0	0
BUN	35	35	0	35	35	0	0
Cr	35	35	0	35	35	0	0

注:ALT 为谷丙转氨酶,AST 为谷草转氨酶,BUN 为血尿素氮,Cr 为肌酐。

结论:治疗结束时,安全性指标检测项目无异常者。

5.9.3 不良反应

治疗组和对照组均完成了临床试验,在临床观察过程中未发现明显不良反应,血常规、尿常规、大便常规及肝功能、肾功能检查未出现异常改变。

讨 论

室性期前收缩是临床上最常见的一种室性心律失常,属于祖国传统医学"心悸"范畴,多因感受外邪,七情郁结,饮食劳倦,素体亏虚等,致气血阴阳亏虚,心神失养,或气滞、水饮、瘀血、痰浊、郁火阻滞心脉,扰乱心神而发病。病机总属本虚标实,虚实相间。治疗上,依据"虚者补之,实者泻之"大法,使邪祛正安,气血调和,阴平阳秘,心神得安。本试验是在阅览诸多古籍的基础上,结合导师临床经验所进行的一次临床研究。通过研究和探讨,我们认为室性期前收缩多由肝气郁结,郁久化火,火扰心神所致。

1 病因病机的探讨

心悸病位主要在心,但与肝有极其密切的关系。中医五行学说指出:肝属木,心为火,木火相生,为母子关系,二者相互滋生,相互协同,相互助长。《素问·阴阳应象大论》曰:"肝主筋,筋生心。"木盛则火旺,心火的温煦依赖肝之疏泄条达方可维持其生理功能。两者既相互依存,又相互制约,倘若这种关系失去制约,则会出现"母病及子""子病犯母"的相乘相侮关系。

心主血脉,能藏神;肝主藏血,主疏泄,藏魂。二者相互协同,相互助长,尤其在维持气之升降和血之流通上更为密切。血液的化生主要责之于脾胃,但有赖于肝之疏泄功能。肝气调达,脾与心的生血功能正常,血液充足,心脉得养。肝具有贮藏血液,调节血量和推动血液在脉管内运行的生理功能。肝脏疏泄功能正常,气机调畅,则血随气行,流通无阻。《素问·痿论》曰:"心主一身之血脉。"全身的血液在脉中运行,均依赖心脏的正常搏动而输布全身。心脏的正常搏动主要依赖于心气,心气能正常鼓舞推动心血又依赖肝之疏泄功能。肝气舒畅条达,血液才得以随气正常于脉管运行。肝与心的关系反应在生理功能上二者相辅相成,肝的气血充盈可使心脉得养,肝的藏血与调节血量功能正常也可供给心与血脉充足的能量。

总而言之,肝之疏泄功能正常可助心生血,助心调血,助心行血。然肝气

"一有怫郁则诸病生焉",若情志伤肝,肝失疏泄条达,致肝木郁滞不能养心,"母病及子"引起"肝气滞则心气乏",使心之气血阴阳皆虚,反过来累计于肝,致肝失所养,则伤肝更甚。肝失疏泄致肝助心生血、调血、行血的功能受累,则出现脉律失常。肝主情志,易受内外因素的影响致气机郁滞,不得发越和宣泄,郁滞于心,胸阳失展,脉络不畅,出现心悸、胸闷;郁久化火,火扰心神,出现烦躁、不寐诸症。所以,心悸致病,肝气郁结为基本病机,而肝病及心,心肝同病所致肝郁化火是室性期前收缩的关键病机。

2 治法与组方述要

我们认为,室性期前收缩是由于肝气郁结,郁久化火,火扰心神所致,故而采用疏肝清热,宁心安神的治疗原则,自拟调肝定悸颗粒治疗本病。

调肝定悸颗粒是由《内科摘要》中所载丹栀逍遥散为底方加味而成,针对室性期前收缩之肝气郁结,郁久化火,火扰心神病机,以疏肝清热,宁心安神为法,由丹皮、栀子、柴胡、当归、白芍、薄荷、苦参、甘松、酸枣仁、夜交藤、檀香、延胡索、炙甘草13味药物组成。柴胡疏解肝郁,丹皮、栀子清泻肝火,共为君药;当归、白芍养血柔肝,檀香、延胡索行气活血止痛,共为臣药;苦参、甘松养心定悸,酸枣仁、夜交藤宁心安神,少量薄荷散肝气,透郁热,共为佐药;炙甘草调和诸药,益气复脉,为使药。诸药合用,使肝气得疏,郁火得解,心神得安,肝心同治,气血调顺,共奏疏肝清热,宁心安神之功。

3 疗效分析

中医学历来认为"有诸内必形诸外"。视其外可知其内,任何疾病的症状表现都是其本质的外在反映。室性期前收缩的临床症状或轻或重,都是机体脏腑功能失调,气血功能紊乱的结果。其深层的本质基于肝气郁结的理论,考虑该病患者大都迁延日久,气血输布不利,郁结体内,日久化火,火扰心神,于是采取疏肝清热,宁心安神之法,比单纯从郁论治,疗效要好而且持久。针对肝郁化火的病机实质,用调肝定悸颗粒疏肝清热,宁心安神,纠正气血功能紊乱,调节脏腑功能,奏效显著。

研究结果表明,调肝定悸颗粒治疗室性期前收缩的显效率为40.00%,总有效率为91.43%;对照组的显效率为25.71%,总有效率为68.57%,经统计学处理

（$p<0.05$），两组有显著差异。中药治疗组能有效改善中医临床症状,显效率为40.00%,总有效率为82.86%;对照组显效率为25.71%,总有效率为57.14%,而且中药治疗组改善主要症状如心悸、头晕(胀痛)、烦躁、胸胁胀痛、口苦、不寐、尿赤、便秘的总有效率皆超过81%,疗效优于对照组（$p<0.05$）。治疗后中药治疗组舌象、脉象的改善明显优于对照组（$p<0.05$）。这正说明抓住了室性期前收缩的深层本质,提示了对病机认识的正确性和组方用药的合理性、科学性。症状改善是机体气血和畅,脏腑功能和机体阴阳平衡协调的结果,中药治疗组症状疗效明显优于对照组,显示了中医辨证论治在室性期前收缩诊疗中的优势所在。

调肝定悸颗粒具有较好的控制室性期前收缩发作的作用,动态心电图提示,中药治疗组能显著减少室性期前收缩次数,明显优于对照组（$p<0.01$）;在控制平均心率方面,两组无显著统计学意义（$p>0.05$）,说明在控制心率方面两组疗效相当。心电图治疗前后比较,中药治疗组明显优于对照组（$p<0.05$）,说明本药可以明显改善心肌缺血情况。临床试验证明,中药治疗组可以显著改善血脂和血液流变学,明显优于对照组（$p<0.05$ 或 $p<0.01$）,证明调肝定悸颗粒有改善室性期前收缩(肝郁化火证)患者血脂和血流变的作用。

调肝定悸颗粒的组成药物,以疏肝理气,清解郁热为主,佐以安神之品,在临床观察中未发现明显的毒副作用,可以在医生指导下长期服用。而西药都有或多或少的副作用,抗心律失常药物心律平虽然对心肌的抑制作用较小,但是长期大量服用可出现心率减慢,有的甚至有致心律失常、血压下降和房室传导阻滞等副作用,也可以引起头痛、复视、感觉异常和运动失调等神经系统症状以及恶心、呕吐等胃肠道反应。

本研究自 2011 年 4 月至 2012 年 12 月,对 70 例室性期前收缩(肝郁化火证)患者进行了疗效和安全观察,随机分为治疗组(调肝定悸颗粒)35 例和对照组(心律平)35 例,4 周为一疗程,共观察 1 个疗程。本研究是以中医理论为指导,以临床表现为依据,以客观检查指标为佐证所进行的一次临床研究。我们认为,肝气郁结,郁久化火,火扰心神是室性期前收缩的基本病机,确定了以疏肝清热,宁心安神为主的治疗原则。调肝定悸颗粒疗效确切,安全性好,在整体调理和症状改善等方面具有更为明显的优势,值得在临床上进一步推广。

（作者:黄 宁　指导老师:徐 慧）

交通心肾法治疗冠心病快速性心律失常
（阴虚火旺型）的临床研究

按心率的快慢可以把心律失常分为快速性心律失常和缓慢性心律失常，临床上表现为心慌、胸闷、胸痛、气短、乏力、五心烦热、盗汗、口干、头晕、不思饮食、眠差等症状，发作时心电图有明显变化。严重者可进展为恶性心律失常，引起血流动力学改变，甚至引发猝死。目前临床治疗心律失常可分为药物治疗及非药物治疗。鉴于心律失常药物在临床使用中的局限性，本文以冠心病快速性心律失常的中医治疗作为研究目的，旨在通过对心律失常中医中药治疗的研究，探寻一条高效且副作用小的抗心律失常的临床路径，希望能够造福于广大患者。

冠心病快速性心律失常属于中医"心悸""怔忡"范畴。心悸的病机为气血阴阳亏虚，心失所养；邪扰心神，心神不安。导师徐慧教授根据多年临床经验，提出心肾不交是冠心病快速性心律失常的重要病理基础。肾阴亏虚，火扰心神是本病发病的关键病机。从心肾关系入手，探讨冠心病快速性心律失常（阴虚火旺型）病因病机及临床治法，并根据上述病机自创滋阴宁心饮，通过滋阴清火，交通心肾的方法治疗冠心病快速性心律失常，临床疗效显著。

临床研究

1 纳入病例标准

（1）冠心病劳力型心绞痛心功能为Ⅰ、Ⅱ级者，非劳力型心绞痛为轻、中度者；室性期前收缩 Lown Ⅱ～ⅣA 级、快速性持续性心房颤动（心室率在 100～

130 次/分)者;停用各种抗心律失常药物 2 周以上。

(2)符合中医胸痹心悸诊断标准和阴虚火旺证辨证标准。

(3)年龄在 18～70 岁。

(4)签署知情同意书者。

凡同时符合上述 4 条者,纳入为观察病例。

2　临床资料分析

选取 2013 年 2 月～2014 年 2 月来自济南市中医医院门诊及病房的年龄在 18～70 岁,经中医辨证为阴虚火旺型的冠心病快速性心律失常患者 70 例,随机分为 2 组,每组 35 例,分别作为治疗组和对照组。治疗组给予中药方滋阴宁心饮(炒酸枣仁、生地、川芎、知母、龟甲、黄连、茯苓、延胡索、女贞子、甘松、莲子心、炙甘草),规格为 250 mL/袋(济南市中医院煎药室制备);对照组给予中成药稳心颗粒,规格为 9 g×9 袋(山东步长制药有限公司生产)。

3　研究方案

3.1　病例分组

将入选的 70 例病例随机分为两组,中药治疗组 35 例,对照组 35 例。

3.2　研究方法

3.2.1　洗脱期

研究前 1 个月,开始低盐低脂饮食,适度运动;研究前 1 周停用任何抗心律失常的药物(胺碘酮需 1 个月前停服)。口服药物:患有冠心病、高血压、糖尿病等疾病的患者,继续服用既往药物。洗脱期结束后,开始本研究治疗。

3.2.2　治疗期

(1)基础治疗:治疗期间,采用低盐低脂饮食,禁忌服用刺激性饮料(烈酒、咖啡、浓茶等),禁忌剧烈运动。继续服用治疗基础疾病的药物。

(2)分组治疗:中药治疗组给予自制滋阴宁心饮(250 mL/袋),每次 1 袋,一日 2 次,早晚服用。对照组:给予稳心颗粒(9 g/袋),每次 1 袋,一日 3 次,饭后服用。

(3)治疗期间,不得使用其他抗心律失常的药物。若出现短阵室速、多形性室速、R on T 现象、持续性房颤(心室率≥130 次/分)等恶性心律失常事件,则随时做急诊处理。

（4）治疗时间：治疗组及对照组的疗程均为 4 周。

3.3　观察项目及指标

3.3.1　安全性观测（治疗前后各做一次）

（1）血常规、尿常规、大便常规化验。

（2）肝功能检查（谷草转氨酶、谷丙转氨酶），肾功能检查（尿素氮、血肌酐）。

（3）电解质（钾离子、钠离子、氯离子、钙离子）。

（4）血糖。

3.3.2　疗效性观测

（1）临床中医症状及体征的变化；舌象及脉象的变化（治疗前后各做一次）。

（2）24 小时动态心电图指标变化情况（治疗前后各做一次）。记录 24 小时平均心率、期前收缩数量或房颤平均心率、总心率。

（3）血脂、血流变改变，包括胆固醇、三酰甘油、低密度脂蛋白、高密度脂蛋白、全血比黏度（高切）、全血比黏度（低切）、血浆黏度、纤维蛋白原。

（4）常规心电图：治疗前后各做一次，记录 ST 段及 T 波的变化。

4　安全性标准

1 级：安全，无任何不良反应；安全性指标检查无异常。

2 级：比较安全，有轻度不良反应，不需做任何处理，可继续给药；安全性指标检查无异常。

3 级：有安全性问题，有中等程度的不良反应；或安全性指标检查有轻度异常，做处理后可继续给药。

4 级：因严重不良反应中止试验；或安全性指标检查明显异常。

5　统计学方法

所有数据均用 SPSS 16.0 统计软件包进行分析，根据观察指标及数据的不同，计量数据采用 $\bar{x} \pm s$ 表示，治疗前后比较，方差齐时用配对 t 检验，方差不齐时用 t 检验；计数资料以频数表示，采用 χ^2 检验、Ridit 分析进行统计学处理。检验标准 $p < 0.05$ 为有统计学意义，$p < 0.01$ 为有显著统计学意义。

6 研究结果

6.1 抗心律失常疗效分析

6.1.1 两组病例快速性心律失常总疗效比较(见表 1)

表 1 快速性心律失常总疗效的比较

组别	合计	显效	有效	无效	显效率	总有效率
治疗组	35	13	17	5	37.14%	85.71%
对照组	35	8	11	16	22.86%	54.29%

结论:两组病例抗心律失常总疗效比较,经 Ridit 分析,$U=-2.547$,$p<0.05$,有统计学差异。治疗组抗心律失常总疗效优于对照组。

6.1.2 治疗组抗心律失常疗效与其类型的关系(见表 2)

表 2 治疗组心律失常疗效与类型比较

心律失常类型	合计	显效	有效	无效	显效率	总有效率
室性期前收缩	18	7	9	2	38.89%	88.89%
快速性心房颤动	17	6	8	3	35.29%	82.35%

结论:治疗组心律失常疗效与其类型比较,经 Ridit 分析,$U=0.203$,$p>0.05$,无统计学差异。治疗组心律失常疗效与心律失常类型无关。

6.1.3 治疗组心律失常疗效与其病情程度比较(见表 3)

表 3 治疗组心律失常疗效与其病情程度的关系

病情程度	合计	显效	有效	无效	总有效率
轻	11	3	7	1	90.91%
中	19	7	10	2	89.47%
重	5	1	2	2	60.00%

结论:治疗组患者经 Ridit 分析及组内两两比较,$p_{均}>0.05$,无统计学意义。治疗组心律失常疗效与其病情程度无关。

6.2 中医症状疗效分析

6.2.1 两组病例中医症状总疗效比较(见表 4)

表 4　　　　　　　　　　　中医症状总疗效比较

组别	合计	显效	有效	无效	显效率	总有效率
治疗组	35	15	16	4	42.86%	88.57%
对照组	35	6	12	17	17.14%	51.43%

结论:两组病例中医症状总疗效经 Ridit 分析,$U = -3.661$,$p < 0.01$,有显著统计学意义。治疗组中医症状总疗效明显优于对照组。

6.2.2 两组病例中医症状总积分比较(见表 5)

表 5　　　　　　　　　中医症状总积分比较($\bar{x} \pm s$)

组别	n	治疗前积分	治疗后积分	前后积分差	t	p
治疗组	35	36.31 ± 7.73	14.63 ± 7.39	21.69 ± 7.87	16.303	< 0.01
对照组	35	35.03 ± 7.16	23.80 ± 11.97	11.23 ± 7.87	8.440	> 0.05

结论:两组病例中医症状积分各自组内比较,经配对 t 检验,治疗组 $p <$ 0.01,有显著统计学意义。治疗组对改善冠心病快速性心律失常(阴虚火旺型)疗效显著。对照组 $p > 0.05$,无统计学意义。对照组不能有效改善本病症状。两组病例中医症状积分组间比较,经 t 检验,$p < 0.01$,有显著统计学意义。治疗组对改善冠心病快速性心律失常(阴虚火旺型)优于对照组。

6.2.3 两组病例中医单项症状疗效比较(见表 6)

表 6　　　　　　　　　　　中医单项症状疗效比较

中医症状	治疗组				对照组				p
	n	显效	有效	无效	总有效率/%	n	显效	有效	无效	总有效率/%	
心悸	35	22	10	3	91.43	35	13	6	16	54.29	< 0.01
胸闷	35	17	13	5	85.71	35	10	9	16	54.29	< 0.01
胸痛	33	15	13	5	84.85	30	6	10	14	53.33	< 0.05

续表

中医症状	治疗组					对照组					p
	n	显效	有效	无效	总有效率/%	n	显效	有效	无效	总有效率/%	
盗汗口干	32	17	12	3	90.62	29	6	8	15	48.28	<0.01
头晕耳鸣	35	19	12	4	88.57	33	7	10	16	51.52	<0.05
失眠多梦	33	17	13	3	90.91	34	7	8	19	44.12	<0.01
五心烦热	34	16	14	4	88.24	31	7	8	16	48.39	<0.01
腰膝酸软	35	12	18	5	85.71	32	5	10	17	46.88	<0.01
便秘	34	14	17	3	91.18	31	6	8	17	45.16	<0.01

结论:两组病例中医单项症状,各组分别经 Ridit 分析,$p<0.05$ 或 $p<0.01$,有统计学意义或显著差异。治疗组改善心悸、胸闷、胸痛、盗汗口干、头晕耳鸣、失眠多梦、五心烦热、腰膝酸软、便秘等症状明显优于对照组。

6.2.4　两组病例舌苔、脉象疗效比较(见表 7)

表 7　　　　　　　　　　舌苔、脉象比较

舌、脉症候	治疗组			对照组			p
	治疗前	治疗后	消失率	治疗前	治疗后	消失率	
舌红少苔或无苔	24	5	79.17%	21	15	28.57%	<0.05
舌红苔少津	11	2	81.82%	14	13	7.14%	<0.05
脉促或数或结代	23	5	78.26%	22	16	27.27%	<0.05
脉沉细	12	3	75.00%	13	10	23.08%	>0.05

结论:两组病例经 χ^2 检验,除脉沉细无明显改善外,其余 $p_{均}<0.05$,有统计学差异。治疗组对舌苔、脉促或数或结代的改善优于对照组。治疗组对脉沉细方面的改善较对照组无明显差异($p>0.05$)。

6.3　常规心电图分析

两组病例常规心电图疗效比较(见表 8):

表 8		常规心电图疗效比较			
组别	合计	显效	有效	无效	总有效率
治疗组	35	7	13	15	57.14%
对照组	35	3	8	24	31.43%

结论:两组病例常规心电图比较,经 Ridit 分析,$U=0.014$,$p<0.05$,有统计学意义。治疗组常规心电图 ST-T 改变优于对照组。

6.4 24 小时动态心电图分析

6.4.1 两组病例 24 小时动态心电图室性期前收缩平均心率比较(见表 9)

表 9	室性期前收缩平均心率比较($\bar{x}\pm s$)				单位:次/分
组别	治疗前	治疗后	治疗前后差值	t	p
治疗组	79.72±5.454	73.78±5.429	5.944±4.544	5.551	<0.01
对照组	84.25±5.004	79.90±5.572	4.050±3.345	5.816	<0.05

结论:两组病例进行各自的治疗前后比较,治疗组对改善室性期前收缩平均心率前后变化具有显著性意义($p<0.01$),对照组有统计学意义($p<0.05$)。两组药物均能够降低室性期前收缩的平均心率。治疗组与对照组进行 t 检验,$t=1.785$,$p<0.05$,有统计学意义。治疗组改善室性期前收缩平均心率优于对照组。

6.4.2 两组病例 24 小时动态心电图室性期前收缩的数量比较(见表 10)

表 10	室性期前收缩的数量比较($\bar{x}\pm s$)				
组别	治疗前	治疗后	治疗前后差值	t	p
治疗组	824.50±195.93	387.94±163.94	436.56±173.34	10.685	<0.01
对照组	771.65±202.07	526.05±240.96	245.60±178.70	6.146	<0.05

结论:两组病例各自进行组内比较,治疗组降低室性期前收缩数量有显著统计学意义($p<0.01$),对照组有统计学意义($p<0.05$)。两组均能够降低室性期前收缩的数量。两组组间进行 t 检验比较,$t=3.336$,$p<0.05$,有统计学意义。治疗组在减少室性期前收缩数量方面明显优于对照组。

6.4.3　两组 24 小时动态心电图快速性心房颤动心室率比较(见表 11)

表 11　　　　　　　　　快速性房颤心室率比较($\bar{x}\pm s$)　　　　　　单位:次/分

组别	治疗前	治疗后	治疗前后差值	t	p
治疗组	112.69±6.46	97.56±10.90	12.118±7.565	67.110	<0.01
对照组	113.93±6.82	104.33±12.54	7.533±4.596	5.509	<0.05

结论:两组病例各自进行组内比较,治疗组降低快速性房颤心室率有显著统计学意义($p<0.01$),对照组有统计学意义($p<0.05$)。两组药物均能够降低快速性心房颤动的心室率。两组进行组间比较,$t=2.036$,$p<0.05$,有统计学意义。治疗组在改善房颤心室率方面优于对照组。

6.4.4　两组 24 小时动态心电图快速性心房颤动总心率数的比较(见表 12)

表 12　　　　　　　　快速性房颤总心率数比较($\bar{x}\pm s$)

组别	治疗前	治疗后	治疗前后差值	t	p
治疗组	161861.94±11801.88	136650.47±17033.58	25211.47±12395.51	8.368	<0.01
对照组	164275.20±9919.61	147484.67±18252.66	16790.53±10437.61	6.230	<0.05

结论:两组治疗前后经配对 t 检验,治疗组降低快速性房颤总心率数有显著统计学意义($p<0.01$),对照组有统计学意义($p<0.05$)。两组均能够减慢房颤总心率数。治疗组与对照组组间进行 t 检验比较,$t=2.063$,$p<0.05$,具有统计学意义,治疗组在减慢房颤总心率数方面优于对照组。

6.5　治疗组治疗前后血脂、血流变的变化分析

6.5.1　治疗组治疗前后血脂的比较(见表 13)

表 13　　　　　　　　　　血脂的变化($\bar{x}\pm s$)　　　　　　　单位:mmol/L

血脂项目	治疗前	治疗后	治疗前后差值	t	p
三酰甘油	3.74±1.11	2.54±0.87	1.20±0.53	13.409	<0.05
胆固醇	6.49±0.77	4.96±0.78	1.52±0.65	13.782	<0.05
低密度脂蛋白	4.34±0.82	3.28±0.75	1.08±0.55	11.72	<0.05
高密度脂蛋白	1.01±0.43	1.23±0.48	−0.17±0.14	−6.80	>0.05

结论:治疗组治疗前后血脂比较,除高密度脂蛋白结果外,其余各组均具有统计学差异(p均<0.05)。治疗组具有降低胆固醇、三酰甘油、低密度脂蛋白的作用。治疗组对于改善高密度脂蛋白无明显作用。

6.5.2　治疗组治疗前后血流变的比较(见表14)

表14　　　　　　　　　　　血流变的变化($\bar{x} \pm s$)

血流变项目	治疗前	治疗后	治疗前后差值	t	p
全血高切黏度/MPa·s	5.42±0.80	4.14±0.48	1.28±0.57	13.259	<0.05
全血低切黏度/MPa·s	10.14±0.79	8.12±1.07	2.03±0.84	14.255	<0.05
血浆黏度/MPa·s	2.18±0.31	1.53±0.23	0.65±0.28	13.583	<0.05
纤维蛋白原/(g/L)	4.15±0.61	2.78±0.68	1.36±0.46	17.395	<0.05

结论:治疗组治疗前后比较,p均<0.05,各组均具有统计学意义。治疗组具有降低全血黏度(高切、低切)以及血浆黏度、纤维蛋白原的功效。

6.6　安全性指标观察(见表15)

表15　　　　　　治疗组血、尿、便常规及肝肾功、电解质、血糖的变化

检查项目	治疗前			治疗后		
	合计	正常	异常	合计	正常	异常
血常规	35	35	0	35	35	0
尿常规	35	35	0	35	35	0
大便常规	35	35	0	35	35	0
ALT	35	35	0	35	35	0
AST	35	35	0	35	35	0
BUN	35	35	0	35	35	0
Cr	35	35	0	35	35	0
GLU	35	35	0	35	35	0
K	35	35	0	35	35	0
Na	35	35	0	35	35	0
Cl	35	35	0	35	35	0
Ca	35	35	0	35	35	0

注:GLU 为葡萄糖,K 为钾,Na 为钠,Cl 为氯,Ca 为钙。

结论:治疗组治疗前 35 例患者血常规、尿常规、大便常规及肝肾功、电解质、血糖均无异常。治疗后对治疗组 35 例患者进行复查,各项指标均无异常。

讨 论

1 中医学对心悸的认识及论治概况

关于对心悸的认识,早在《内经》中即有"心忧惕""心澹澹大动"等描述,东汉张仲景在《伤寒杂病论》中正式提出了"惊悸""怔忡"的病名。自汉以来,历代医家对心悸的认识不断深入,关于其病因、病机和治法的相关描述甚多。本文参阅古代文献,结合近代医家的各种观点,将心悸病因大致分为外感和内伤两大类,而内伤部分则主要通过五脏六腑与心的关系进行脏腑论治。具体如下:

1.1 从外邪论治心悸

心悸的致病因素有外感和内伤之分。《素问》指出,外感风、寒、湿、火、热之邪均可导致心悸。风为百病之长,善行而数变,致病迅速,易变生他病,一般无固定的发病时间和部位,临床表现形式不一,和心悸发病的病证特点有相通之处。故外感之邪中又尤以风邪致悸论述较多。风邪致悸的共同特点为心气、心血不足,复感风邪。

1.2 从脏腑论治心悸

中医理论是一个有机整体,强调整体观念、辨证论治。中医五脏六腑之间存在密切的关系,一脏有病,可传及他脏。心悸归属于心系疾病范畴,自然也可由五脏六腑致病。结合临床,心悸的脏腑论治大致可分为心肝同治、心脾同治、心肺同治、心胆同治、心胃同治。

1.2.1 心肝同治

肝郁致悸学说始于汉代张仲景的《伤寒论》,"少阴病,四逆,其人或咳,或悸……四逆散主之"。治疗此类心悸则应心肝同治,气血并调。重在疏肝气、养肝血以治本,根据痰、火、瘀之偏重以治标,临床分为肝气郁结、心肝血虚、肝阴亏虚、肝郁脾虚、肝火扰心、心肝血瘀六型。治疗上从肝论治,根据肝脏疏泄不及和太过,采用以刚克柔和以柔克刚之法,分别用柴胡疏肝散、逍遥散、越鞠丸加减治疗和天麻钩藤饮、镇肝熄风汤、丹栀逍遥散加减治疗。

1.2.2 心脾同治

心主血脉,血行脉中,而血之行在于气。一身之气的行运又需以脾升胃降为枢机。脾胃为后天之本,气血生化之源,心脾功能的协调主要体现在气血的运行。心脾同治要从心脾两虚,心失所养以及脾失健运,痰湿内生,扰动心神而致心悸两方面来论治。治疗上以"实脾土、燥脾湿"为原则,从心脾两脏着手,多以养血健脾调气、镇静养心安神为主。临床上常用养心汤、朱雀丸、宁志丸、朱砂安神丸等相应方药。

1.2.3　心肺同治

心主血,肺主气,气为血之帅,血为气之母。肺气壅滞或者心血不足,均可导致心肺功能异常,心肺失于协调而出现心悸、胸闷等症状。肺病日久可致心病,而其中又以气血运行失调为主要病机,临床表现为心慌、气短、憋气、汗出、咳嗽咳痰、失眠等症状。在心系疾病或肺系疾病的后期,肺病日久,气虚血瘀,耗伤心气,或心病日久,心血瘀阻,肺失宣降,以致出现本虚标实证。本虚多为气(阳)阴两虚,宗气不足;标实为心脉瘀阻或水饮凌心。此皆属于心肺同病,如若单纯对某一脏腑进行治疗,效必不佳,治疗上必须要心肺同治。

1.2.4　心胆同治

心虚胆怯是导致惊悸的重要因素之一。人之元神藏于脑,人之识神发于心,识神者,思虑之神也,指出了心、胆、脑、神之间的相关性。现今亦有越来越多的关于胆和冠心病心律失常的发病关系及胆心综合征的研究。胆虚痰扰,心神失养是心悸的基本病机之一,治疗上多以温胆汤加减化痰宁胆,镇心安神。

1.2.5　心胃同治

心在胃上,胃在心下,心胃在解剖位置上相比邻。在病理上,心胃亦常常相互为病。邪犯阳明多致正盛邪实之实热,阻滞经络或胃海,经气下降不畅,心肾不交,心阳偏亢,心神不宁,这也是阳明胃病导致神志异常的重要原因。心藏神,胃气通降正常是心神安宁的保证。胃失通降可导致心悸,而心神不安又可影响胃之通降,出现胃胀、腹满、恶心、纳呆等一系列胃系疾病。在临床上,心悸和胃脘部不适常常同时出现。故治则为心胃同治,治法多为理气调神,清胃泻心,蠲痹宁心,调补心脾。

2　交通心肾法治疗心悸的理论探究

2.1　心肾相交的理论渊源探析

心肾在生理上处于阴阳和合状态称为"心肾相交"。命门与肾同为五脏之本,肾阴为命门之水,肾阳为命门之火,二者互根互用,为五脏阴阳之根本,为生命水火之源。命门学说确立了肾脏在五脏中的作用及与其他四脏之间的关系。心阴与心阳分别以肾阴、肾阳为各自的根本,彼此互根互制,心肾相交是一个必然的生理过程。心肾相交的机制主要通过上下、阴阳水火升降理论来阐述。少阴心肾之真阴真阳是心肾相交的动力,心血肾精是心肾相交的物质基础。

2.2　心肾不交是冠心病快速性心律失常重要的病理基础

心肾不交为心肾相交的病理状态。肾阴亏虚,不能上济于心阴,心火失于心阴的涵养而不能下济肾阴反而上亢,导致心肾相互滋养、相互制约功能失调的状态称为"心肾不交"。心肾不交主要表现在肾阴和心火两方面。导师根据多年临床经验,认为冠心病快速性心律失常的患者多为中老年人,气阴自半,肾为一身阴阳之本,肾阴不足,不能上济心阴,阳不受阴制,心阳偏亢,继而化火,扰及心神,心神不安,发为该病。肾阴亏虚,火扰心神为本病的重要病机,证属阴虚火旺型。心肾不交为本病的病理基础,其主要相关脏腑为肾、肝二脏。肾阴亏虚,不能上济于心阴,心火失于心阴的濡养而不能下潜肾阴,反而上亢。同时,相火失于肾阴的滋养,亦随心火而妄动,共同上扰心神,导致心肾相互滋养、相互制约功能失调的状态而出现心悸、胸闷、五心烦热、盗汗、口干、潮热、失眠多梦等一系列临床症状。

2.3　滋阴清火,交通心肾为本病的治疗大法

导师根据本病肾阴亏虚,火扰心神的病机,遵循"治病求本,调整阴阳"的治则,以滋阴清火,交通心肾作为本病的治疗大法。即通过纠正患者心肾二脏的虚实偏向,调理阴阳,进而调节心主血脉、藏神的生理功能,修复气血失调状态。交通心肾不仅仅是对二脏的调理,更重要的是使二脏阴升阳降,达到水火既济,阴平阳秘的状态。

导师参阅古代大量医学文献,结合自己的临床经验,认为交通心肾不仅着重从心和肾的两脏进行论述,肝脏在心肾相交方面的作用亦不容忽视。提出治疗方面应遵循两点:

一是宁心,实肾。此观点可以概括为滋肾阴,清心火,养心神。导师认为,此处清火不仅仅指清心火。朱丹溪一直秉承"心火动,则相火亦动"的观念,君火为后天之火,相火为先天之火。相火"守位秉命",为推动生命运动的原动力,在君火的统帅下,发挥正常的生理功能。且相火依附于肝肾之阴而作用,肾阴

亏虚,心火上扰,则相火亦动,心火、相火上扰心神,出现心悸、失眠等症状。故清火为清心火和相火,真正达到宁心安神之效。

二是调肝。心肝肾三脏关系密切。肝血充足,肝脏功能正常是心肾相交的重要物质基础。肝脏位于心肾之间,为心肾相交之中介,在心肾相交过程中起着疏通、导引作用。肝木郁,则心肾相交之通道受阻。肝主藏血,肾主藏精,肝肾精血同源。心肾二脏失调亦可累及肝脏,导致肝失畅达,互为因果。综上所述,肝脏在心肾相交过程中起着不可替代的作用。故在治疗心肾不交疾病的过程中,需适当加用疏肝、养肝之法,使肝保持"木得遂其调达之性",而使心肾之气均通于肝而相交。

3　滋阴宁心饮的方药分析

3.1　组方配伍特点

滋阴宁心饮是以酸枣仁汤为底方进行加味而成。酸枣仁汤出自汉代张仲景《金匮要略》,功能为补虚养血清热,除烦养心安神。主治肝血不足,虚热内扰而致的心悸、虚烦、失眠多梦等症状。导师在原方基础上加生地、龟甲、黄连等药物,创立滋阴宁心饮(炒酸枣仁、生地、川芎、知母、龟甲、黄连、茯苓、延胡索、女贞子、甘松、莲子心、炙甘草)。本方主治冠心病快速性心律失常(过期前收缩动、窦性心动过速、快速性心房颤动等),病机为肾阴亏虚,火扰心神;辨证属于阴虚火旺型;主要症状:心悸、胸痛或胸闷、五心烦热、盗汗口干、失眠多梦、头晕耳鸣、腰膝酸软、舌红少苔或无苔、脉数或促或结代;治法为滋阴清火,交通心肾。方中生地、炒酸枣仁共为君药,滋肾阴,清心火,养血安神。龟甲甘咸寒,滋阴潜阳,养血安神;知母甘寒质润,滋养阴血而润燥,清虚热安神而除烦;黄连苦寒,清泻心火,与君药相伍,加强滋阴清火之功,共为臣药。莲子心苦寒,清心安神,交通心肾;延胡索行气活血止痛;川芎辛温,活血化瘀,行气止痛,与大量酸枣仁相伍,辛散与酸敛并用,补血与行血结合,调肝血,疏肝气;女贞子甘凉,佐助生地清补肝肾之阴;茯苓甘淡渗利,健脾和胃,防止补阴药物过于滋腻,困脾生湿,又佐助酸枣仁宁心安神;甘松行气开郁,加强养心定悸之功效,以上共为佐药。炙甘草为使药,与酸枣仁合用,酸甘化阴生津,兼顾益气复脉,和中缓急,调和诸药。

总览本方的配伍特点,养阴药与清火药同用,培本清源,使肾水充足,则火源自降,心肾同治,重在补肾;辛散药与酸敛药同用,补血行血同施,养血调肝,体现了肝"体阴而用阳"的特性;滋阴药中加入行气活血之药,使本方滋而不腻,补而不滞。诸药合用,共奏滋阴宁心,交通心肾之功。

4 滋阴宁心饮临床疗效分析及作用机制探讨

4.1 临床疗效分析

临床研究结果显示,滋阴宁心饮治疗冠心病快速性心律失常患者 35 例,抗心律失常总疗效的总有效率为 85.71%,显效率为 37.14%;中医症状的总有效率为 88.57%,显效率为 42.86%。分别与对照组相比,均有统计学意义($p<0.05$ 或 $p<0.01$)。中医症状总积分、中医单项症状的改善与对照组相比,有统计学差异或显著差异($p<0.05$ 或 $p<0.01$)。尤其对心悸、盗汗、口干、失眠多梦、便秘症状的改善,有效率达 90% 以上,疗效显著。心电图观察,滋阴宁心饮可通过改变 ST-T 而改善心肌缺血状态,其总有效率为 57.14%。24 小时动态心电图显示,滋阴宁心饮在减缓室性期前收缩的数量、平均心率、快速性心房颤动的心室率、总心率方面,均优于对照组($p<0.05$)。对心律失常疗效和其类型进行比较,说明滋阴宁心饮作用广泛,对室性期前收缩和快速性心房颤动均有效,无统计学意义($p>0.05$)。通过对心律失常疗效与其病情程度的关系分析,说明滋阴宁心饮对各种轻、中、重程度的快速性心律失常均有稳定疗效($p>0.05$)。

4.2 滋阴宁心饮作用机制探讨

现代研究表明,冠心病快速性心律失常的发病机制主要为离子通道电流失衡、心肌缺血的损伤、脂质过氧化及氧自由基增加等。血脂异常升高和血流变的生化改变是本病的主要危险因素。血脂的异常增高既可促进冠状动脉粥样硬化斑块的形成,也可造成粥样斑块的不稳定,引发心肌缺血和心肌梗死等急性事件。这些事件有可能导致恶性室性心律失常的发生。目前研究认为,三酰甘油、胆固醇与冠心病动脉狭窄程度呈正相关,低密度脂蛋白是致动脉硬化的基本因素,高密度脂蛋白是人体内抗动脉硬化的脂蛋白。故改善血脂是防治冠心病快速性心律失常的重要环节。血液流变性反映组织微循环灌注情况。心肌微循环系统血液流变性变化与冠心病的发生、发展密切相关。心律失常起源于心肌细胞电生理活动异常,而冠脉对心律失常起源部位的血液供应又是维持这种电活动的必要条件。血液流变特性的改变通过对冠脉血流的影响而进一步诱发快速性心律失常,可导致严重的血流动力学改变,进而加重病情,甚至引发猝死,危及生命。因此,改善血液流变性也是防治冠心病快速性心律失常的重要措施。通过对治疗组治疗前后血脂及血流变数值的比较,滋阴宁心饮能够降低三酰甘油、胆固醇、低密度脂蛋白、全血高切黏度、全血低切黏度、血浆黏度、纤维蛋白原的含量,从而改善脂质代谢紊乱及血液流变性。

5 安全性分析

对滋阴宁心饮进行安全性评价发现,治疗前后治疗组患者的血常规、尿常规、大便常规、肝肾功、电解质、血糖等均无异常,也无其他不良反应。由此可见,滋阴宁心饮治疗冠心病快速性心律失常,疗效确切,安全性高,相较于抗心律失常作用的西药,有显著优势,在临床实践中具有较高的推广价值。

本课题在导师徐慧教授的指导下,参阅中医四大经典、历代医家学说,结合中医基础理论,通过大量的临床实践,创新性地提出了心肾不交是冠心病快速性心律失常(阴虚火旺型)的病理基础;肾阴亏虚,火扰心神为本病重要病机;滋阴清火,交通心肾是本病的治疗大法,强调了肝脏在心肾相交中的重要作用,并自拟滋阴宁心饮进行病例观察以验证其临床疗效。应用滋阴宁心饮对符合本病标准的 35 例患者进行临床观察,以稳心颗粒作为对照组。研究结果:滋阴宁心饮治疗冠心病快速性心律失常 35 例,抗心律失常总有效率为 85.71%;中医症状改善总有效率为 88.57%;心电图观察 ST-T 段改变,总有效率为 57.14%。以上结果与对照组比较,均有统计学意义或显著统计学意义($p<0.05$ 或 $p<0.01$)。滋阴宁心饮具有抗心律失常,改善临床症状及抗心肌缺血的作用,通过降低血脂和改善血流变学从而改善脂质代谢紊乱及血液黏滞状态,治疗室性期前收缩和快速性心房颤动疗效显著,且安全性高,无不良反应。

(作者:李明婷 指导老师:徐 慧)

参地甘草汤治疗气阴两虚型持续性心房颤动的临床观察

心房颤动属于心系疾病,在临床上极为常见,是相对严重的心律失常性疾病,临床表现主要以心慌为主,因其常合并冠心病的发生,故时常兼有胸闷、胸痛、乏力等临床表现。心房颤动中医上证属心悸、怔忡范畴。心为一身之君,诸脏腑之主,与脉相通,通行血气。心气充养心阳心阴,心气不足则影响心血运行,血流滞缓,易生瘀血;心阳因之以虚,水饮、痰浊上扰心神,君主不明。心阴亏虚,阴气调控和宁静作用减弱,心神躁扰不安,则心失职司,不能主血,血运不和,身不得血养,故有心慌、乏力等表现。综上,心房颤动总以心气、心阴不足为病机特点,以气阴两虚证型为多见。

导师徐慧教授在心血管领域从事临床工作40余年,在心血管病的诊疗方面积累了大量经验,尤其对持续性房颤的中医治疗,更是见解独到。她认为,该病多是因患者久病体虚,耗伤气阴,气阴不足,心失所养而发为此病。在治疗上,应以益气养阴为主。导师结合多年临床实践,融和古今名医证验,对经方炙甘草汤进行化裁,自成参地甘草汤,用于临床多获良效。为了对临床治疗房颤有所裨益,遂决定临床观察,希望对房颤的治疗有所突破,减少患者的痛苦,提高患者的生活质量。

临床研究

1 纳入病例标准

同时符合以下5项:

（1）符合持续性心房颤动（心室率在 100～180 次/分）；西医诊断标准。

（2）病例经中医心悸诊断标准和气阴两虚证辨证标准验证符合者。

（3）未服用任何抗心律失常药物 2 周及以上。

（4）年龄在 18～70 岁。

（5）签署知情同意书者。

2　临床观察方法

2.1　分组及治疗方法

2.1.1　病例分组

入选的 60 例气阴两虚型持续性心房颤动病例，按年龄、性别、中医主证以及持续性房颤的严重程度随机分为中药治疗组（30 例）和对照组（30 例）。

2.1.2　研究方法

（1）洗脱：研究前 1 个月，即开始行低盐低脂饮食，运动适度；研究前 1 个月停用其他抗心律失常的药物，既往患有冠心病的患者，继续服用基础药物维持治疗；洗脱期结束，开始本试验治疗。

（2）治疗期：

①基础治疗：治疗期间，继续低盐低脂饮食，避免服用烈酒、咖啡、浓茶等刺激性饮料，避免剧烈运动，继续服用治疗基础疾病的药物。

②分组治疗：中药治疗组给予参地甘草汤和美托洛尔缓释片（47.5 mg，每天 1 次）治疗，参地甘草汤组成：炙甘草 12 g，麦冬 15 g，生地 10 g，党参 20 g，柏子仁15 g，酸枣仁 30 g，五味子 6 g，茯苓 12 g，黄连 10 g，白芍 15 g（济南市中医医院煎药房制备），一日 2 次，每次 1 袋，早晚服用。对照组：予以美托洛尔缓释片（47.5 mg，每天 1 次）治疗。

③治疗期间，不得服用其他的抗心律失常药物。治疗过程中如果出现心室率大于 180 次/分，则随时作急诊处理。

（3）治疗时间：中药治疗组及对照组的疗程均为 4 个周。

2.2　观察项目及指标

2.2.1　安全性观测（治疗前、治疗后各做一次）

（1）血常规、尿常规、大便常规化验。

（2）心电图及肝功能检查（含 AST、ALT 两项）、肾功能检查（包括肌酐、尿素氮两项)。

(3)电解质(包括钾离子、钠离子、氯离子、钙离子 4 项)。

2.2.2 疗效性观测

(1)中医临床症状及体征的前后变化;舌象及脉象治疗前、治疗后各做一次记录。

(2)24 小时动态心电图治疗前、治疗后各做一次,记录变化情况。

(3)血脂变化(含 TC、TG、HDL、LDL 4 项)。

2.3 安全标准

1 级:安全,试验前后未发现任何不良反应;安全性指标检查亦无异常。

2 级:比较安全,试验过程中偶有患者出现轻度不良反应,但不需做任何处理,仍可继续给药;安全性指标检查没有异常。

3 级:有安全性问题,试验过程中有患者出现中等程度的不良反应;或安全性指标检查存在轻度异常,经过处理后可继续给药。

4 级:因试验过程中有患者出现严重不良反应中止试验;或试验前后安全性指标检查存在明显异常。

3 统计学方法

试验过程中所有数据均通过 SPSS 17.0 统计软件包进行分析,依据观察指标及数据的不同,计量数据以 $\bar{x} \pm s$ 表示,治疗前后比较方差齐时用配对 t 检验,方差不齐时用 t' 检验;计数资料以频数表示,运用 χ^2、Fisher 确切概率法、Ridit 分析进行检验。检验标准为 $p < 0.05$。

研究结果

1 一般资料

选取 2012 年 12 月～2013 年 12 月来自济南市中医医院门诊及病房的年龄为 40～70 岁,经中医辨证为气阴两虚型之持续性房颤患者 60 例,随机分为中药治疗组(参地甘草汤联合美托洛尔缓释片治疗)30 例和对照组(美托洛尔缓释片治疗)30 例。其中,男性 31 例,女性 29 例。

2 治疗结果

2.1 两组总疗效比较(见表1)

表1　　　　　　　　两组总疗效比较

组别	例数	显效	有效	无效	总有效率/%	p
治疗组	30	12	16	2	93.33	<0.05
对照组	30	9	12	9	70.00	

结论:经 Ridit 分析检验,两组病例相比较,治疗组总疗效优于对照组($p<$ 0.05)。

2.2 中医症状疗效

2.2.1 两组病例中医症状总疗效比较(见表2)

表2　　　　　　　　中医症状总疗效比较

组别	n	症状疗效			总有效率 /%	p
		显效	有效	无效		
治疗组	30	3	22	5	83.33	<0.05
对照组	30	0	16	14	53.33	

结论:经 Ridit 分析检验,两组比较,治疗组中医症状总疗效优于对照组(p <0.05)。

2.2.2 两组病例中医单项症状疗效比较(见表3)

表3　　　　　　　　单项中医症状疗效比较

症状	治疗组					对照组					p
	例数	显效	有效	无效	总有效率/%	例数	显效	有效	无效	总有效率/%	
心悸	29	9	15	5	82.76	30	4	15	11	63.33	<0.05
胸闷	29	12	14	3	89.66	30	8	11	11	63.33	<0.05
胸痛	20	9	9	2	90.00	21	3	10	8	61.90	<0.05

续表

症状	治疗组					对照组					p
	例数	显效	有效	无效	总有效率/%	例数	显效	有效	无效	总有效率/%	
口干	27	10	12	5	81.48	27	2	11	14	48.15	<0.05
乏力	29	8	16	5	82.76	30	3	15	12	60.00	<0.05
不寐	30	4	20	6	80.00	30	0	14	16	46.67	<0.05
盗汗	29	6	17	6	79.31	26	2	6	18	30.77	<0.05
舌象	30	0	17	13	56.67	30	0	7	23	23.33	<0.05
脉象	30	0	11	19	36.67	30	0	3	27	10.00	<0.05

结论:经 Ridit 分析检验,各单项中医症状疗效,治疗组均优于对照组(p均 <0.05)。

2.2.3 两组中医总积分变化比较(见表 4)

表 4　　　　　两组总积分变化(积分差值)比较($\bar{x}\pm s$)

组别	平均总积分		积分差值	p
	治疗前	治疗后		
治疗组	20.83±2.85	11.13±3.10	9.63±3.41	<0.05
对照组	21.73±3.76	16.13±3.77	6.60±3.38	<0.05

结论:两组治疗后总积分差值比较,经 t 检验,治疗组优于对照组($p<0.05$)。

2.3 中药治疗组血脂变化(见表 5)

表 5　　　　　中药治疗组血脂变化　　　　　单位:mmol/L

血脂	治疗组($n=30$)		p
	治疗前	治疗后	
TC	5.15±0.73	4.09±1.54	<0.05
TG	2.06±0.58	1.74±0.45	<0.05
HDL	1.55±0.39	1.64±0.33	>0.05
LDL	3.45±0.59	2.81±0.47	<0.05

结论:中药治疗组治疗前后比较,TC、TG、LDL 均有明显变化,经 t 检验,有统计学意义($p<0.05$)。

2.4 两组心室率变化差值比较(见表6)

表 6 两组心室率变化差值比较 单位:次/分

组别	例数	治疗前平均心率	治疗后平均心率	平均心率差值	p
治疗组	30	117.57 ± 7.85	100.67 ± 9.80	17.07 ± 7.06	<0.05
对照组	30	118.70 ± 7.62	105.73 ± 12.48	12.30 ± 6.17	<0.05

结论:经 t 检验,两组治疗后组内平均心率比较,有统计学意义($p<0.05$)。经 t 检验,治疗组平均心率变化优于对照组($p<0.05$)。

2.5 安全性指标检测

治疗组治疗前后血常规、尿常规、大便常规、肝功能、肾功能、生化检测,结果如表7所示。

表 7 治疗组安全性指标变化

检查项目	治疗前			治疗后			新增异常
	例数	正常	异常	例数	正常	异常	
血常规	30	30	0	30	30	0	0
尿常规	30	30	0	30	30	0	0
大便常规	30	30	0	30	30	0	0
肝功能	30	30	0	30	30	0	0
肾功能	30	30	0	30	30	0	0
生化	30	30	0	30	30	0	0

结论:治疗结束时,各安全性指标检测项目均未发现有异常者。

讨 论

1 祖国医学对房颤的诊治

房颤属于"心悸"范畴,心悸的临床症状特点为:①发作时患者自觉心慌不安,严重时不能自主;②发作多呈阵发性,也有很多为持续发作;③房颤的发生多存在诱因,如情志不调、劳累或外感等。房颤的病因可归纳为:①禀赋不足、年老、久病;②饮食不节,起居不时;③情绪波动,七情内伤;④外邪袭表,渐次相传等。心悸的病机复杂,有虚有实,常见证型包括气阴两虚、心虚胆怯、心血不足、心阳不振、心脉瘀阻、水饮凌心等。心悸病位责之于心,病性可虚可实,亦可相互夹杂。其中,虚者有因心气亏虚,有因心血不足,亦可为气阴两虚、心阳不振;实者多表现以瘀血、痰饮等病理产物致病。如果素体亏虚或久病不愈,正气耗损,心失所养,病及心气,则心气不足,发为心悸;或是本虚标实,瘀血为患阻滞血脉,或津液代谢失常,气滞津停,为痰为饮,上积于胸中,胸阳受制不能散布,胸阳不振,也发为心悸。脾主运化,运化失司,生化乏源,心失所养,发为心悸;或脾失健运,水液代谢失常,湿邪内阻于中,上可凌心,发为心悸。肝脏疏泄失司,气机失调,气不行血,血行不畅,或有情志不遂,肝郁气滞,或肝气久郁化热化火,肝火扰动,导致心神不宁,心肝火旺,皆可引起心悸。肺失宣降,水液代谢失常,停而为饮,阻滞气机,影响胸阳宣散,发为心悸。若素体亏虚,不知摄生,房事不节,造成肾阴竭乏;或肾阴不足,肾阴心阳不能相交,虚火妄动,扰及心神;或有肾阳亏虚,阳气不足以制水,水气泛滥于中,上凌于心,亦可为悸。此外,胆与胃同心悸的发生也有密切联系。对于心悸的治疗,其方法多种多样,既有常规的益气养血、滋阴润肺、健脾养心、疏肝理气、滋阴益肾,又有舒肝理气、通腑泄热、涤痰通络、温阳复脉等,可谓治法丰富多彩。

2　参地甘草汤配伍组方特点

针对房颤气阴两虚的证候特点,治疗上应以补益心气,滋养心阴为治疗原则。心主血,其藏神之职也即主血的延伸。血的运行离不开心阴、心阳的协调作用,而心气充沛则心阳充盛,也即血的运行离不开心阴、心气的协调作用。心气充养心阳,心阳不虚则水饮、痰邪无以凌心,心神自然轻灵;心阴不亏则心火不亢,火热之邪难扰心神,心神自在清明。若心气、心阴不足,则心主血功能失常,心脉血运不利,心神扰动或不得其养,则病心悸。气阴两虚型房颤患者多见心悸、胸闷、胸痛、失眠、口干、盗汗、乏力等症状。心悸的出现多是由于心阴不足,阴不能敛阳,阳气躁扰,心神失其通明之性,不能宁静以行君令,行血不得其序,故心慌悸动不安;胸闷为心气不足,心气不足则心阳不展,胸阳不振,发为胸中憋闷;胸痛的出现多是由于心气不足,血运无力,心脉滞缓瘀滞,不通则痛;失眠是因为阴气不足,无力敛阳,阳不能入于阴,躁扰于外,神不安宁;口干是因为阴气不足,阴津亏虚,不能上达口舌诸窍;盗汗则是因为阴虚内热,阳气偏盛亢奋,尤以入夜之时,阴更不能主令,阳失所制所归,故迫津外出;乏力的出现是因为心气不足,不能为周身行运血液以灌溉之,四体不得宣养,则发为乏力。上述诸症皆以气阴两虚为特点,气阴得复,则诸症可解。

参地甘草汤是以仲景炙甘草汤为基础方,原方功能益气滋阴,补血复脉,主治气虚血弱之心悸怔忡等。导师在原方基础上减去桂枝,恐其伤阴;改麻仁为柏子仁,增加养阴安神之功;加白芍、五味子合炙甘草酸甘化阴;辅以麦冬、石斛以增养阴之效;改阿胶为黄连,使阴火得解。其中炙甘草补心气为君,甘能和缓心神,健脾益气,脾健则人身之气旺,心气不虚,且脾健则生化无穷,心阴之源不乏竭。生地、党参滋阴益气为臣,其中生地能入血分,归心经,以其凉润之性滋养心阴;党参甘平助脾,脾气渐充,则气阴化源不竭。麦冬辅助臣药增加养阴之功,芍药、五味子合甘草以酸甘化阴,柏子仁、酸枣仁益心气安心神、敛汗、生津、止渴,黄连、茯苓同入心经,相济以泻郁火,上药各施其功以为佐。诸药并用,以滋心阴,养心气。

3　疗效分析

3.1　有效降低心室率

治疗组以参地甘草汤联合美托洛尔缓释片协同控制持续性心房颤动(气阴两虚型)患者的心室率,总有效率为93.33%,与对照组(单纯美托洛尔缓释片治疗,总有效率为70.00%)相比较,治疗结果明显优于对照组。两组结果比较具有统计学意义($p<0.05$)。

3.2　明显改善中医临床症状

试验结果显示,治疗组在改善心悸、胸闷、胸痛、口干等中医临床症状方面疗效突出,其中治疗组心悸总有效率82.76%(对照组63.33%),胸闷总有效率89.66%(对照组63.33%),胸痛总有效率90.00%(对照组61.90%),口干总有效率81.48%(对照组48.15%),乏力总有效率82.76%(对照组60.00%),不寐总有效率80.00%(对照组46.67%),盗汗总有效率79.31%(对照组30.77%),舌苔改善,治疗组总有效率56.67%(对照组23.33%),脉象改善,治疗组总有效率 36.67%(对照组 10.00%)。综上所述,治疗组对于中医临床症状的疗效均明显优于对照组,两组比较有统计学意义($p<0.05$)。

3.3 有效改善患者血脂情况

试验结果显示,治疗组治疗前后比较,TC、TG、LDL 均有所改善($p<0.05$)。结果表明,参地甘草汤能有效改善患者血脂情况。

本课题在导师徐慧教授的指导下,充分运用中医辨证论治的精髓,对持续性房颤的病因病机进行认真分析,认识到气阴两虚为持续性房颤的常见类型。心气充养心阳,心阳不虚则水饮、痰邪无以凌心,心神自然轻灵;心阴不亏则心火不亢,火热之邪难扰心神,心神自在清明。心神安则心主血功能正常。针对房颤气阴两虚证的症状特点,化裁仲景炙甘草汤为参地甘草汤,以益心气,养心阴。

研究结果:治疗组总疗效优于对照组($p<0.05$),参地甘草汤联合美托洛尔缓释片能有效控制房颤患者心室率。对于中医各项临床症状,参地甘草汤联合美托洛尔缓释片治疗能起到明显缓解临床症状的作用,可以提高患者的生活质量,与对照组相比较,结果优于对照组,有统计学意义($p<0.05$)。中药治疗组治疗前后比较,TC、TG、LDL 均有所改善($p<0.05$),说明参地甘草汤能有效改善患者血脂情况。安全性检测结果显示,治疗前后,治疗组患者无不良反应出现,说明参地甘草汤临床应用安全。

由于观察疗程较短,而中医的治疗优势无法在短时间内得以充分发挥,如果有条件,可以进一步通过更长疗程、更大样本的试验来观察和验证参地甘草汤对于气阴两虚型持续性心房颤动的临床总疗效。尽管试验存在不足,但参地甘草汤联合美托洛尔缓释片仍展现出对于房颤治疗的巨大优势,有必要进一步应用于临床,以提高房颤患者的生活质量。

(作者:刘 强　指导老师:徐 慧)

参芪抗衰合剂对气阴两虚型慢性心力衰竭的治疗

心力衰竭是一组复杂临床综合征,主要由心脏结构或功能异常导致心室射血或充盈受损引起。慢性充血性心力衰竭为各种心脏疾病发展的严重阶段及主要并发症,目前已成为全球普遍关注的公共卫生问题。"慢性心力衰竭"的病名在传统中医中无法找到,但在祖国中医数千年的发展过程中,对心力衰竭的探索一直没有停止。在慢性心力衰竭的治疗上,西药具有见效快的优势,但由于药物的禁忌证及毒副作用等多种原因,西药的临床应用受到了一定的限制。与此同时,很多中药毒副作用少,安全性高,既能标本兼治,又能充分发挥良好的近远期疗效。为了进一步有效地治疗慢性心力衰竭,中西药并用是重要治疗方法,具有可观的前景。

参芪抗衰合剂是导师根据多年临床经验,在出自《医学启源》中生脉散的基础上加减变化而来。应用参芪抗衰合剂治疗慢性心衰,标本同治,虚实兼顾,同时又结合了现代医学的药理研究成果,取得了较好的疗效。

临床研究

1 病例纳入标准

(1)符合现代医学慢性心力衰竭的诊断标准,并且心功能在Ⅱ～Ⅲ级的患者。心力衰竭分阶段标准为:阶段 B 和阶段 C。

(2)符合中医症候诊断标准,并且辨证属于气阴两虚型的患者。

(3)年龄为 40～85 岁的患者。

(4)因服西药其临床表现稳定在 1 周以上的患者,维持原治疗方案。

(5)自愿进入该研究的患者。

2　临床资料

（1）观察病例全部来自于 2017 年 2 月～2018 年 2 月在济南市中医医院心血管内科的门诊及住院患者。

（2）全部所选病例诊断为慢性心力衰竭，祖国医学辨证为气阴两虚证。

（3）所选病例 60 例，随机分成治疗组与对照组，每组 30 例。

（4）治疗组和对照组具有良好的均衡性（如性别、年龄等方面）。

3　治疗方法

3.1　对照组

参照中华医学会心血管分会发布的《2014 中国心力衰竭治疗指南》所推荐的治疗方法，治疗组和对照组患者住院后，依据他们的病情予以下基础治疗。

（1）一般性治疗：祛除诱发因素，监测体质量，调整生活方式（限钠、限水、低脂饮食、戒烟、休息和适度运动等）。

（2）利尿剂：予以呋塞米片 10～20 mg，每日 1 次口服；螺内酯 20 mg，每天 1～2 次口服。

（3）血管紧张素转化酶抑制剂（ACEI）：马来酸依那普利片 5 mg，每天 1 次口服（若患者出现咳嗽等不耐受症状，则选用氯沙坦钾片 50 mg，每天 1 次口服）。

（4）β-受体阻滞剂：酒石酸美托洛尔片从 6.25 mg 开始，每天 2 次口服，心率控制不满意者适当调整，达到控制心率满意为止。

（5）强心剂：地高辛片 0.0625 mg，每天 1 次口服。1 周之后根据患者的病情，调整患者的用药剂量或暂停用药。

（6）如果治疗组和对照组患者中有合并冠状动脉粥样硬化性心脏病等其他疾病者，应予抑制血小板聚集药物：拜阿司匹林片 100 mg，每天 1 次口服；他汀类降血脂药物：瑞舒伐他汀片 10 mg，每天 1 次临睡服；单硝酸异山梨酯片 10～20 mg，每天 2 次口服以扩张冠状动脉。

3.2　治疗组

首先应用对照组的基础治疗，然后在此基础上加用参芪抗衰合剂。参芪抗

衰合剂组方如下:

人参 15 g(单煎)　　麦冬 10 g　　五味子 10 g　　酸枣仁 30 g

生龙骨 15 g　　　　茯苓 12 g　　黄芪 30 g　　　炙甘草 10 g

煎煮注意事项:每剂药物先用冷水浸泡 30 分钟,煎药的水量应当超过药面 2 cm。先用武火烧开之后,改用文火慢煎 20 分钟;煎两次,两次煎取的药液混均匀;单煎人参,药液与其他药液混合,取药液剂量 400 mL;早、晚各 200 mL,饭后半小时服用。

3.3　观察时间

治疗组、对照组均为 4 周。

3.4　疗效观察项目

(1)中医证候积分。

(2)心功能分级。

(3)Lee 氏心衰积分。

(4)血浆氨基末端脑钠尿肽(NT-proBNP)含量。

(5)心脏超声检查:患者取左侧卧位,取左胸骨旁左室长轴切面用 M 超测定舒张末期左室前后径、室间隔厚度、左室后壁厚度,测定收缩末期左室前后径、室间隔厚度、左室后壁厚度。自动计算出左室射血分数、每搏输出量。

3.5　安全性观察项目

治疗前、治疗后分别对患者以下安全性指标进行观察:①基本生命体征;②尿常规;③血常规;④大便常规;⑤电解质;⑥心电图;⑦肝肾功能;⑧可能出现的其他不良反应。

4　统计学方法

(1)所有收集的临床资料都应用 SPSS 18.0 统计学软件进行处理分析。

(2)计量资料采用均数±标准差($\bar{x} \pm s$)来表示,并进行方差齐性检验,方差不齐时用秩和检验,方差齐则用 t 检验。

(3)计数资料行卡方检验,率显著性检验用 Ridit 分析。

(4)以 $p < 0.05$ 为差异有统计学意义。

5 研究结果

5.1 治疗前后 NT-proBNP 对比（见表1）

表1   治疗前后两组 NT-proBNP 对比（$\bar{x}\pm s$）

组别	NT-proBNP/(pg/mL)			组内比较	组间比较	比较差值
	治疗前	治疗后	前后差值	p	p	p
治疗组	1133.53±311.97	655.30±188.17	478.23±301.58	0.000	0.110	0.003
对照组	1317.77±479.24	548.27±243.92	769.50±360.31	0.000		

如表1所表示进行统计学分析：

(1)两组患者治疗前后经 t 检验，$p<0.01$，治疗前治疗后差异显著。

(2)两组组间对比，$p>0.05$，对比无差异。

(3)治疗前后的差值对比，$p<0.05$，有明显差异，说明治疗组的 NT-proBNP 水平下降更为明显。

5.2 治疗组对照组心脏功能的治疗效果比较（见表2）

表2   治疗组对照组心脏功能的治疗效果比较[$n(\%)$]

	例数	显效	有效	无效	总有效率	p
对照组	30	7(23.3%)	13(43.3%)	10(33.3%)	66.7%	0.031
治疗组	30	12(40.0%)	16(53.3%)	2(6.7%)	93.3%	

如表2所表示进行统计学分析：

(1)治疗组与对照组用 χ^2 检验比较，$p<0.05$，有统计意义。

(2)两组总有效率对比，治疗组较优。

(3)χ^2 检验、总有效率比较，表明治疗组疗效较优。

5.3 治疗后两组中医证候疗效比较（见表3）

表3   治疗后两组中医证候有效率对比[$n(\%)$]

	例数	显效	有效	无效	总有效率	p
对照组	30	3(10.0%)	18(60.0%)	9(30.0%)	70.0%	0.021
治疗组	30	8(26.7%)	19(63.3%)	3(10.0%)	90.0%	

如表 3 所表示进行统计学分析：

(1)以对照组为标准组，治疗组对照组进行 Ridit 分析，R_1 平均值＝0.3517，治疗组总体平均 Ridit 值的 95％可信区为(0.2663,0.4371)，$p < 0.05$，有统计学意义，表明治疗组较优。

(2)总体说明治疗组疗效较优。

5.4　治疗后两组中医症状评分对比

表 4　中医症状评分的对比($\bar{x} \pm s$)

	对照组		治疗组	
	治疗后	治疗前	治疗后	治疗前
气短	2.33±0.48	1.40±0.50	2.07±0.45	1.00±0.26
心悸	2.13±0.57	1.20±0.61	1.90±0.66	0.80±0.55
疲乏	2.27±0.52	1.30±0.47	2.17±0.46	1.27±0.52
自汗	1.67±0.48	0.37±0.56	1.83±0.53	0.47±0.63
盗汗	1.23±0.48	0.20±0.41	1.17±0.39	0.23±0.50
口干	2.27±0.58	1.10±0.66	1.90±0.43	1.07±0.78
胸闷、胸痛	2.23±0.68	1.30±4.66	2.10±0.61	1.10±0.55
气喘	1.83±0.53	1.17±0.53	2.07±0.37	1.10±0.31
水肿	1.43±0.50	0.37±0.56	1.40±0.62	0.33±0.48

如表 4 所表示进行统计学分析：

经过 t 检验，治疗组对照组组内治疗前后，$p < 0.01$，有统计学意义。对照组治疗后心悸、气短与治疗组治疗后心悸、气短比较，$p < 0.01$，有显著差异，有统计学意义。

5.5　治疗后两组心衰积分比较

表 5　治疗后心衰积分比较[$n(\%)$]

	病例数	显效	有效	无效	加重
对照组	30	13(43.3%)	13(43.3%)	4(13.3%)	0(0%)
治疗组	30	23(76.7%)	6(20.0%)	1(3.3%)	0(0%)

如表 5 所表示进行统计学分析：

以对照组为标准组，治疗组对照组进行 Ridit 分析，R_1 平均值＝0.3272，治疗组总体平均 Ridit 值的 95 ％可信区间为（0.2490，0.4055），$p<0.05$，差别有统计学意义，即治疗组疗效优于对照组。

5.6 安全性分析

（1）本研究所有病例的安全性指标进行治疗前后的比较。

（2）结果表明参芪抗衰合剂的临床安全性能够得到确认。

讨　论

1　祖国医学对心力衰竭的认识

1.1　病因的认识

本病为本虚标实之证，本虚为气虚、阴虚、阳虚，标实为血瘀、痰饮、水停。标本俱病，虚实夹杂，大体可分为如下几类：

1.1.1　感受外邪

风、热、湿或风、寒、湿三气合而为痹，脉痹不已，内舍于心；或气候寒冷潮湿，冒雨涉水，久居潮湿，水寒内侵，邪害心阳；或疫疠之邪直接侵犯于心。外邪侵犯血脉，耗伤阴血，从而伤及心气，可致心脉不足，气虚血少，随着病程的增加，从而波及心脏，出现气短、心悸等一系列临床症状。

1.1.2　情志失调

肝失疏泄，肝气郁结，横逆乘脾；或思虑过度，损伤脾气，脾虚失运，痰浊内生，蕴久化热；或肝郁化火，至痰火内盛，灼烁心阴，心阴亏损，心火亢盛，均可损及心之阴阳气血而发为本病。

1.1.3　心病久延，气血阴阳不足

久患胸痹、心痹、心悸怔忡、真心痛、厥心痛，或其他先天心脏疾病迁延日久，心体损伤，心气虚衰，气血阴阳失调，津液输布紊乱。心气虚渐致心阳虚，心气心阳皆虚则无力鼓动血液，致使血流瘀滞。或气阳两虚水液失于温化输布，留聚体内而形成水饮。当瘀血与水饮形成后，更伤心气心阳，终至形成本虚标实的心力衰竭。

1.1.4　脏腑功能失调

心、脾、肺、肾功能息息相关,可相互为病。心衰多因各种原发病直接或间接损伤"心主血脉"功能,导致心气不足,心阳不振,进而气血阴阳俱虚,血脉瘀阻,以致心血运行不畅,肺失肃降,肾虚失纳,肝失疏泄,脾运不健等多脏同病,从而导致气阴两虚,水气凌心,心脉痹阻。该病病程迁延不愈,日久气血必亏,终致阴竭阳厥之外脱内闭、阳气虚衰的临床危证。无论先为心病而后及他脏,或先为肺肾肝脾之病而后及心病者,病至心力衰竭,多见五脏俱病,以心病为主,其病预后不佳。

1.2　心衰病机的研究

目前,多数研究认为,慢性心衰病位主要在心肾,与五脏相关;病性属本虚标实、虚实夹杂之证,本虚以气虚为主,标实主要包括瘀、水、痰。在慢性心衰的早期阶段,主要表现为气虚,同时也是贯穿疾病始终的病机;随着疾病的发展,气虚无力行血,进而形成气虚血瘀;气虚日久,阴液的化生不足,引起气阴两虚证;再往后发展则累及肾阳,出现心肾阳虚,阳虚不能蒸腾气化,水饮内停而致阳虚水泛。主要机制如下:

(1)气虚血瘀:气虚血瘀是心衰的基本证型,可见于心衰各阶段。心主血脉,气为血之帅,气行则血行。气血之间相辅相成,互相影响。心气不足,鼓动无力,必致血行不畅而成瘀,出现神疲乏力、口唇青紫甚至胁痛积块。

(2)气阴两虚:气虚日久,阴津生成减少;或长期治疗过程中过用温燥、渗利之品损及阴津,形成气阴两虚的证型,可见心悸、倦怠懒言、口干舌燥、气短乏力、五心烦热。

(3)心阳不足,阳虚水泛:心气虚日久,阴液的化生不足引起气阴两虚证,再往后发展则累及肾阳,出现心肾阳虚,阳虚不能蒸腾气化,水饮内停而致阳虚水泛。临床上见到气短乏力、心悸怔忡、畏寒肢冷、咳喘倚息不能卧以及咯吐泡沫样痰。

(4)血瘀水停:心主血脉,心气虚,血行不畅则瘀血内生;疾病后期,肺脾肾均伤,肺为水之上源,脾主运化水谷,肾主水液司二便,三脏功能失常,则水液代谢紊乱,停积于内,泛溢于外而成水肿。另外,血瘀则水停,水停则血阻,二者可并存而为病。

2 心衰的辨证论治

本研究的中医辨证标准参照《中药新药临床研究指导原则（试行）》分为7个证型，分别为心肺气虚证、气阴两亏证、心肾阳虚证、气虚血瘀证、阳虚水泛证、痰饮阻肺证、阴竭阳脱证。

3 参芪抗衰合剂的方义解析

参芪抗衰合剂是在出自《医学启源》的生脉散的基础上加减变化而来，而生脉散是有着悠久历史的治疗气阴亏虚证的有效方剂。结合现代医学的药理研究成果，自拟参芪抗衰合剂治疗慢性心力衰竭，药方如下：

人参15 g（单煎）　　麦冬10 g　　五味子10 g　　酸枣仁30 g

生龙骨15 g　　　　　茯苓12 g　　黄芪30 g　　　炙甘草10 g

方中人参甘温，益元气，补肺气，生津液，为君药。黄芪甘温，补气升阳，益卫固表，利水消肿，与人参配伍使用，一表一里，益气扶正之力倍增；麦冬甘寒，养阴清热，润肺生津，二药同为臣药。茯苓甘平，健脾宁心，利水渗湿，助人参、黄芪益气；五味子酸温，敛肺止汗，生津止渴；酸枣仁酸甘，内补营血安神志，外敛营阴止虚汗，为宁心安神，固敛虚汗之要药，五味子与酸枣仁合用，外敛内收，除烦安神之力增强；生龙骨甘涩，重镇安神，敛汗固精，此四味共为佐药。炙甘草甘平，补脾和胃，益气养阴，调和诸药，兼为佐使药。全方共奏益气生津，敛阴止汗，宁心安神之功。

4 参芪抗衰合剂疗效评价

本项课题结果表明，治疗组与对照组的治疗前治疗后 NT-proBNP 差值比较，$p < 0.01$，说明治疗组的血浆 NT-proBNP 水平下降更为显著。两组在心功能方面经 χ^2 检验、总有效率比较，表明治疗组的治疗效果要优于对照组的治疗效果。治疗后两组中医证候疗效比较，$p < 0.05$，结合总有效率，表明治疗组治疗效果优于对照组。治疗后两组的中医症状评分比较，$p < 0.01$，有统计学意义，即治疗组优于对照组。治疗后心衰积分比较，$p < 0.05$，差别有统计学意义，即治疗组疗效优于对照组。

在慢性心力衰竭的治疗上，西药具有见效快的优势，但由于药物的禁忌证及毒副作用较多,西药的临床应用受到了一定的限制。与此同时,很多中药毒副作用少,疗效持久,能提高患者的生存率和生存质量,安全性高,既能标本兼治,又能充分发挥良好的近远期疗效。为了更有效地治疗慢性心力衰竭,中西医结合是重要的治疗方法。

应用参芪抗衰合剂治疗慢性心衰标与本同治,虚与实兼顾,与此同时又结合了现代医学的药理研究成果,取得了较好的疗效。

（作者:侯雪梅　指导老师:徐慧）

首乌滋阴降压汤治疗阴虚阳亢型高血压的临床研究

　　高血压病是临床上一种常见的慢性疾病,分为原发性高血压病及继发性高血压病,其中前者占到总发病人数的95％以上。原发性高血压病发病机制复杂,目前认为与多种机制有关,其病因与遗传因素、环境因素关系密切。高血压病是一种全身性疾病,与糖、脂代谢异常相互影响,相互促进,远期危害巨大,除心血管系统外,还可累及脑、肾、眼底等靶器官,引起的致残性并发症给患者带来巨大的负担,是国内外公认的具有较大危害的病种。有统计学数据表明,高血压病在国内外均有较高的发病率,在我国就有1.3亿的高血压患者群,给社会及家庭带来了沉重的经济和精神负担。因此,针对巨大的高血压患者群,进行有效的药物控制,提高患者生存质量,减轻社会经济负担,具有非常重要的现实意义。

　　高血压病属中医学"眩晕"范畴,病性有虚有实,病变部位主要是头窍,与肝、脾、肾病变密切相关。我们在临床工作中发现,阴虚阳亢型高血压病是较为常见的一种证型,因此针对此病机研制首乌滋阴降压汤。经临床实践证实,与单纯培哚普利治疗对比,首乌滋阴降压汤联合培哚普利可以明显改善阴虚阳亢型高血压病患者的中医症状,并且能更好地控制血压,使之达标。通过本次临床试验,希望能够探讨出可供推广、行之有效、简便而又经济的阴虚阳亢型高血压病的中医干预方案。

临床研究

1　入选病例来源及标准

1.1　入选病例来源

所有病例来自2014年6月～2015年6月济南市中医医院门诊及住

院患者。

1.2 选择标准

1.2.1 西医诊断标准参照《中国高血压防治指南》①2010 年版。

1.2.2 中医辨证分型标准

按照《中药新药临床研究指导原则(试行)2002》标准制定,根据患者的中医临床表现作出证型诊断。

主症:头晕、头痛、腰酸膝软、五心烦热等。

次症:心悸、失眠、耳鸣、健忘、舌红少苔、脉弦细而弱等。

主症 3 项必备,或主症 2 项、次症 2 项即可诊断此证。

1.3 中医临床症状的积分标准按照《中药新药临床研究指导原则(试行) 2002》来拟定

2 临床试验设计方法

2.1 分组方法

将符合入选标准的病例 64 人,随机分为治疗组、对照组各 32 人。

2.2 治疗方法

2.2.1 一般治疗

两组受试者采用统一的基础治疗,包括良好的生活方式和饮食习惯(低盐低脂),规律作息,适量运动,忌烟酒,保证足够睡眠。两组受试者均停服所有药物 3 天,洗脱期结束后规律服用降压药物(上午 7:00,下午 5:00),开始本试验。

2.2.2 药物治疗

所有患者在一般治疗的基础上均给予培哚普利[规格:4 mg/片;生产厂家:施维雅(天津)制药有限公司;国药准字:H20034053]。用法:口服,每天 1 次,每次 4 mg。治疗组在对照组基础治疗上另服用中药首乌滋阴降压汤(制首乌、桑椹子、女贞子、菟丝子、龟板、怀牛膝、炒枣仁、珍珠母),每日 1 剂,水煎至 400 mL,早晚分 2 次温服。

2.2.3 疗程

4 周为一疗程。

---

① 参见中国高血压防治指南修订委员会:《2010 年中国高血压防治指南(2010 修订版第三版)》,载《临床肝胆病杂志》2013 年第 1 期。

2.3 观察指标

治疗前后检查受试者血常规、尿常规、大便常规、心功能、肝功能、肾功能、血脂、红细胞聚集指数等。

2.3.1 试验前后血压变化

观察受试者治疗前后平均收缩压、舒张压的变化。受试者早 7:00 及晚 8:00 测量血压,取两次测量平均值并记录。每次测量前受试者安静休息 5 分钟并避免进食刺激性食物、饮料,平卧位,取右上臂测量,血压单位采用 mmHg 表示,两次测量间隔 5 分钟。

2.3.2 治疗前后两组受试者中医症状评分

两组受试者在治疗前及治疗后 4 周分别进行中医症状评分,并记录症状体征量表。两组受试者评分采用盲法,由非本次试验研究人员的科室医师进行。同时,为最大限度降低干扰因素,同一受试者前后两次中医症状评分由同一名科室医师进行。

2.3.3 治疗前后两组受试者红细胞聚集指数、TG、LDL-C、HDL-C 的变化

两组受试者试验前后均于晨起空腹采集血样,检测红细胞聚集指数、TG、LDL-C、HDL-C 并记录病例报告表(CRF)。

2.4 疗效评价标准

2.4.1 主要检测指标疗效判定标准

血压疗效判定标准参照 2010 年《中国高血压防治指南》推荐标准。

2.4.2 中医证候的疗效标准

中医证候的疗效标准参照《中药新药临床研究指导原则(试行)2002》中证候疗效判定标准。

3 疗效结果比较

3.1 两组治疗前比较

对两组受试者性别组成、年龄、血压分级、平均血压、中医症状评分、红细胞聚集指数、血脂等基线情况对比,经统计学检验,p 值>0.05,无统计学差异。

3.2 两组治疗后比较

3.2.1 治疗后两组之间降压有效性的比较(见表1、图1)

表1　　　　　　　治疗后两组降压有效性的比较[n(%)]

组别	显效	有效	无效	总有效率
治疗组	14(43.75%)	11(34.38%)	7(21.88%)	25(78.13%)
对照组	8(25.00%)	10(31.25%)	14(43.75%)	18(56.25%)

经秩和检验,Z值等于-1.965,p值小于0.05,治疗组和对照组疗效差异在统计学上显著。

治疗组和对照组平均秩次分别为28.19和36.81。

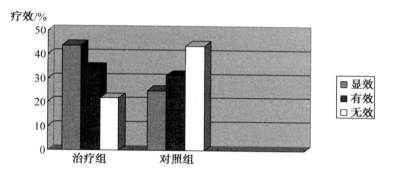

图1　治疗后两组疗效对比(血压下降角度)

3.2.2 治疗后两组疗效对比(中医评分角度)(见表2、图2)

表2　　　　　治疗后两组疗效对比(中医评分角度)[n(%)]

组别	显效	有效	无效	总有效率
治疗组	15(46.88%)	12(37.50%)	5(15.63%)	27(84.38%)
对照组	6(18.75%)	13(40.63%)	13(40.63%)	19(59.38%)

经秩和检验,Z值等于-2.708,p值小于0.05,治疗组和对照组疗效差异在统计学上显著。

治疗组和对照组平均秩次分别为26.58和38.42。

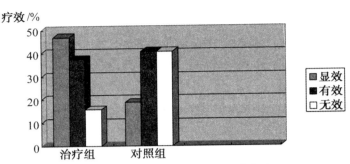

图 2　治疗后两组疗效对比（中医评分角度）

3.2.3　受试者治疗前后收缩压降压疗效情况的比较（见表3）

表 3　　　　　　　受试者治疗前后收缩压降压疗效情况的比较

组别	例数	血压区间/mmHg	平均血压/mmHg
治疗组	32	120～150	135.00±7.23
对照组	32	126～155	139.27±7.18

经 t 检验，得到 t 值为 2.29，p 值明显小于 0.05，表明经治疗后对照组收缩压显著高于治疗组，治疗组收缩压更低。

3.2.4　受试者治疗前后舒张压降压疗效情况的比较（见表4）

表 4　　　　　　　受试者治疗前后舒张压降压疗效情况的比较

组别	例数	血压区间/mmHg	平均血压/mmHg
治疗组	32	75～101	85.23±5.36
对照组	32	79～95	88.03±5.42

经 t 检验，得到 t 值为 2.01，p 值明显小于 0.05，表明经治疗后对照组舒张压显著高于治疗组，治疗组舒张压下降更多。

3.2.5　受试者治疗后中医单项症状疗效情况的比较（见表5）

表 5　　　　　　　受试者治疗后中医单项症状疗效情况的比较

症状	治疗组				对照组				Z	p
	n	显效	有效	无效	n	显效	有效	无效		
头晕	32	9	20	3	32	5	14	13	−2.559	0.011
头痛	29	8	19	2	28	4	13	11	−2.593	0.010

续表

症状	治疗组				对照组				Z	p
	n	显效	有效	无效	n	显效	有效	无效		
腰酸	20	5	12	3	21	2	8	11	−2.462	0.014
膝软	24	6	13	5	21	2	7	12	−2.451	0.014
五心烦热	27	8	15	4	25	3	8	14	−2.928	0.003
心悸	23	6	12	5	21	3	5	13	−2.374	0.018
失眠	27	10	16	1	28	5	10	13	−3.117	0.002
耳鸣	28	6	14	8	30	7	15	8	−0.203	0.839
健忘	22	7	10	5	20	5	9	6	−0.609	0.543

经秩和检验,两组治疗后中医单项症状之间头晕、头痛、腰酸、膝软、五心烦热、心悸、失眠等治疗组优于对照组($p < 0.05$),而耳鸣、健忘则无明显差异($p > 0.05$)。

3.2.6 受试者治疗前后中医症状积分疗效情况的比较(见表6)

表6 受试者治疗前后中医症状积分疗效情况的比较

组别	例数	评分区间	评分平均值
治疗组	32	0～14	5.37±3.41
对照组	32	0～28	10.33±8.55

经 t 检验,得到 t 值为 2.96,p 值明显小于 0.05,表明经治疗后对照组量化评分显著高于治疗组。

3.2.7 受试者治疗前后红细胞聚集指数情况的比较(见表7)

表7 受试者治疗前后红细胞聚集指数情况的比较

组别	例数	红细胞聚集指数范围	红细胞聚集指数平均值
治疗组	32	1.98～3.21	2.61±0.31
对照组	32	2.14～3.26	2.78±0.33

经 t 检验,得到 t 值为 2.13,p 值明显小于 0.05,表明经治疗后治疗组红细胞聚集指数下降显著高于对照组。

3.2.8 受试者治疗前后 TG、LDL-C、HDL-C 情况的比较(见表8)

表8   **受试者治疗前后 TG、LDL-C、HDL-C 情况的比较**   单位:mmol/L

项目	治疗组			对照组			t	p
	n	范围	均值	n	范围	均值		
TG	32	0.75~2.01	1.32±0.33	32	0.83~2.19	1.52±0.38	2.08	<0.05
LDL-C	32	2.21~3.56	2.94±0.30	32	2.63~3.69	3.25±0.32	3.895	<0.05
HDL-C	32	1.25~2.05	1.61±0.28	32	1.31~2.05	1.70±0.22	1.35	>0.05

经 t 检验,表明经治疗后 TG、LDL-C 对照组显著高于治疗组,治疗组 TG、LDL-C 下降更明显,两组 HDL-C 无统计学差异。

讨　论

1　阴虚阳亢型高血压

"高血压病"是西医病名,主要临床表现为自觉眩晕欲呕或仅有眩晕、站立不稳、头痛、耳鸣等。据上述症状,中医多将其归入"眩晕"的范畴。中医认为多种因素与眩晕病有关,如饮食不节、情志不遂、体虚年高、跌扑损伤等。阴虚阳亢为其重要证型。肝脏与调畅情志有关,长期情志不畅可影响肝气疏泄,从而导致肝阳上亢;先天因素及后天营养决定肾精是否充盈,肾脏亏虚的主要原因就是先天禀赋不足或者后天脾胃水谷化生乏源,因乙癸同源,肝肾可相互影响,肾阴亏虚,不能滋养肝阴,阴虚而阳亢,从而导致眩晕,证属阴虚阳亢证。本课题选取阴虚阳亢型高血压病患者作为临床研究对象,首先对年龄要求较为严格。因导致高血压病的病因繁多,各个年龄段均可出现高血压病,但阴虚阳亢型高血压病多因人体衰老导致脏腑功能衰退,而尤以肾虚为主。在性别上,多数相关的研究结果表明,在青年期,高血压患者中男性发病率高于女性,但随着年龄的增长,女性则高于男性。通过对治疗组与对照组的年龄、性别进行统计学分析后,p 均大于 0.05,说明两组人群在年龄分布及性别分布上无明显差异性,因此两组人群具有可比性。

2　首乌滋阴降压汤

首乌延寿丹出自《世补斋医书》,其方以何首乌七十二两,豨莶草十六两,菟丝子十六两,杜仲八两,牛膝八两,女贞子八两,直桑叶八两,忍冬藤四两,生地四两,桑椹膏一斤,黑芝麻膏一斤,金樱子一斤,旱莲草膏一斤,酌加炼白蜜,捣丸。现代名医秦伯未对此方亦倍加推崇,认为首乌延寿丹是最为理想的延寿药物,并说此方有四大优点:不蛮补,不滋腻,不寒凉,不刺激。本方药为滋精养血之剂,适宜中老年人中肝肾阴虚、精血衰少、未老先衰、须发早白、腰脚痿软者服用。本课题所用首乌滋阴降压汤是由徐慧导师根据多年临床经验及治疗体验在首乌延寿丹的基础上增减药味所得,在降压、调质、缓解中医症状方面效果显著。

2.1　首乌滋阴降压汤组成及药理

在本方中,君药为首乌,与地黄、天冬等阴性药物相比,制首乌可以滋补肝肾之阴,不寒不燥。桑椹子具有凉血、补血、益阴的功效;女贞子具有安五脏、补益肝肾、清虚热的作用;龟板"专补阴衰,善滋肾损";珍珠母能益阴潜热,同时具有平肝潜阳的功效;菟丝子既可补阳,又可益阴,而且具有温而不燥的特点,是平补肾、肝、脾的重要药物;怀牛膝具有行药的特点,可寓泻于补,上述诸药使全方补而不滞,不温不燥,平补阴阳,共为臣药。配伍炒枣仁以养肝血,宁心神,取肝肾同源,精血互化之意,为佐药。此方具有阴中寓阳,补而不腻的特点,用以治疗阴虚阳亢型高血压病,其症状多以头晕、头痛、腰酸膝软、五心烦热为主,少数伴有心悸、失眠、耳鸣、健忘等症状。从中医角度讲,首乌滋阴降压汤的药物组成与功效可针对阴虚阳亢型高血压发病的中医病因病机进行治疗,并且在现代药理学证据支持下,对高血压疾病的发病因素亦具有针对性。

2.2　临床试验结果

通过对 2014 年 6 月～2015 年 6 月济南市中医医院 64 名符合阴虚阳亢型高血压病的门诊及住院患者进行随机对照试验,治疗 4 周后复查相关指标,从降压总体疗效上看,治疗组与对照组总有效率分别为 78.13% 和 56.25%,治疗组明显高于对照组,且有统计学意义($p < 0.05$)。从中医症状评分来看,治疗组总有效率为 84.38%,而对照组为 59.38%,两者在统计学上存在显著差异性($p < 0.05$)。通过分析治疗前后患者动脉血压的收缩压和舒张压数据统计结果发现,

治疗前治疗组平均收缩压/平均舒张压为(165.43±8.97) mmHg/(98.97±5.46) mmHg,对照组平均收缩压/平均舒张压为(164.76±9.64) mmHg/(98.17±5.43) mmHg,治疗后治疗组平均收缩压/平均舒张压为(135.00±7.23) mmHg/(85.23±5.36) mmHg,对照组平均收缩压/平均舒张压为(139.27±7.18) mmHg/(88.03±5.42) mmHg。由此可见,两组无论是收缩压还是舒张压均较治疗前有所下降,但治疗组较对照组下降程度更大,并且差异有显著性($p<0.05$)。从两组治疗前后中医症状积分疗效来看,治疗后治疗组较对照组评分低,且差异有统计学意义($p<0.05$),并且在头晕、头痛、腰酸、膝软、五心烦热、心悸、失眠等中医单项症状方面,治疗组优于对照组($p<0.05$),而耳鸣、健忘则无明显差异($p>0.05$)。

本课题所对比治疗前后 TG、LDH-C 和 HDL-C 的临床检查结果如下:治疗前两组的 TG、LDH-C 和 HDL-C 无明显差异($p>0.05$),治疗后治疗组 TG 及 LDH-C 下降较对照组更明显,且有统计学意义($p<0.05$),而治疗后两组 HDL-C 无明显差异($p>0.05$)。由此得出,治疗组与对照组在血脂调解中均可降低三酰甘油、低密度脂蛋白,且中医治疗组效果优于西医对照组,但对高密度脂蛋白治疗前后未见显著影响。

由此可见,在西医降压药物基础上,联合口服首乌滋阴降压汤治疗阴虚阳亢型高血压具有良好的临床疗效。

（作者：姚建明　指导老师：徐　慧）

第六篇　科研成果

强心复脉饮治疗心律失常（缓慢性）的临床应用研究

缓慢性心律失常为临床常见病,包括窦性心动过缓、房室传导阻滞（AVB）、病态窦房结综合征,以持久的脉搏缓慢为主,并以伴有心悸、胸闷、气短乏力、头晕等为特征,严重者可出现晕厥、心源性休克甚至猝死。但该病的治疗手段比较单一,药物治疗一直为临床的棘手问题。我们根据多年的临床经验,以自制强心复脉饮治疗缓慢性心律失常。现将临床研究结果报告如下:

临床研究

1　纳入病例标准

（1）符合中医心肾阳虚、血脉瘀阻证辨证标准者。

（2）符合西医窦性心动过缓、一度或二度房室传导阻滞、病态窦房结综合征的诊断标准,同时病因属于冠心病、病毒性心肌炎、高血压性心脏病、原发性心肌病及原因不明的患者。

（3）年龄在 18～70 岁,男女性别不限。

（4）自愿参加试验者。

凡同时具备以上 4 条者,纳入试验范围。

2 临床资料

2.1 病例来源

收集 2000 年 10 月～2002 年 3 月资料完整的缓慢性心律失常病例共 92 例,其中强心复脉饮试验组 62 例,心宝丸对照组 30 例,全部病例均来源于济南市中医医院内科门诊及住院患者。试验组与对照组在病例来源上无显著性差异($p>0.05$),如表 1 所示。

表 1　　　　　　　　　　病例来源比较

组别	例数	门诊[$n(\%)$]	病房[$n(\%)$]
试验组	62	21(33.87%)	41(66.13%)
对照组	30	11(36.67%)	19(63.33%)

注:两组病例来源分布,经 χ^2 检验,$p>0.05$。

2.2 性别分布

两组病例性别分布状况如表 2 所示,男女之比为 1.49∶1,两组性别分布无显著性差异($p>0.05$)。

表 2　　　　　　　　　　两组病例性别比较

组别	例数	男性[$n(\%)$]	女性[$n(\%)$]
试验组	62	38(61.29%)	24(38.71%)
对照组	30	17(56.67%)	13(43.33%)

注:两组性别分布,经 χ^2 检验,$p>0.05$。

3 观察及治疗方法

3.1 试验的分组方法

将入选病例按照病例来源、性别等随机分为试验组 62 例,对照组 30 例。

3.2 试验方法

3.2.1 观察期

入选患者在分组试验前,须先经 3 天的观察期。在此期间,患者应停用一切影响心率的中西药物,如果观察期末患者的心率仍<60 次/分,则按随机方法分为试验组和对照组,如果观察期末的心率≥60 次/分,则不能入选本试验。

3.2.2　治疗期

(1)试验组：口服强心复脉饮,由济南市中医医院制剂室提供。强心复脉饮有温阳益气,活血通脉的作用,适用于心肾阳虚,血脉瘀阻的缓慢性心律失常患者,每次 50 mL(含生药 20 g),每日 2 次。

(2)对照组：口服心宝,由广东汕头市中药厂生产,批准文号为 980115。心宝由洋金花、鹿茸、附子、肉桂、麝香、田七等组成,有兴奋窦房结,提高心功能,改善心肌缺血的作用,适用于心动过缓、病态窦房结综合征、慢性心力衰竭、心绞痛等患者,每次 2 丸,每日 3 次。

(3)疗程：两组均以 28 天为一疗程。

治疗期间停用其他影响心率的药物及措施。

3.3　观察指标

3.3.1　安全性观测

(1)一般体检项目。

(2)血常规、尿常规、大便常规检查,治疗前后各检查一次。

(3)肝功能、肾功能检查,治疗前后各检查一次。

(4)可能发生的不良反应。

3.3.2　疗效性观测

(1)临床症状的变化：以缓慢性心律失常常见症状体征共 5 项进行观察,分别于治疗前和治疗第 1、2、3、4 周逐项询问并作记录,按症状计分标准予以判断计分,每例病例症状积分之和为该病例症状总积分值。

(2)平静心率、固有心率、血压的测量：在治疗期间,每周记录心率、血压的变化。平静心率测定：上午 10～11 时,取坐或卧位,听诊心率,测前 30 分钟无体力活动。固有心率测定：给予心得安 5 mg,阿托品 2 mg 静注后测试记录最快心率。心率每次观察 3 分钟,取平均值。血压测量方法：每次测量前患者休息 15 分钟,选其右上肢,使用台式血压计测量。

(3)心电图：使用日本光电公司生产的 6511 型单导心电图机(常规 12 导联)观察心率变化,常规每周查 1 次。

(4)24 小时动态心电图：置 MV_1、MV_5 导联,日常活动下,采用美国惠普公司 HP-43420A 动态心电图记录并分析,于治疗前后各检查一次,比较治疗前后 24 小时平均心率、ST 段的变化。

3.4 安全性评价

1级:安全,无任何不良反应。

2级:比较安全,如有不良反应,不需做任何处理,可继续用药。

3级:有安全性问题,有中等程度的不良反应,做处理后可继续用药。

4级:因不良反应而中止试验。

4 统计方法

根据观察指标和数据的不同,分别采用 χ^2 检验、t 检验、Ridit 分析等相应的统计处理。所有计量资料均以均数±标准差($\bar{x} \pm s$)表示。

5 研究结果

5.1 对心率的影响

5.1.1 试验组治疗前后 24 小时动态心电图疗效分析

如表 3 所示,试验组治疗前后 24 小时平均心率、ST 段压低数值及平均持续时间,差异有显著意义,说明强心复脉饮可提高心率,改善心肌供血。

表 3　　试验组治疗前后 24 小时动态心电图疗效分析

	24 小时平均心率 （$n=62$,次/分）	ST 变化（$n=38$）	
		降低数值/mm	平均持续时间/分
治疗前	50.68±4.03	1.71±0.75	34.76±4.47
治疗后	59.90±7.52	1.24±0.70	20.31±40.60
p	<0.01	<0.05	<0.05

5.1.2 两组治疗期间平静心率增长值比较

如表 4 和图 1 所示,两组患者平静心率增长幅度比较,服药 7 日试验组患者的平静心率较对照组上升明显,两组增长值有显著性差异($p<0.01$);14～21日对照组未见明显提高,而试验组仍有缓慢上升,两组增长值有显著性差异($p<0.05$);21～28 日两组增长值均有显著性差异($p<0.01$)。

表 4   两组治疗期间平静心率增长值比较($\bar{x} \pm s$)   单位:次/分

组别	例数	治疗后			
		7 天	14 天	21 天	28 天
对照组	30	6.02±4.80	6.63±4.95	6.42±5.20	7.20±5.50
试验组	62	9.10±4.21**	9.24±4.92*	10.42±5.31**	11.16±5.92**

注:经 t 检验,$^*p<0.05$,$^{**}p<0.01$。

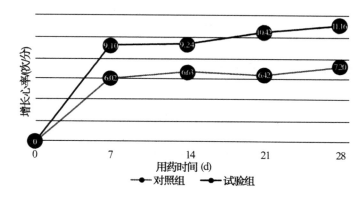

图 1   两组治疗期间心率增长的比较

5.1.3   试验组心率失常类型与疗效的分析

如表 5 所示,试验组对窦性心动过缓以及一度、二度Ⅰ型房室传导阻滞疗效较好,但对二度Ⅱ型房室传导阻滞、病态窦房结综合征疗效较差。

表 5   试验组心律失常类型与疗效比较

	例数	显效	有效	无效	总有效率/%
窦性心动过缓	16	8	6	2	87.5
一度 AVB	17	7	8	2	88.2
二度Ⅰ型 AVB	14	6	6	2	85.7
二度Ⅱ型 AVB	7	1	3	3	57.1
病态窦房结综合征	8	2	3	3	62.5

5.1.4   抗心律失常总疗效分析

如表 6 所示,试验组显效 26 例(41.9%),有效 24 例(38.7%),无效 12 例

(19.4%),总有效率80.6%;对照组显效 6 例(20.0%),有效 11 例(36.7%),无效 13 例(43.3%),总有效率 56.7%。两组抗心律失常疗效比较有显著差异($p<$ 0.05)。

表 6 　　　　　两组病例抗心律失常总疗效比较

组别	例数	显效	有效	无效	总有效率
试验组	62	26(41.9%)	24(38.7%)	12(19.4%)	80.6%
对照组	30	6(20.0%)	11(36.7%)	13(43.3%)	56.7%

注:经 Ridit 分析,$p<0.05$。

5.2 治疗前后临床症状变化

5.2.1 中医症状总疗效

中医症状总疗效如表 7 所示,试验组中医症状的显效率为 45.2%,有效率为 46.8%,总有效率为 91.9%;对照组显效率为 23.3%,有效率为 40.0%,总有效率为 63.3%。两组经比较分析有显著差异($p<0.01$),说明试验组症状疗效优于对照组。

表 7 　　　　　　两组临床症状的疗效比较

组别	例数	显效	有效	无效	总有效率
试验组	62	28(45.2%)	29(46.8%)	5(8.81%)	91.9%
对照组	30	7(23.3%)	12(40.0%)	11(36.7%)	63.3%

注:经 Ridit 分析,$p<0.01$。

5.2.2 中医单项症状疗效

中医单项症状疗效比较如表 8 所示,试验组与对照组比较,差异有显著意义,试验组对改善中医症状疗效明显优于对照组。

表 8 　　　　　两组患者中医单项症状疗效比较

	试验组(n=62)					对照组(n=30)				
	阳性例数	显效	有效	无效	总有效率	阳性例数	显效	有效	无效	总有效率
心悸	55	24	26	5	90.9%	29	5	13	11	62.1%[*]
胸闷	62	28	30	4	93.5%	30	6	14	10	66.7%[*]

续表

	试验组（n＝62）					对照组（n＝30）				
	阳性例数	显效	有效	无效	总有效率	阳性例数	显效	有效	无效	总有效率
气短	52	23	24	5	90.4%	27	5	11	11	59.3%*
乏力	62	26	29	7	88.7%	30	8	12	10	66.7%**
头晕	57	23	28	6	89.5%	26	6	11	9	65.4%**

注：经 Ridit 分析，*$p<0.01$，**$p<0.05$。

5.3 不良反应及安全性

治疗前对两组共 92 例患者进行了肝肾功能、血常规检查，结果显示均无异常；疗程结束后对所有患者均进行复查，与治疗前相比，均无明显变化（$p>0.05$）。试验组 62 例患者，1 例（1.61%）出现口干及发热感，均能耐受，未经停药及治疗，症状自行消失，属安全性 2 级；对照组未发现不良反应。

讨 论

1 病因病机讨论

1.1 心肾阳虚是缓慢性心律失常的病理基础

缓慢性心律失常主要包括窦性心动过缓、房室传导阻滞、病态窦房结综合征，以持久的脉搏缓慢为主，伴有心悸、胸闷、气短乏力、头晕甚则晕厥等。古代文献中无缓慢性心律失常这一病名，但根据其主要症状与异常脉象，属于中医"心悸""晕厥""迟脉"等范畴。《内经》《伤寒论》对本病的记载比较简略，至明代对本病的认识已较系统、深入。上焦阳气不足，心阳不振，鼓动无力；下焦阳气亏虚，肾阳不足，温煦无权，不能蒸化水液，停聚而为饮。饮邪上犯，心阳被抑，因而引起心悸。中医理论认为，心肾相关，为上下对峙之脏。心居上焦，属阳主火；肾居下焦，属阴主水。两脏同属少阴，以经络相连。心肾两脏在生理上相互依存。肾水上济于心，滋心阴以使心火不亢；心火下交于肾，温肾阳以使肾水不寒。心肾相通，水火既济，阴平阳秘，谓之心肾相交。心肾两脏在病理上相互影响。肾阳虚衰不能蒸腾，心失温煦，心阳不振，鼓动无力，血行迟缓。心是人体阳气和火热的象征，是形神俱盛的关键；肾阳具有激发推动人体生理功能的独特作用，肾阳的温煦、推动、生发的作用正是人体生命生生不息的根本动力所在。心气衰微，心失温养，故而心悸;阳气虚不能温煦肌肤,故而畏寒肢冷;肾开窍于耳,肾阳虚则头晕耳鸣。由此可见,心肾阳虚是缓慢性心律失常(心悸)的病理基础。

大量临床资料证实,缓慢性心律失常的病因分布以冠心病为最多,病毒性心肌炎、高血压性心脏病次之。年龄分布,以中老年为主,青年人发病偏少,且多由感受风寒而诱发。本病多发于中老年人,人体随着年龄的增长出现不同程度的老化,加之受后天如七情、饮食、劳倦等因素影响,患病率呈增长趋势。

现代医学研究发现,心肌细胞分泌的心钠素在肾脏中有其受体,通过与受体结合产生强大的利尿利钠和扩张血管作用,体现了心火下降于肾,助肾阳气化津液。另外,人们在心肌细胞中发现了性激素受体,并发现性激素能影响心肌细胞的核酸代谢和脂肪代谢。以上研究发现都与中医"心肾相关"理论不谋而合。

1.2 血脉瘀阻是缓慢性心律失常的重要病机

缓慢性心律失常患者,除有心悸、气短、乏力、头晕等阳虚的表现之外,亦常有胸闷、舌质暗红并有瘀斑瘀点等血瘀症状。血瘀之由,一是久病体虚,肾阳不足,心阳不振,血液运行不畅。阳气充盛,温煦推动血液运行有力,则气血流畅。肾阳不足,温煦推动血行无力,则血行迟缓,瘀血阻滞脉络。若进一步发展,真阳衰竭,不仅温煦、推动无力,且阳虚生内寒,寒性收引、凝滞,血行迟滞,也将致瘀阻心脉。二是血瘀可由痹证发展而来,感受风寒湿邪搏于血脉,内犯于心,以至血脉痹阻,营血运行不畅,而致心悸、胸闷。正如《素问·痹论篇》指出:"脉痹不已,复感于邪,内舍于心。"瘀血既生,使脏腑组织得不到濡润与温养,妨碍气血生成,心肾阳气更虚。瘀血作为病理产物,一旦产生,则又是致病因素,血瘀脉道,心络不畅。肾虚为本,血瘀为标;肾虚为因,血瘀为果。肾虚血瘀共同组成了老年病及多种慢性病特定阶段即"及肾"后的病理基础。

综上所述,心肾阳虚、血脉瘀阻是本病的重要病理机制。心肾阳虚为本,血脉瘀阻是标,心肾阳虚可促进血脉瘀阻的发生发展,血脉瘀阻又加重了心肾阳虚,二者相互影响,相互促进,形成一个密切相关的病理链。只有将两者结合起来,才能准确地反映本病的发病机制。

2 治法方药探析

2.1 治法探讨

针对本病心肾阳虚、血脉瘀阻的病机特点,采用温阳益气,活血通脉的治疗法则。温阳以扶正复脉,心气健旺,则负责其司之职,血脉得主,神明得藏,迟、结、代等脉渐复常态,心悸、胸闷、气短乏力等症亦能消除。阳气得复,血脉得通,舌暗、瘀斑瘀点等得以消退。

2.2 方药分析

强心复脉饮针对心肾阳虚、血脉瘀阻的病机,以温阳益气,活血通脉为法,药物由附子、人参、川芎、麻黄、细辛组成。

方中附子辛甘热,入心肾经,专于补火助阳。附子温阳之功,上能助心阳以通脉,中能温脾阳以散寒,下能补肾阳以益火。该课题所研究患者素体阳虚,心阳不振,血运迟缓,用附子辛热之性,补益心阳,通行血脉,温煦复健,诸症而愈。本方针对心肾阳虚的主要病机,用附子补火助阳,抓住了疾病的本质,故用为君药。人参甘、微苦,性平,入心脾肺肾经,大补元气,助附子回阳救逆,补气固脱,使阳气得升,阴寒得祛,元气充足,心气得养,血瘀可去;川芎味辛,性温,辛散温通,为血中气药,以活血祛瘀之功著长,又能行气止痛,与人参共为臣药。麻黄辛、苦、温,助附子发越阳气,通九窍,调血脉,为佐药。细辛辛温,其辛温之性可散少阴寒邪,通阳解郁,方中用之既助附子温阳,又助麻黄通阳,亦助川芎活血行气,与川芎相伍,辛温升散,上行头目,外达皮肤,活血通脉。故而细辛为佐使药。此方五脏并调,以心肾为主;通补兼施,以补益为主;为治疗缓慢性心律失常的一剂良方。全方药仅数味,但方简力宏,既除阴寒之邪以温阳,又活血化瘀以通脉,故临床试验皆获满意疗效。

2.3 现代药理研究

药理学的研究不仅证实了附子、人参、川芎、麻黄、细辛能从不同角度、层次表达治疗缓慢性心律失常的临床和实验效应,并对其提高心率的有效成分、作用机制进行了较深入的探讨。目前的研究表明,附子的提取成分去甲乌药碱可使离体蟾蜍心脏收缩增强,心输出量增加。该成分对多种实验性过缓型心律失常均有明显防治效果。人参有强心,扩张冠状动脉,改善心肌缺血的作用。该药可以使实验动物的心搏振幅及心率显著增加,并有强心作用。麻黄有拟肾上腺素能神经作用,其水提取物经麻醉犬十二指肠给药或静注,均可使血压和心搏数升高。川芎的提取物川芎嗪对动物有强心作用,给麻醉犬静脉滴注川芎嗪,出现心率加快,心肌收缩率加强等作用,并且这些作用随剂量的增加而加强。细辛挥发油能明显增加豚鼠离体心脏的冠脉流量。细辛可使狗左室泵功能和心肌收缩性能明显改善。细辛注射液可轻度推迟肾上腺素引起的微动脉血流停止或减慢,对管径收缩时间有明显推迟作用。

综上所述,强心复脉饮方中药物既符合温阳益气,活血通脉的治则,又符合现代药理学的研究成果,能从多环节多层次对缓慢性心律失常的发生和发展产生较优药理效应,可望在临床和实验过程中获得疗效支持。

3 临床疗效分析

3.1 注重整体调节,症状疗效显著

本文临床试验表明,强心复脉饮治疗缓慢性心律失常的显效率为45.2%,总有效率为91.9%;对照组的显效率为23.3%,总有效率为63.3%。经Ridit分析,两组有显著性差异($p<0.01$)。而且试验组主要症状如心悸、胸闷、气短、乏力、头晕的总有效率皆超过88%,明显优于对照组($p<0.05$)。这恰可以说明该方抓住了缓慢性心律失常的深层本质,提示对病机认识的正确性和组方用药的合理性、科学性。症状改善是机体气血和畅,脏腑功能和机体阴阳平衡协调的结果,试验组症状疗效明显优于对照组,显示了中医辨证论治在缓慢性心律失常诊疗中的优势所在。由于症状反映了缓慢性心律失常的脏腑功能失常,气血功能紊乱的本质,从某种意义上讲,症状的改善较之单纯的提高心率更具有实际意义。在提高心率的同时,改善患者的生活质量是本方法治疗缓慢性心律失常的主要优势所在。

3.2 抗缓慢性心律失常的疗效

本研究运用24小时动态心电图监测可以客观、全面地反映缓慢性心律失常患者药物治疗期间24小时心律的变化,评价疗效。本文试验资料表明,试验组患者服药后日间平静心率、24小时平均心率均有明显改善($p<0.01$)。平静心率增长幅度比较,服药7日试验组患者的平静心率较对照组上升明显,两组增长值有显著性差异($p<0.01$);14日对照组未见明显提高,而试验组仍有缓慢上升,两组增长值有显著性差异($p<0.05$);21~28日两组增长值均有显著性差异($p<0.01$)。说明试验组提高心率较对照组作用要强且稳固。

3.3 不良反应

安全性是药物疗效评价的重要内容,是决定缓慢性心律失常患者接受治疗依从性高低的重要因素。治疗组62例患者在服药治疗期间,有1例出现口干

及发热感,均能耐受,无须减药或停药。究其原因,可能与方中诸药性偏辛温,助阳生热,患者难以耐受有关。经定期严格随访观察,除个别因疗效不显著、患者2周后自动更换其他药物外,绝大多数患者对此制剂耐受性和依从性均良好,无病例因不良反应而中断治疗。治疗前后肝肾功能、血常规均无明显异常($p>0.05$),说明强心复脉饮对肝肾功能和血常规均无不良影响,机体代谢正常,从而表明强心复脉饮是安全可靠的。

结　语

(1)本文以中医理论为基础,在参阅有关缓慢性心律失常诊治文献的基础上,根据本病的临床特点,提出心肾阳虚、血脉瘀阻是本病的重要病理机制,温阳益气、活血通脉是本病的重要治法,并根据辨证论治的原则组成强心复脉饮方。

(2)运用强心复脉饮对62例缓慢性心律失常患者进行了临床观察,结果表明,试验组的显效率为45.2%,总有效率为91.9%;对照组的显效率为23.3%,总有效率为63.3%。日间平静心率和24小时平均心率均有明显改善。而且强心复脉饮安全可靠,无明显不良反应。统计表明,本方各方面疗效均优于心宝对照组。

(3)研究结论证明,强心复脉饮治疗缓慢性心律失常具有显著的临床疗效,是治疗缓慢性心律失常的有效方法和途径。该研究对指导临床实践具有重要价值。综上所述,本研究以临床实践为据组方,接受实践之检验,取得了较满意的疗效,在缓慢性心律失常病因病机和治疗学方面,做出了有益的尝试。

(作者:徐　慧　华明珍　冯晓敏)

强心复脉饮的药效作用观察

通过实验,观察强心复脉饮对大鼠心率的影响,以及对抗各种药物所致心动过缓的药效作用。

1 实验材料

1.1 实验药物

强心复脉饮由济南市中医医院提供,每毫升相当于含生药 0.4 g,应用时可根据需要将其用生理盐水稀释。

心宝滴丸,广东汕头市中药厂生产,批号 980119,将其研磨后以适当生理盐水稀释后应用。

普萘洛尔(心得安)注射液,北京制药厂生产,批号 770607。

盐酸异丙肾上腺素(Isop.)注射液,上海天丰药厂生产,批号 911201。

盐酸维拉帕米(Isoptin)注射液,德国阿莱曼尼亚(Germany Alemania)生产,批号 6962。

1.2 实验仪器

KENZ-103 心电图机,日本铃谦(SUZUKEN)公司生产。SJY-2000 型记录仪,开封科教仪器厂生产。DAW-5 型恒温肌槽,广东汕头医学教育仪器厂生产。SY-1 型大鼠血压测定仪,天津市分析仪器厂生产。

1.3 实验动物

实验用 Wistar 系大白鼠、昆明系小白鼠系山东中医药大学实验动物室提供。给药容量为大白鼠每千克体重 10 mL,小白鼠每千克体重 20 mL。

2　实验方法

2.1　强心复脉饮对正常清醒大鼠心率的影响

健康大鼠 40 只,雌性,体重 180～210 g,挑选心电图正常的动物随机均分为 3 组。将动物用乙醚麻醉,背位固定于手术台上,稳定 0.5 小时后进行实验。调节心电图机,Ⅱ导联,1 mV＝10 mm,纸速 50 mm/s。记录动物正常心电图,然后腹腔注射(1 mL/100 g)强心复脉饮或心宝,记录给药后 5 分钟、10 分钟、20分钟、30 分钟、40 分钟、50 分钟、60 分钟时的心电图。

2.2　强心复脉饮对离体大鼠心房的作用

健康大鼠性别不限,体重 200 g 左右,头部击昏,颈总动脉放血,剖出心脏置于预冷(4 ℃)充氧的洛氏液中,沿心脏冠状沟剪去心室,保留心房,以丝线结扎两端备用。调整恒温肌槽水浴,温度(32±0.5) ℃,浴管内洛氏营养液为35 mL。将离体心房一端固定于浴管底部,另一端连接张力换能器;调整记录仪,负荷为 1 g,纸速 0.5 mm/s,信号衰减为 2,增益为 3。将心房收缩记录下来。组织稳定 10 分钟后,向浴管内滴加药物(注:浴管内给氧为 1 个气泡/s)。

2.3　强心复脉饮拮抗普萘洛尔致大鼠心动过缓作用的观察

健康雌性大鼠 40 只,体重 160～180 g,随机均分为 4 组。将动物以戊巴比妥钠 40 mg/kg 腹腔注射麻醉,仰卧固定,常规连接心电图导联,记录动物标准Ⅱ导联,1 cm＝10 mV,纸速 50 mm/s,剔除心电图异常者。动物分别腹注生理盐水、强心复脉饮及心宝,给药 30 分钟后动物均尾静脉注射普萘洛尔 5 mg/kg,记录注后即刻、2 分钟、5 分钟、10 分钟以及 20 分钟时动物心电图的改变。

2.4　强心复脉饮拮抗维拉帕米致大鼠心动过缓作用的观察

健康雄性大白鼠 40 只,体重 150 g 左右,随机均分为 4 组。将动物腹腔注射戊巴比妥钠(40 mg/kg)浅麻醉,仰卧固定,常规接连心电图导联线,记录标准Ⅱ导联,纸速 50 mm/s,去除心电图异常者,余者用于实验。首先记录动物正常心电图,随后动物分别腹注生理盐水、强心复脉饮及心宝,0.5 小时后动物均尾静脉注射维拉帕米(Isoptin. 500 μg/100 g),给药后记录动物即刻、1 分钟、2 分钟、5 分钟、10 分钟、20 分钟时的心电图变化。

2.5　强心复脉饮对正常大鼠血压的影响

健康雄性大白鼠 24 只,体重 160 g 左右,实验室条件下适应性饲养 4 天后用于测试。将动物用固定器加以固定,暴露其尾部,使用大鼠血压测定仪测定尾部血压(无损伤性测试),得其平均动脉压(MAP);据此将动物随机均分为 2 组,分别予以强心复脉饮(2.5 g/kg、10 g/kg)灌胃,每日 1 次,连续 9 天;每 3 天重复测定动物血压一次。

2.6 小鼠常压耐缺氧实验

健康小鼠 40 只,体重(20±1) g,雄雌各半,随机按性别均分为 4 组,分别灌胃生理盐水、强心复脉饮(2.5 g/kg、10 g/kg)、心宝,容量 0.2 mL/10 g,药后 1 小时进行实验。实验时将动物两只为一组置入 250 mL 广口磨口瓶内(内置钠石灰 10 g),记录动物在瓶内的存活时间。

2.7 强心复脉饮急性毒性实验

健康小鼠 20 只,体重 18~20 g,雄雌各半。实验动物在实验室条件下观察饲养 3 天后进行实验。实验第 1 天给动物灌胃 100% 强心复脉饮 0.3 mL/10 g,6 小时给药 1 次,连续 3 次,此后连续观察 7 天。

2.8 统计学处理

实验数据采用统计学 t 检验法进行显著性差异检测。

3 实验结果

3.1 强心复脉饮对正常清醒大鼠心率的影响

给药后动物心律无异常变化,心率变化见表 1、图 1。结果显示,两种剂量的强心复脉饮均可加快正常大鼠心率,且作用较快,作用维持时间大于 1 小时($p < 0.01$)。

表 1   强心复脉饮对正常大鼠心率的影响($\bar{x} \pm s$)

组别	心率/(次/分)							
	药前	药后5分钟	药后10分钟	药后20分钟	药后30分钟	药后40分钟	药后50分钟	药后60分钟
强心复脉饮/(2.5 g/kg)	413±13	433±12▲	435±11▲	466±33▲	466±23▲	460±20▲	450±31▲	446±42▲
强心复脉饮/(10 g/kg)	407±11	433±10▲	480±18▲	480±25▲	480±21▲	470±10▲	464±17▲	483±15▲
心宝/(50 mg/kg)	393±31	416±27▲	410±17	417±25▲	410±18	423±25▲	423±27▲	416±36▲

注:用药前后自身比较,经 t 检验,▲$p < 0.01$。

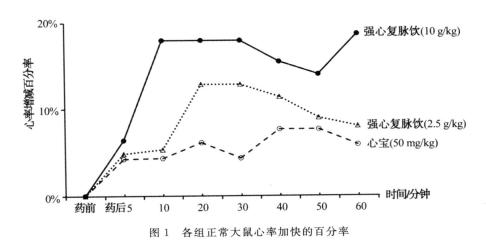

图1 各组正常大鼠心率加快的百分率

3.2 强心复脉饮对离体大鼠心房的作用

分别向浴管内滴加异丙肾上腺素、强心复脉饮(0.4 g、0.8 g)及心得安和强心复脉饮(0.8 g),观察到异丙肾上腺素可加强大鼠离体心房的收缩;强心复脉饮(0.4~0.8 mL)可加强大鼠离体心房的收缩,该作用较慢且维持时间长;普萘洛尔(0.1 mg)可以拮抗强心复脉饮兴奋心房的作用。结果如图2~图4所示。

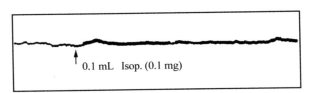

图2 异丙肾上腺素可加强大鼠离体心房的收缩

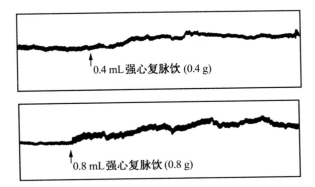

图3 强心复脉饮(0.4~0.8 mL)可加强大鼠离体心房的收缩

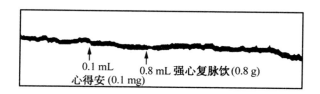

图 4　普萘洛尔(0.1 mg)可以拮抗强心复脉饮兴奋心房的作用

3.3　强心复脉饮拮抗普萘洛尔致大鼠心动过缓作用的观察

实验过程中可见动物出现心动过缓现象,P-R 间期以及 R-R 间期出现改变,未出现完全性房室传导阻滞、期前收缩、二联律等,S-T 段亦无异常表现;现将注射普萘洛尔 10 分钟后动物心率、P-R 间期、R-R 间期改变结果列于表 2。结果表明,强心复脉饮(10 g/kg)可明显对抗普萘洛尔所致的心率明显减慢、P-R 间期及 R-R 间期延长,从而呈现加快心率以及加速房室传导的效应($p < 0.01$)。

表 2　　　　　　　强心复脉饮拮抗普萘洛尔致心动过缓作用结果($\bar{x} \pm s$)

组别	剂量	正常心率/（次/分）	注射普萘洛尔后		
			心率/(次/分)	P-R 间期/s	R-R 间期/s
对照组	等容量	341±43	217±21(−36%)	0.103±0.021	0.283±0.020
强心复脉饮	2.5 g/kg	330±19	225±23(−32%)	0.082±0.011▲	0.270±0.031
强心复脉饮	10 g/kg	364±41	302±39(−17%)▲	0.067±0.039▲	0.223±0.032▲
心宝	50 mg/kg	334±45	239±68(−28%)	0.085±0.052	0.276±0.035

注:与对照组比较,经 t 检验,▲ $p < 0.01$。

3.4　强心复脉饮拮抗维拉帕米致大鼠心动过缓作用的观察

实验中观察到动物给予 Isop. 后心率明显减慢,P-R 间期延长,呈现房室传导阻滞现象,但同时没有出现其他类型的心律失常,S-T 段亦无明显异常,给正常动物静注异搏定(Isoptin)后 20 分钟左右,动物心电图基本可恢复正常。现将动物注 Isoptin 后 5 分钟其心率、R-P 间期变化结果列于表 3。实验结果表明,强心复脉饮(10 g/kg)与心宝(50 mg/kg)均可明显对抗 Isoptin(5 mg/kg)所致心动过缓及 P-R 间期延长(不完全性房室传导阻滞),呈现加快心率及加速房室传导的作用($p < 0.01$)。

表 3 强心复脉饮拮抗 Isoptin 致心动过缓作用结果($\bar{x} \pm s$)

组别	剂量	心率/(次/分)		P-R 间期/s	
		正常	给 Isoptin 后	正常	给 Isoptin 后
对照组	等容量	396±43	286±34(−27.8%)	0.065±0.007	0.092±0.005
强心复脉饮	2.5 g/kg	406±16	264±32(−35.0%)	0.065±0.009	0.095±0.007
强心复脉饮	10 g/kg	410±51	367±41(−10.5%)▲	0.067±0.008	0.075±0.008▲
心宝	50 mg/kg	414±23	337±25(−18.6%)▲	0.065±0.008	0.078±0.008▲

注:与对照组比较,经 t 检验,▲ $p < 0.01$。

3.5 强心复脉饮对正常大鼠血压的影响

结果如表 4 所示,强心复脉饮可升高正常大鼠血压。该作用出现较慢,且作用强度有一定限度。

表 4 强心复脉饮对正常大鼠血压(MAP)的作用($\bar{x} \pm s$) 单位:kPa

组别	剂量/(g/kg)	正常	药后 3 天	药后 6 天	药后 9 天
强心复脉饮	2.5	12.81±0.36	13.06±0.39	13.49±0.73▲	13.30±0.51▲
强心复脉饮	10	13.03±0.42	14.11±0.93	14.27±1.14▲	14.09±0.91

注:用药前后自身比较,经 t 检验,▲ $p < 0.01$。

3.6 小鼠常压耐缺氧实验

结果如表 5 所示,强心复脉饮(2.5 g/kg)可明显缩短小鼠常压耐缺氧存活时间($p < 0.05$)。

表 5 小鼠常压耐缺氧实验结果($\bar{x} \pm s$)

组别	剂量	缺氧存活时间/分	p
对照组	等容量	20.4±6.2	—
强心复脉饮	2.5 g/kg	15.6±1.4	<0.05
强心复脉饮	10 g/kg	16.9±1.5	>0.05
心宝	50 mg/kg	27.7±7.4	<0.05

注:检验方法采用 t 检验。

3.7 强心复脉饮急性毒性实验

实验期间动物无死亡现象,动物反应、食欲、背毛、肛周皮肤等均未见异常情况。鉴于在灌胃情况下无法测出半数致死量(LD_{50}),仅可大致推算小鼠对该方药的口服耐受量(MTD)为大于 90 g 生药/kg,小鼠耐受倍数为大于 400 倍。

参苓降脂片的研制

随着人民生活水平的提高和饮食结构的改变,高脂血症的发病率呈逐年上升趋势。根据统计资料显示,我国高脂血症的年发病率为 563/10 万,患病率为 7681/10 万,其中需要尽快应用药物治疗和干预的约占总数的 80%。现代医学研究证明,高脂血症是心脑血管疾病的最危险因素之一,因此积极预防高脂血症对预防心脑血管疾病的发生具有重要意义。近年来西医学对高脂血症的研究,特别是实验研究取得了巨大进展,已达到基因、分子水平,但临床治疗手段尚欠理想,特别是长期服药的副作用,仍是西医治疗高脂血症的一大难题。中医药对本病的治疗与西医相比,具有疗效好、副作用少的优势。我们于 2005 年 1 月～2007 年 6 月,采用随机、阳性药、平行对照的临床研究方法,系统观察高脂血症 100 例,其中治疗组(参苓降脂片)60 例,对照组(脂必妥)40 例,总有效率治疗组为 90.00%,对照组为 67.50%,经统计学处理,$p < 0.01$,有显著差异。现将临床研究结果报告如下:

临床研究

1 临床资料

1.1 病例入组分布

表 1　　　　　　　　　　病例入组分布

治疗组		对照组		合计	
入选	完成	入选	完成	入选	完成
62	60	41	40	103	100

1.2 病例脱落原因

表 2　　　　　　　　　　　　病例脱落原因

	治疗组	对照组	合计
失访/剔除/超窗	1/0/1	1/0/0	2/0/1

2　纳入病例标准

(1)符合原发性高脂血症诊断标准和气虚血瘀,痰浊阻遏证中医辨证标准。

(2)虽服用调脂药物,但已停药 2 周以上,且血脂水平仍符合诊断标准。

(3)年龄为 18～70 岁。

(4)签署知情同意书。

3　观察方法

3.1　随机分组

全部病例 103 例,将入选病例按门诊或住院顺序随机分为治疗组和对照组。

3.2　给药方法

治疗组:口服参苓降脂片(由济南市中医院制剂室提供,批号 050103),每次 6 片,每日 3 次。

对照组:脂必妥(由成都地奥九泓制药厂生产,批号 0411014),每次 3 片,每日 3 次。

在使用上述两种药物观察期间,停用其他降脂药物。

3.3　疗程

两组均用药 4 周为一疗程,共观察 1 个疗程。

3.4　观察指标

3.4.1　安全性指标

(1)常规体格检查项目。

(2)血常规、尿常规、大便常规,试验前后各查一次。

(3)肝功能、肾功能检查,心电图,试验前后各查一次。

(4)不良反应随时监测。

3.4.2 疗效性指标

(1)中医证候学的观察,每周 1 次。

(2)实验室检查:TC、TG、HDL-C、LDL-C 试验前后各查一次。

(3)血流变学测定。

3.5 安全性评价标准

1 级:安全,无任何不良反应。

2 级:比较安全,如有不良反应,不需做任何处理,可继续给药。

3 级:有安全性问题,有中等程度的不良反应,做处理后可继续给药。

4 级:因不良反应中止临床研究。

4 统计分析

统计分析计划:采用 PEMS 3.0 统计分析软件进行数据处理。计数资料用 χ^2 检验;计量资料用 $\bar{x} \pm s$ 表示,采用 t 检验。所有的统计检验均采用双侧检验,p 值小于 0.05 被认为差别有统计学意义。

5 研究结果

5.1 受试者分配情况分析

2005 年 1 月～2007 年 6 月,按照《参苓降脂片临床研究方案》中的病例纳入标准和剔除标准,共有 103 例受试者入选本试验。治疗组 62 例,对照组 41 例。脱落剔除 3 例,治疗组 2 例,对照组 1 例。详细情况如表 3 所示。

表 3   受试者分布表

治疗组			对照组			合计		
入选	完成	失访/剔除/超窗	入选	完成	失访/剔除/超窗	入选	完成	失访/剔除/超窗
62	60	1/0/1	41	40	1/0/0	103	100	2/0/1

5.2 可比性分析报告

基线情况:治疗组与对照组在病例来源、性别、年龄、病种、病程、中医症状积分诸方面比较($p > 0.05$),具有可比性。详细情况如表 4～表 9 所示。

5.2.1 两组病例来源分析

表 4　　　　　　　　两组病例来源分布

组别	n	门诊/例	住院/例	χ^2	p
治疗组	60	35	25	0.11	>0.05
对照组	40	22	18		

5.2.2 性别分析

表 5　　　　　　　　两组病例性别分布

组别	n	男/例	女/例	男：女	χ^2	p
治疗组	60	37	23	1.61：1	0.17	>0.05
对照组	40	23	17	1.35：1		

5.2.3 年龄分析

表 6　　　　　　　　两组病例年龄分布　　　　　　　　单位:岁

组别	n	18～	31～	41～	51～	61～70	最小	最大	平均年龄	t	p
治疗组	60	1	6	21	23	9	28	69	50.02±4.98	1.26	>0.05
对照组	40	0	3	14	16	7	32	70	51.32±5.13		

5.2.4 两组病程分析

表 7　　　　　　　　两组病例病程分布　　　　　　　　单位:月

组别	n	≤1	1～	7～	12～	25～	最短	最长	平均病程	t	p
治疗组	60	1	6	6	25	22	0.8	36	20.20±4.63	0.93	>0.05
对照组	40	1	4	5	16	14	0.9	33	21.32±5.13		

5.2.5 两组临床分类分析

表 8　　　　　　　　　　两组病例临床分类情况

组别	n	高胆固醇血症	高三酰甘油血症	混合型高脂血症	低密度脂蛋白血症	χ^2	p
治疗组	60	17	18	14	11	0.12	>0.05
对照组	40	10	12	9	9		

5.2.6 两组中医症状积分比较

表 9　　　　　　　　　两组病例中医症状积分情况

组别	n	$\bar{x} \pm s$	t	p
治疗组	60	23.89±6.13	0.53	>0.05
对照组	40	24.53±5.69		

5.3 临床疗效分析
5.3.1 两组血脂改善情况比较

表 10　　　　　　　　　两组病例血脂改善情况

项目	组别	n	治疗前	治疗后	t	p
TC/	治疗组	60	7.89±1.04	5.70±0.01	16.31	<0.01
(mmol/L)	对照组	40	7.54±1.15△	6.16±1.56△△	4.50	<0.01
TG/	治疗组	60	2.64±1.20	1.56±0.77	5.87	<0.01
(mmol/L)	对照组	40	2.68±1.11△	1.96±0.91△△	3.17	<0.01
HDL-C/	治疗组	60	1.30±0.39	1.67±0.44	4.87	<0.01
(mmol/L)	对照组	40	1.31±0.48△	1.48±0.21△△	2.05	<0.05
LDL-C/	治疗组	60	4.52±1.21	3.08±1.01	7.02	<0.01
(mmol/L)	对照组	40	4.43±1.30△	3.54±1.03△△	3.39	<0.01

注: △ p>0.05, △△ p<0.05。

结论:两组治疗前比较,TC、TG、HDL-C、LDL-C 无显著差异(p>0.05)。两组指标治疗后与治疗前比较,对照组 HDL-C 的改善治疗后较治疗前有差异(p<0.05),治疗组 HDL-C、LDL-C、TC、TG,对照组 TC、TG、LDL-C 自身对

照,疗效有显著差异($p<0.01$)。治疗后两组比较,TC、TG、HDL-C、LDL-C 疗效有差异($p<0.05$),治疗组优于对照组。

5.3.2 临床总疗效

表 11　　　　　　　两组病例临床总疗效比较

组别	n	临床控制/例	显效/例	有效/例	无效/例	总有效率/%	χ^2	p
治疗组	60	13	15	26	6	90.00	7.89	<0.01
对照组	40	6	7	14	13	67.50		

结论:两组比较($p<0.01$),治疗组疗效明显优于对照组。

5.3.3 两组症状疗效分析

表 12　　　　　　　两组病例症状疗效比较

症状	组别	n	临床控制/例	显效/例	有效/例	无效/例	总有效率/%	χ^2	p
头晕	治疗组	58	10	14	30	4	93.10	8.10	<0.01
	对照组	39	5	8	15	11	71.79		
胸闷	治疗组	59	9	15	33	2	96.61	9.82	<0.01
	对照组	37	4	10	14	9	75.68		
倦怠乏力	治疗组	46	8	11	23	4	91.30	7.33	<0.01
	对照组	30	3	5	12	10	66.67		
呕恶痰涎	治疗组	45	7	10	25	3	93.33	8.16	<0.01
	对照组	28	4	5	10	9	67.86		
形体肥胖	治疗组	42	6	10	20	6	85.71	5.17	<0.05
	对照组	23	2	4	8	9	60.87		

结论:两组比较,头晕、胸闷、倦怠乏力、呕恶痰涎疗效治疗组明显优于对照组($p<0.01$),形体肥胖疗效治疗组优于对照组($p<0.05$)。

5.3.4 两组舌脉疗效比较

表 13　　　　　　　两组病例舌脉疗效比较

		治疗组			对照组			χ^2	p
		疗前/例	疗后/例	消失率/%	疗前/例	疗后/例	消失率/%		
舌质	胖	46	28	39.13	30	22	26.67	1.25	>0.05
	瘀斑瘀点	50	18	64.00	31	19	38.71	4.93	<0.05
舌苔	滑腻	50	19	62.00	41	27	34.15	6.99	<0.01
脉	沉滑	22	8	63.64	17	9	47.06	1.07	>0.05
	沉细	26	9	65.38	14	6	57.14	0.26	>0.05

结论：两组比较,舌质瘀斑瘀点、苔滑腻方面治疗组优于对照组,其他各项无显著性差异。

5.3.5 血流变学改变疗效比较

表 14　　　　　　两组病例血流变学改变疗效比较

项目	组别	n	治疗前	治疗后	t	p
全血比低切黏度/MPa·s	治疗组	60	15.80±3.14	10.22±2.61	10.59	<0.01
	对照组	40	15.78±3.12*	12.72±2.74**	4.67	<0.01
全血比中切黏度/MPa·s	治疗组	60	7.94±1.37	5.83±2.01	6.72	<0.01
	对照组	40	7.86±1.18*	5.60±1.46△	7.67	<0.01
全血比高切黏度/MPa·s	治疗组	60	7.45±0.85	6.40±0.83	6.85	<0.01
	对照组	40	7.10±0.71*	6.52±0.76△	3.53	<0.01
血浆黏度/MPa·s	治疗组	60	1.79±0.06	1.55±0.03	27.71	<0.01
	对照组	40	1.78±0.05*	1.70±0.04**	7.90	<0.01
血沉/(mm/h)	治疗组	60	25.1±4.07	18.60±7.91	5.66	<0.01
	对照组	40	24.7±4.15*	18.24±9.09	4.09	<0.01
红细胞压积	治疗组	60	0.54±0.03	0.44±0.02	21.48	<0.01
	对照组	40	0.53±0.04*	0.49±0.03**	5.06	<0.01

续表

项目	组别	n	治疗前	治疗后	t	p
纤维蛋白原/ (g/L)	治疗组	60	5.97±0.35	4.70±0.76	11.29	<0.01
	对照组	40	5.78±0.39*	5.11±0.82△△	4.67	<0.01

注：$^*p>0.01$，$^{**}p<0.01$，$^{△}p>0.05$，$^{△△}p<0.05$。

结论：两组各项指标治疗前比较无差异（$p>0.01$）。两组各项指标自身对照，两组治疗前后有显著差异（$p<0.01$）。两组治疗后比较，全血比低切黏度、血浆黏度、红细胞压积有显著差异（$p<0.01$），纤维蛋白原有差异（$p<0.05$），全血比中切黏度、全血比高切黏度无差异（$p>0.05$）。

5.4 安全性指标检测

5.4.1 实验室检查

临床试验中，对治疗组用药前后进行了血常规、尿常规、大便常规和肝功能、肾功能、心电图检查，均未见异常改变。

5.4.2 安全性指标用药前后临床意义变化情况比较

表 15　　　　　治疗组治疗前后血、尿、便常规变化

项目	n	治疗前		治疗后		
		正常	异常	正常	异常	新异常
血常规	60	60	0	60	0	0
尿常规	60	60	0	60	0	0
大便常规	60	60	0	60	0	0

表 16　　　　治疗组治疗前后肝功能、肾功能和心电图检查变化

项目	n	治疗前		治疗后		
		正常	异常	正常	异常	新异常
ALT	60	60	0	60	0	0
AST	60	60	0	60	0	0
BUN	60	60	0	60	0	0
Cr	60	60	0	60	0	0
心电图	60	60	0	60	0	0

结论:治疗结束时,安全性指标检测项目无异常者。

5.4.3　不良反应

治疗组和对照组均完成了临床试验,在临床观察过程中未发现明显不良反应,血常规、尿常规、大便常规及肝功能、肾功能、心电图检查均未出现异常改变。

5.5　典型病例

病例 1

李某某,男,45 岁,因"头晕半年,加重伴胸闷、呕恶痰涎 1 个月"于 2005 年 6 月 11 日就诊。患者平时工作应酬较多,高脂饮食,较少体力活动。6 个月前自觉时有头晕,未予以足够重视,近 1 个月来头晕加重,伴胸闷,倦怠乏力,呕恶痰涎,纳可,眠欠安,大便干,两日一行,小便调。查体:中年男性,发育正常,形体偏胖,血压 130/85 mmHg,口唇微绀,双肺呼吸音清,未闻及干湿啰音,心率 70 次/分,律整,各瓣膜听诊区未闻及病理性杂音。腹软,无压痛及反跳痛,肝肾区无叩痛,双下肢无水肿。舌胖有瘀点,苔滑腻,脉滑。查血脂:TC 7.08 mmol/L, TG 3.2 mmol/L,HDL-C 1.15 mmol/L,LDL-C 4.45 mmol/L。血液流变学示血黏度偏高。临床诊断为高脂血症。中医辨证为气虚血瘀,痰浊阻遏证。治则:健脾益气,化痰泄浊,活血祛瘀。给予参苓降脂片 6 片,口服,日服 3 次,适当增加体力活动。服药 2 周后呕恶痰涎消失,胸闷头晕减轻;4 周后症状消失,大便每日一行,查血脂 TC 5.02 mmol/L,TG 1.40 mmol/L,HDL-C 1.01 mmol/L,LDL-C 2.80 mmol/L,血液流变学示血黏度正常范围,疗效判定为临床控制,服药期间无不良反应。

病例 2

患者刘某某,女,50 岁,因"头晕胸闷 2 年,加重伴气短乏力半月"于 2005 年 11 月就诊。患者平素嗜食肥甘,少动喜静,形体偏胖,2 年来时有头晕、胸闷,诊断为高脂血症,应用脂必妥口服,时断时续,效欠佳,近半月症状加重,伴气短、乏力,时有呕恶,纳可,眠安,大便干,三日一行,小便调。查体:中年女性,发育正常,营养良好,形体肥胖,血压 135/85 mmHg,口唇微绀,双肺呼吸音清,未闻及干湿啰音,心率 80 次/分,律整,各瓣膜听诊区未闻及病理性杂音。腹软,无压痛及反跳痛,肝脾肋下未及,肝肾区无叩痛,双下肢无水肿。舌红有瘀点,舌体胖,苔腻,脉滑。查血脂:TC 8.10 mmol/L,TG 4.1 mmol/L,HDL-C

1.60 mmol/L,LDL-C 5.23 mmol/L。血液流变学示血黏度偏高。临床诊断为高脂血症。中医辨证为气虚血瘀,痰浊阻遏证。治则:健脾益气,化痰泄浊,活血祛瘀。给予参苓降脂片 6 片,口服,日服 3 次,适当增加体力活动,清淡饮食。服药 4 周后,头晕、胸闷、气短、乏力消失,大便每日一行,查血脂 TC 4.92 mmol/L,TG 1.30 mmol/L,HDL-C 0.99 mmol/L,LDL-C 3.07 mmol/L,血液流变学示血黏度恢复正常,疗效判定为临床控制,服药期间无不良反应。

理论研究

1　病因病机讨论

1.1　脾气虚弱为高脂血症最关键的病理基础

高脂血症是指血浆或血清中一种或多种脂质浓度超过正常值高限的状态,是膏脂代谢失常的疾病。中医学认为,膏脂由水谷精微所化,是血液的组成部分,正常情况下,其含量保持在一定的范围,可称为"清脂",有荣养机体的作用;若超过了正常范围,则变成"浊脂",成为致病因素。古代文献中没有高脂血症这一病名,但根据其特点,许多医家将其归属于"痰浊""痰瘀""气虚血瘀""瘀血""痰证""湿阻""痰湿""浊阻"等范畴。本病常因饮食不节,过食肥甘厚味,少劳过逸,脏腑功能失调,浊脂滞留于血脉所致。《素问·阴阳应象大论》云:"饮入于胃,游溢精气,上输于脾,脾气散精,上归于肺,通调水道,下输膀胱,水津四布,五经并行。"饮食不节主要表现为嗜食肥甘酒类和长期饱食等。嗜食肥甘可助湿生痰,甘味之品其性属缓,缓则脾气滞。嗜酒无度则可戕伐脾胃气阴而致脾胃气虚,运化失职。长期饱食则可致食滞中焦,碍及脾运;食滞日久,又可聚湿成痰,进一步影响脾胃的运化功能。脾为后天之本,气血生化之源,津液输布之枢纽,输布水谷精微于五脏和经脉。膏脂的化生、转运输布亦与脾密切相关。膏脂靠脾胃所化,赖脾气转运、输布,和调于五脏,洒陈于六腑,充养于百骸。营出中焦,是水谷精微所化,泌入于脉,化而为血,与"仓廪之官"关系密切。若饮食不节,过食肥甘厚味,伤及脾胃;或脾胃本虚,失其健运;或思虑过度,劳伤心脾,均可致脾虚气弱,失其"游溢精气"和"散精"之职。非但气血生化紊乱,膏脂转运、输布亦不利,滞留于营中,形成高脂血症,而见肢麻、胸闷或痛、心悸等症,故脾虚气弱为病之根本。脾气不足,脾不布津,津聚为湿,湿聚成痰,痰浊成脂;

脾不散精,精微不布,津凝为浊,运化无权,膏脂不化,浊凝为痰,而成高脂血症。脾气虚弱是高脂血症(痰证)最关键的病理基础。

1.2　痰凝、血瘀为主要病理产物

本病的病位在血脉,疾病的发生除了与脾气虚弱有关外,与痰浊、瘀血密不可分。凡导致人体摄入膏脂过多,以及膏脂转输、利用、排泄失常的因素均可使血脂升高。如饮食失节,过食膏粱厚味之品;或好逸恶劳;或情志不畅,疏泄失职;或思虑过度,劳伤心脾;或脾胃本虚,失其健运,均可使水谷精微失其正常的运动变化状态,致生浊变,混于血脉之中,损伤脏腑,壅滞血脉,则痰浊与瘀血由生,发为本病。痰浊存在于血脉常使脉络壅滞不畅,故高脂血症每因痰浊而致血瘀,痰瘀互结,胶着脉络,终至脉痹、卒中等变证。痰浊、瘀血虽是不同的病理产物,但具有同源性。人体津血同源,痰瘀相关,痰滞则阻碍血行,可致血瘀,血瘀则水湿停滞,可聚为痰,故二者互为因果,相互转化。高脂血症多发于中老年人,中老年人肾脾肝诸脏多有失调,则津液代谢最易发生障碍,痰浊、瘀血停滞脉中。本病从发病年龄及某些临床症状来看,却有虚损之征,然则虚损常由邪实所致。如过食膏粱厚味,长期精神紧张,体力活动减少而致脾胃负担过重;或素体阳盛,肝阳偏亢,疏泄太过,灼津炼津为痰;或虚火内炽,煎熬津液,津从浊化,日久阻络塞脉,而致痰阻血瘀,从而导致人体脏腑功能失调,发为本病。

综上所述,因虚而成痰浊瘀血者,无疑以虚损为主;因邪实而蕴痰积瘀者,当责之于实。虚实可在一定条件下相互转化,如因虚而生痰瘀,然当痰瘀较重时,则转为实证,或虚实相兼,因而二者相互影响,相互促进,形成一个密切相关的病理链。只有将两者结合起来,才能准确地反映本病的发病机制。

2　治法方药探析

2.1　治法探讨

辨证是治疗的前提和依据。《素问·至真要大论》云:"谨守病机,各司其属,有者求之,无者求之,盛者责之,虚者责之。"针对本病病程较长,本虚标实,以虚致实,虚实互见之特点,把握虚实之轻重,标本之缓急,是本病论治之关键,立消补兼施,标本同治之大法。

针对本病气虚血瘀,痰浊阻遏的特点,予健脾益气,化痰泄浊,活血祛瘀为法。脾虚不能升清,水谷精微吸收后,不能为人体所用而化生痰湿脂浊。膏脂

过剩,转化障碍,注入血脉而成高脂血症。所以,在治疗上以化痰健脾为治疗原则。又由于痰浊凝滞,久而脉络受阻,血行不畅,痰瘀互结,故在化痰的同时,又用活血化瘀药物疏通血脉,使脉络通畅,以助疗效。

2.2 方药分析

参苓降脂片针对高脂血症气虚血瘀,痰浊阻遏的病机,以健脾益气,化痰泄浊,活血祛瘀为法,药物由人参、云苓、制首乌、泽泻、虎杖、决明子、芦荟、绞股蓝、山楂、姜黄、银杏叶组成。

人参:味甘、微苦,性平,归心、脾、肺、肾经。为补五脏阳气之君药,有大补元气,补脾益肺,安神之功。

云苓:味甘淡,性平,归心、肺、脾、肾经。健脾渗湿,使湿去脾旺而痰无以生,以"脾无留湿不生痰"故也。

制首乌:性味苦、甘、涩、微温,归肝、肾经。何首乌有效成分含蒽醌衍生物,可有效减少和阻止肠内类脂质的吸收,促进脂类物质的转运和代谢,阻止类脂质在血中滞留或渗透到动脉内膜。

泽泻:甘淡、渗湿、化痰,具有降血脂、抗脂肪肝、降血糖的作用。泽泻可抑制外源性三酰甘油、胆固醇的吸收,影响内源性胆固醇代谢及抑制三酰甘油在肝内合成。

虎杖:性微温,具活血通经,利湿功能。现代药理研究证明,虎杖含蒽醌类化合物和黄酮类多种成分,从其根茎中可提取具有降血脂作用的白藜芦醇苷等。

决明子:性味甘、苦、微寒,归肝、胆、肾三经,具有清肝明目,润肠通便的功效,主要成分为大黄酸、大黄素、大黄酚及胡萝卜素等,可促进肠管运动,抑制胆固醇吸收,降低血清胆固醇水平,并能抑制动脉粥样硬化斑块的形成。

芦荟:味苦,性寒,入肝、心、脾经,泻热通便,清肝火,杀虫。

绞股蓝:味苦、微甘,性凉,归肺、脾、肾经,补虚强身,清热解毒。绞股蓝总皂苷有抗脂质过氧化的作用,能降低血脂,明显阻止动脉粥样硬化的发生与发展,并抑制肥胖。

山楂:性味酸、甘、微温,归脾、胃、肝经,能消食积,散瘀血。辅助君臣,使补中有通。现代药理表明,山楂含有脂肪酶,可促进脂肪消化,并且可降低血清胆固醇和低密度脂蛋白胆固醇水平,提高血清高密度脂蛋白胆固醇水平。

姜黄：味苦辛，性温，归肝、脾二经。能宣通血中之气，使气行而血不壅滞，且有通经止痛之功效，能抗纤维蛋白损伤，抑制脂质过氧化物生成。现代药理研究证实，姜黄含姜黄酮、姜黄素等，能明显降低实验性高脂血症大鼠及兔的β脂蛋白、三酰甘油及胆固醇的含量，抑制血小板聚集，增加纤溶活性。

银杏叶：味甘、苦、涩，性平，归肺、肾经。功效活血养心，敛肺涩肠。实验和临床研究证实，银杏叶有降低血清胆固醇，扩张冠状动脉的作用。

参苓降脂片方中人参健脾益气扶正，针对脾气虚弱的主要病机，用其扶助正气，抓住了疾病本质，故为君药；云苓健脾渗湿，使湿去脾旺而痰无以生，助人参以通阳气祛痰湿，故为臣药；泽泻、虎杖、决明子、芦荟、绞股蓝清利湿邪，化痰泄浊，银杏叶、制首乌、山楂、姜黄活血化瘀，共为佐使药。全方药仅数味，但方简力宏，在治疗上，以化痰健脾为治疗原则，又由于痰浊凝滞，久而脉络受阻，血行不畅，痰瘀互结，故在化痰的同时，又用活血化瘀药物疏通血脉，使脉络通畅，以助疗效。本方诸药相伍，有补有泻，补不腻滞，泻不伐正，既调脏腑功能，又祛血中浊邪，使脾肾得补，痰瘀得化，浊邪得除，则诸症可愈。

综上所述，参苓降脂片方中药物既符合健脾益气，化痰泄浊，活血化瘀的治则，又符合现代药理学的研究成果，能从多环节多层次对高脂血症的发生和发展产生较优药理效应，在临床和实验过程中获得了支持。

3 临床疗效分析

中医学历来认为"有诸内必形诸外"。视其外可知其内，任何疾病的症状表现都是其本质的外在反映。高脂血症的临床症状或轻或重，都是机体脏腑功能失调，气血功能紊乱的结果。其深层的本质基于脾气虚弱的理论，考虑该病患者大都迁延日久，气血生化紊乱，膏脂转运输布不利，滞留于营中，于是采取健脾益气，化痰泄浊，活血化瘀之法，较单纯从痰、瘀而治，疗效好且持久。本着"谨守病机，各司其属……疏其血气，令其条达，而致和平"（《素问·至真要大论》）的治疗学法则，针对脾气虚弱，痰凝血瘀的病机实质，用参苓降脂片健脾益气，化痰泄浊，活血化瘀，调节脏腑功能，纠正气血功能紊乱。

症状疗效是临床试验观察的重要指标，也是评价药物功效的重要依据。本试验表明，参苓降脂片治疗高脂血症的显效率为 46.67%，总有效率为 90.00%；对照组的显效率为 32.50%，总有效率为 67.50%。经统计学处理（p

<0.01),两组有显著差异。试验组主要症状如头晕、胸闷、倦怠乏力、呕恶痰涎、形体肥胖的总有效率皆超过 85%,疗效优于对照组($p<0.01$ 或 $p<0.05$)。治疗后,试验组异常舌象有一定改善,舌瘀斑瘀点、苔滑腻的消退明显优于对照组($p<0.05$)。这恰可以说明抓住了高脂血症的深层本质,提示对病机认识的正确性和组方用药的合理性、科学性。症状改善是机体气血和畅,脏腑功能和机体阴阳平衡协调的结果,试验组症状疗效明显优于对照组,显示了中医辨证论治在高脂血症诊疗中的优势所在。

参苓降脂片具有较好的降脂作用,临床试验证明,两组治疗后的 TC、TG、LDL-C 水平明显下降,HDL-C 水平升高,治疗组作用明显优于对照组,证明参苓降脂片降低胆固醇、三酰甘油、低密度脂蛋白胆固醇,升高高密度脂蛋白胆固醇疗效显著。

结 论

本课题组自 2005 年 1 月～2007 年 6 月,对 100 例高脂血症患者进行了疗效和安全性观察,随机分为治疗组(参苓降脂片)60 例和对照组(脂比妥)40 例,28 天为一疗程,共观察 1 个疗程。结果:治疗组总有效率为 90.00%,对照组总有效率为 67.50%,经统计学处理($p<0.01$),有显著差异。治疗组对头晕、胸闷、倦怠乏力、呕恶痰涎、形体肥胖等主要中医症状以及 TC、TG、LDL-C、HDL-C 的改善均优于对照组($p<0.05$ 或 $p<0.01$),有统计学意义。

经山东省省级科技查新咨询单位(济南)查新检索结论:未见有与其组方相同的参苓降脂片研制的文献报道。

(作者:徐 慧 冯晓敬 陈思娟 侯雪梅)

参苓降脂片的药效学研究

高脂血症可以引起多种疾病,如糖尿病、高血压病、冠心病,甚至发生心肌梗死等,直至威胁人类生命。降低血脂除低脂饮食外,采用降脂药物达到降脂的目的是药物学领域的研究目标之一。中草药降脂药物具有许多优点,相对毒性低,副作用少,使得在临床上大量应用。

1 材料

1.1 药品

受试药:参苓降脂片。功能主治:健脾益气,化痰泄浊,活血化瘀,降血脂,疏通血脉,用于高脂血症。用量用法:口服,每次 6 片,每日 3 次,温开水送服。规格:0.25 g/片。提供:济南市中医院制剂中心,批号 050103。

对照药:脂必妥片。功能主治:健脾消食,除湿祛痰,活血化瘀。用于脾瘀阻滞,症见气短、乏力、头晕、头痛、胸闷、腹胀、食少纳呆等。用量用法:口服,每次 3 片,每日 3 次。规格:0.35 g/片。提供:成都地奥九泓制药厂,批号 0411014。

1.2 动物及饲养环境

动物:Wistar 大鼠,180～200 g,雄性,SPF 级。山东大学实验动物中心提供,合格证号 SCXK(鲁)20030004。

饲养环境:山东省中医药研究院动物实验中心,许可证号 SYXK(鲁)20050052。

饲料:山东省动物管理中心提供,合格证号 SCXK(鲁)20040014。

1.3 试剂

超氧化物歧化酶(SOD)测试盒、丙二醛(MDA)测试盒:南京建成生物工程研究所提供,批号20070330。

丙硫氧嘧啶片:规格50 mg/片,上海复星朝晖药业有限公司提供,批号060603。

胆固醇:山东生化试剂开发服务中心提供,批号20000318。

1.4 仪器

DDL-5低速冷冻离心机,上海安亭科学仪器厂产品。

Unic-2100型分光光度计,上海联华仪器厂产品。

日立7600全自动生化分析仪,日本日立产品(山东省千佛山医院化验科)。

2 方法与结果

2.1 药物配制

按照人与大鼠体表面积换算法计算参苓降脂片大鼠临床等效量:0.25 g/片×6片×3次/天×0.018/200 g=0.405 g/kg≈0.41 g/kg。受试组3个剂量组分别按照临床等效量的3倍、2倍、1倍给药,分别配制成12.3%、8.2%、4.1%,给药容积为10 mL/kg。

脂必妥片的大鼠临床等效量为:0.35 g/片×3片×3次/天×0.018/200 g=0.2835 g/kg≈0.28 g/kg。配制成1.1%溶液以10 mL/kg灌胃给药。

2.2 高脂饲料配制及模型制作

基本配方为2%胆固醇、10%猪油、0.2%丙硫氧嘧啶、88%基础饲料。胆固醇280 g,猪油1.4 kg,丙硫氧嘧啶28 g,送山东大学实验动物中心配制,基础饲料由该动物中心提供。除正常对照组给予普通饲料外,其余各组每只大鼠每天给予20 g高脂饲料,连续20天造成高血脂模型。

2.3 分组及给药

大鼠购进后适应性饲养3天,于禁食12小时后眼球采血,测定三酰甘油(TG)、胆固醇(CHOL)。按照三酰甘油(TG)、胆固醇(CHOL)和体重随机均衡分为空白对照组、模型对照组、脂必妥片对照组和参苓降脂片1.23 g/kg、0.82 g/kg、0.41 g/kg剂量组。共6组。

于给药10天和20天时称重一次。给药结束后,于禁食12小时后,腹主动脉采血4 mL,分别置入两个试管,每管2 mL,一管送山东省千佛山医院化验科测定三酰甘油(TG)、胆固醇(CHOL)、高密度脂蛋白(HDL-C)和低密度脂蛋白

（LDL-C）。另一管 3000 r/min 离心 10 分钟,取血清,进行血清 SOD、MDA 测定,测定方法按照测试说明书进行。

2.4 检测指标

2.4.1 体重

实验期间,分别于给药前、给药 10 天和给药 20 天称重一次。

2.4.2 血脂指标

于实验前禁食 12 小时眼静脉丛采血,测定血清 TC、CHOL(由千佛山医院化验科提供相关试剂)。给药 20 天禁食 12 小时后,腹主动脉采血分别测定 TG、CHOL、HDL-C 和 LDL-C 以及 SOD、MDA。

2.4 数据统计

所有数据经过 SPSS 11.0 软件处理,均以 $\bar{x} \pm s$ 表示,t 检验进行组间比较。

2.5 结果

大鼠分组前眼静脉丛采血测定 TG、CHOL,按照 TG、CHOL 随机分组,结果如表 1,组间进行 t 检验,无统计学差异($p > 0.05$),提示组间无分组差异。

表 1　　　　　模型建立前各组 TG、CHOL 比较($\bar{x} \pm s, n = 9$)

组别	剂量/(g/kg)	TG/(mmol/L)	CHOL/(mmol/L)
空白对照组	—	0.83 ± 0.32	1.59 ± 0.33
模型对照组	—	0.85 ± 0.34	1.58 ± 0.18
脂必妥组	0.11	0.83 ± 0.31	1.59 ± 0.25
参苓降脂片	1.23	0.85 ± 0.33	1.61 ± 0.19
	0.82	0.84 ± 0.30	1.61 ± 0.19
	0.41	0.85 ± 0.30	1.61 ± 0.12

给予高脂饲料饲养 20 天,分别于第 1、10、20 天称重,如表 2 所示。第 1 天体重组间无统计学差异;给予高脂饲料后各组大鼠体重增长缓慢,模型组与空白对照组比较具有高度的统计学差异($p < 0.001$)。参苓降脂片和脂必妥片都不同程度地增加模型大鼠的体重,改善大鼠的一般状况,其中参苓降脂片高剂量组和中剂量组在第 10、20 天时体重与模型组比较均具有统计学意义($p < 0.001, p < 0.05$)。提示参苓降脂片对模型大鼠的一般状况具有明显的改善作用。

表2　　　　　　　　　　各组大鼠体重变化比较($\bar{x}\pm s,n=9$)　　　　　　　　　　单位:g

组别	剂量/(g/kg)	1 天	10 天	20 天
空白对照组	—	200.33±10.63	238.11±25.05***	277.38±34.35***
模型对照组	—	205.13±9.75	199.88±12.26	220.63±12.35
脂必妥组	0.11	205.63±8.31	209.63±18.48	225.00±42.11
参苓降脂片	1.23	208.25±11.63	220.43±13.55***	248.86±18.44***
	0.82	210.25±11.26	207.63±20.86*	230.63±20.25*
	0.41	202.25±8.76	202.88±10.23	229.00±18.91

注:与模型组比较,*$p<0.05$,***$p<0.001$。

给药 20 天后,于禁食 12 小时后测定血清 TG、CHOL、LDL-C 和 HDL-C,结果如表 3、图 1、图 2、图 3 所示。模型组 TG、CHOL、LDL-C、HDL-C 和 CHOL/HDL-C 5 个指标明显高于空白对照组($p<0.001$),提示造模成功。与模型对照组比较,脂必妥片对照组 TG 有高度的统计学意义($p<0.001$),CHOL 有明显的统计学意义($p<0.05$);具有降低 LDL-C 和升高 HDL-C 的作用趋势,但与模型组比较未表现出明显的统计学差异($p>0.05$);CHOL/HDL-C 与模型组比较具有明显统计学意义($p<0.05$)。综合分析脂必妥片对高脂模型大鼠上述指标的影响,提示其有调节异常血脂的作用,可降低胆固醇、三酰甘油,与其说明书药理作用相符。与模型对照组比较,参苓降脂片高剂量组 TG、CHOL 明显降低($p<0.001$,$p<0.05$),LDL-C 降低不明显($p>0.05$),HDL-C 明显升高($p<0.05$),CHOL/HDL-C 明显降低($p<0.01$);中、低剂量组 TG 明显降低($p<0.001$),但对其他指标影响不明显。与脂必妥片比较,参苓降脂片对上述指标的改善作用无明显差异,提示其调脂作用明确,中、低剂量组作用较差。

表3　预防给药对模型大鼠 TG、CHOL、LDL-C 和 HDL-C 的影响($\bar{x}\pm s,n=9$)

组别	剂量/(g/kg)	TG/(mmol/L)	CHOL/(mmol/L)	LDL-C/(mmol/L)	HDL-C/(mmol/L)	CHOL/HDL-C
空白对照组	—	0.40±0.12***	1.50±0.20***	0.34±0.05***	0.87±0.15	1.71±0.13***
模型对照组	—	0.87±0.29	6.06±2.02	1.74±0.54	1.25±0.15	4.84±1.40
脂必妥组	0.11	0.34±0.21***	4.31±1.71*	1.36±0.49	1.26±0.19	3.43±1.29*

续表

组别	剂量/ (g/kg)	TG/ (mmol/L)	CHOL/ (mmol/L)	LDL-C/ (mmol/L)	HDL-C/ (mmol/L)	CHOL/HDL-C
参苓降 脂片	1.23	0.31±0.11***	4.30±0.89*	1.61±0.40	1.38±0.11*	3.57±0.53**
	0.82	0.26±0.05***	6.40±1.97	1.55±0.68	1.22±0.20	3.45±1.05**
	0.41	0.23±0.08***	5.04±1.41	1.51±0.41	1.27±0.16	3.96±1.00

注：与模型组比较，$p<0.05$，**$p<0.01$，***$p<0.001$。

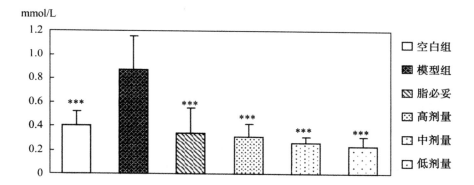

图 1 参苓降脂片对高血脂大鼠模型三酰甘油的影响

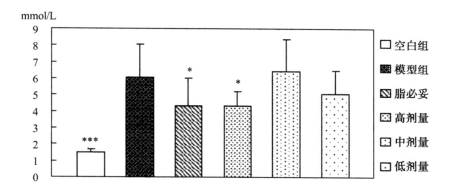

图 2 参苓降脂片对高血脂大鼠模型胆固醇的影响

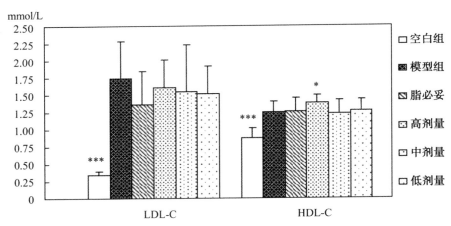

图 3　参苓降脂片对高血脂大鼠模型高、低度脂蛋白的影响

　　按照说明书测定 SOD、MDA,结果如表 4、图 4、图 5 所示。模型组与空白对照组比较,明显降低了 SOD 活力($p<0.001$),升高了 MDA 水平($p<0.001$)。与模型组比较,脂必妥片明显提高了 SOD 活力($p<0.05$),降低了 MDA 水平($p<0.001$)。参苓降脂片高、中、低 3 个剂量组对 SOD 活力均具有明显的增强作用,其中中剂量组优于脂必妥片;3 个剂量组均明显降低 MDA 水平,作用以高剂量最为明显。

表 4　　　　　　　预防给药对模型大鼠 SOD、MDA 的影响($\bar{x}\pm s,n=9$)

组别	剂量/(g/kg)	SOD/(U/mL)	MDA/(mmol/L)
空白对照组	—	189.46±18.78***	7.86±0.94***
模型对照组	—	157.35±16.12	12.35±2.77
脂必妥组	0.11	172.54±15.17*	4.36±2.91***
参苓降脂片	1.23	169.82±10.33*	6.00±1.96***
	0.82	174.19±12.56**	7.72±2.24**
	0.41	163.17±15.77	7.58±2.36***

注:与模型组比较,*$p<0.05$,**$p<0.01$,***$p<0.001$。

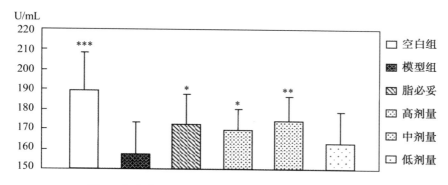

图 4　参苓降脂片对高血脂大鼠模型 SOD 活性的影响

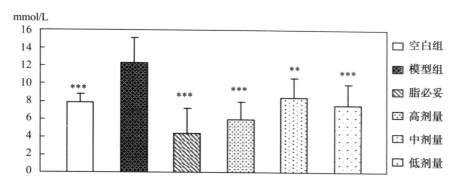

图 5　参苓降脂片对高血脂大鼠模型 MDA 的影响

3　结论

本实验研究结果证实,参苓降脂片对高血脂模型大鼠的血脂水平具有明显的干预作用,可降低血中胆固醇和三酰甘油的水平,具有明显的升高高密度脂蛋白的作用,并可降低模型大鼠 CHOL/HDL-C 比值,高剂量组与脂必妥比较无显著性差异。在对模型大鼠血清 SOD 和 MDA 检测中发现,本制剂对模型大鼠 SOD 活性和 MDA 含量亦具有显著的干预作用。其作用反馈到整体水平表现为对一般状况的改善和对体重的影响。

参苓降脂片的急性毒性实验研究

本项研究旨在通过采集小鼠各项指标数据,按照最大给药量法进行参苓降脂片的急性毒性实验。

1　材料

1.1　药物

参苓降脂片。功能主治:健脾益气,化痰泄浊,活血化瘀,降血脂,疏通血脉,用于高脂血症。用量用法:口服,每次 6 片,每日 3 次,温开水送服。规格:0.25 g/片。提供:济南市中医院制剂中心,批号 050103。

取参苓降脂片 40 片,逐渐加水研磨,定容至 50 mL,含药量为 0.2 g/mL,备用。

1.2　动物

昆明种小鼠 60 只,雌雄各半,5～6 周龄,体重(19.2±0.89)g,购自山东大学医学实验动物中心,动物合格证号 SCXK(鲁)20030004,每盒 10 只,雌雄分盒,购进后适应性饲养观察 1 天。

1.3　仪器

GB-303 电子天平,上海梅特勒公司产品。

1.4　受试环境及饲料

受试环境:山东省中医药研究院动物实验中心,医学实验动物环境 SPF 级标准,使用许可证号 SYXK(鲁)20050052。

饲料:实验鼠全价营养饲料,山东省实验动物中心提供,合格证号 SCXK(鲁)20040014。

2　方法及结果

预实验测定:取禁食不禁水 12 小时小鼠 6 只,雌雄各半,灌胃给予配制药液 40 mL/kg,连续 3 次,每次间隔 4 小时,观察 1 天,6 只小鼠均未出现中毒症状及死亡情况。初步预实验提示,该制剂临床用药安全范围较大,无法测定半数致死量(LD$_{50}$),故进行最大给药量测定。

最大给药量测定:选用昆明种小鼠 40 只,雌雄各半,分为对照组和实验组,每组各 20 只,受试前 1 天禁食不禁水 12 小时。实验组给予 40 mL/kg 参苓降脂片混悬液,给药 3 次(8:30,12:30,16:30),灌胃给药,折合成给药量为 24 g/(kg · d)。

结果观察:小鼠灌胃后未即刻出现死亡。第 1 次灌胃后,一般活动未见明显异常,各功能观察指标如表 1 所示,无明显异常可见。第 2、3 次给药时状况与第 1 次给药无明显差异,结果如表 1 所示。

表 1 　　　　　　　　　给药组小鼠急性毒性实验一般观察结果

序号	观察项目	指征	可能出现的表现	结果					
				−			+		
				1	2	3	1	2	3
1	鼻孔呼吸阻塞,呼吸频率和深度改变,体表颜色改变	A	腹式呼吸	√	√	√			
			喘息	√	√	√			
		B	呼吸暂停	√	√	√			
		C	发绀	√	√	√			
		D	呼吸急促	√	√	√			
		E	鼻孔分泌物	√	√	√			
2	运动功能:运动频率和特点的改变	A	自发活动、探究、梳理毛发、运动增加或减少	√	√	√			
		B	困倦	√	√	√			
		C	麻醉	√	√	√			
		D	僵住	√	√	√			
		E	运动失调	√	√	√			
		F	异常运动	√	√	√			
		G	俯卧	√				√	√
		H	震颤	√	√	√			
3	惊厥(抽搐):随意肌明显的无意识收缩或惊厥性收缩	A	阵挛性抽搐	√	√	√			
		B	强直性抽搐	√	√	√			
		C	强直-阵挛性抽搐	√	√	√			
		D	昏厥性抽搐	√	√	√			
		E	角弓反张	√	√	√			

续表

序号	观察项目	指征	可能出现的表现	结果					
				−			+		
				1	2	3	1	2	3
4	反射	A	角膜眼睑闭合				√	√	√
		B	牵张反射				√	√	√
		C	惊跳反射	√	√	√			
5	眼部指征	A	流泪	√	√	√			
		B	缩瞳	√	√	√			
		C	散瞳	√	√	√			
		D	眼球突出	√	√	√			
		E	上睑下垂	√	√	√			
		F	血泪	√	√	√			
6	心血管指征	A	心动过缓	√	√	√			
		B	心动过速	√	√	√			
		C	血管扩张	√	√	√			
		D	血管收缩	√	√	√			
		E	心律不齐	√	√	√			
7	唾液分泌	A	唾液分泌过多	√	√	√			
8	竖毛	A	竖毛	√	√	√			
9	肌张力	A	肌张力降低	√	√	√			
		B	肌张力增高	√	√	√			
10	排便(粪)	A	干硬固体	√	√	√			
		B	水样便	√	√	√			
11	呕吐	A	呕吐	√	√	√			
12	多尿	A	红色尿	√	√	√			
		B	尿失禁	√	√	√			
13	皮肤	A	水肿	√	√	√			
		B	红斑	√	√	√			

注:此表为给药组20只小鼠整体评价表,因20只小鼠上述表现均一,故未标示动物数。

连续观察 14 天,给药组小鼠无死亡,饮食、活动、皮毛肤色、大小便等均无异常变化,前 7 天体重变化见表 2。经 t 检验,两组小鼠同期比较,同性别间无统计学差异($p > 0.05$)。变化趋势如图 1、图 2 所示。

表 2　　　　　　　　　两组小鼠 1 周体重变化($\bar{x} \pm s$)　　　　　　　　　单位:g

组别	n	性别	实验前	第一天	第二天	第三天
对照组	10	♀	18.8±0.54	21.2±0.64	21.8±1.74	23.6±1.62
	10	♂	18.8±0.54	21.8±0.56	22.7±1.08	24.3±1.81
给药组	10	♀	18.8±0.54	20.2±0.78	22.5±1.46	23.5±1.55
	10	♂	18.8±0.54	20.9±0.64	22.9±0.89	24.9±1.64
对照组	10	♀	23.8±2.12	24.3±2.47	24.6±2.54	24.9±2.84
	10	♂	24.6±2.38	25.6±2.78	25.5±2.45	25.9±2.80
给药组	10	♀	23.7±1.82	24.4±1.46	24.9±1.78	24.8±1.56
	10	♂	25.2±1.34	25.3±1.88	25.6±1.62	25.9±2.62

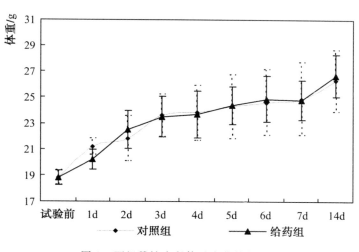

图 1　两组雌性小鼠体重变化趋势图

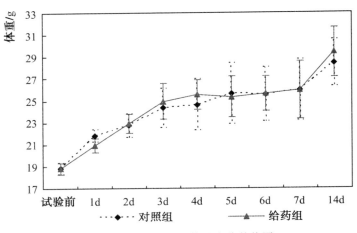

图 2 两组雄性小鼠体重变化趋势图

各组小鼠于第 13 天 20:30 开始禁食不禁水,第 14 天脱颈处死后解剖观察重要脏器的情况。肉眼观察所见:两组小鼠肝、脾、双侧肾脏、肺等脏器未发现明显异常改变。剥离肝、脾、肾等脏器,精密称定计算脏器系数,如表 3 所示,两组小鼠脏器系数经 t 检验比较无显著性统计学差异($p > 0.05$)。

表 3　　　　　　　　　　　两组小鼠脏器系数比较($\bar{x} \pm s$)　　　　　　　　　单位:g

组别	性别	14 天体重	肝脏	脾脏	肾脏(双侧)
对照组	♀	26.3±2.42	5.62±0.44	0.70±0.16	1.31±0.22
	♂	28.4±2.13	6.41±1.25	0.78±0.23	1.65±0.34
给药组	♀	26.7±1.65	5.60±0.96	0.72±0.18	1.32±0.18
	♂	29.4±2.26	7.08±1.54	0.76±0.21	1.71±0.42

3　结论

按照最大给药量法进行参苓降脂片的急性毒性实验,实验结果提示给药至 24 g/(kg·d),小鼠未出现任何急性毒性反应;连续观察 14 天后,体重及重要脏器的脏器系数与对照组比较无统计学差异。本制剂最大给药量相当于人每天临床用药量的 375 倍[参苓降脂片每次 6 片,每日 3 次,平均体重 70 kg,即 6×3×0.25/70=0.064 g/(kg·d),24÷0.064=375 倍],提示该药用于临床安全范围较大。

柴术降脂胶囊调控血脂分子机制的研究

随着人民生活水平的提高和饮食结构的改变,高脂血症的发病率呈逐年上升趋势。根据统计资料显示,我国高脂血症的年发病率为 563/10 万,患病率为 7681/10 万,其中需要尽快应用药物治疗和干预的约占总数的 80%。现代医学研究证明,高脂血症是心脑血管疾病的最危险因素之一,因此积极预防高脂血症对预防心脑血管疾病的发生具有重要意义。近年来西医学对高脂血症的研究,特别是实验研究取得了巨大进展,已达到基因、分子水平,但临床治疗手段尚欠理想,特别是长期服药的副作用,仍是西医治疗高脂血症的一大难题。中医药对本病的治疗与西医相比,具有疗效好,副作用少的优势。我们于 2005 年 6 月~2010 年 12 月,采用随机、阳性药、平行对照临床研究方法,系统观察高脂血症 60 例,其中治疗组(柴术降脂胶囊)30 例,对照组(脂必妥)30 例,总有效率治疗组为 93.33%,对照组为 66.67%,经统计学处理,$p < 0.01$,有显著差异。现将临床研究结果报告如下:

临床研究

1 临床资料

1.1 病例入组分布

表 1 　　　　　　　　　病例入组分布

治疗组		对照组		合计	
入选	完成	入选	完成	入选	完成
31	30	32	30	63	60

1.2 病例脱落原因

表 2 病例脱落原因

	治疗组	对照组	合计
失访/剔除/超窗	1/0/0	1/0/1	2/0/1

2 纳入病例标准

（1）符合原发性高脂血症诊断标准和肝郁脾虚，痰浊瘀阻证中医辨证标准。

（2）虽服用调脂药物，但已停药 2 周以上，且血脂水平仍符合诊断标准。

（3）年龄为 18～70 岁。

（4）签署知情同意书。

3 观察方法

3.1 随机分组

全部病例 60 例，将入选病例按门诊或住院顺序随机分为治疗组和对照组。

3.2 给药方法

治疗组：口服柴术降脂胶囊（由济南市中医院制剂室提供，批号 060821），每次 6 粒，每日 3 次。

对照组：脂必妥（由成都地奥九泓制药厂生产，批号 0411014），每次 3 片，每日 3 次。

在使用上述两种药物观察期间，停用其他降脂药物。

3.3 疗程

两组均用药 4 周为一疗程，共观察 1 个疗程。

3.4 观察指标

3.4.1 安全性指标

（1）常规体格检查项目。

（2）血常规、尿常规、大便常规，试验前、试验后各查一次。

（3）肝功能、肾功能检查，心电图，试验前、试验后各查一次。

（4）不良反应随时监测。

3.4.2 疗效性指标

（1）中医证候学的观察，每周 1 次。

（2）实验室检查：TC、TG、HDL-C、LDL-C、apoA$_1$、apoB、apoA$_1$/apoB 试验前后各查一次。

（3）血流变学测定。

4 安全性评价标准

1 级：安全，无任何不良反应。

2 级：比较安全，如有不良反应，不需做任何处理可继续给药。

3 级：有安全性问题，有中等程度的不良反应，做处理后可继续给药。

4 级：因不良反应中止临床研究。

5 研究结果

5.1 受试者分配情况分析

2005 年 6 月～2010 年 12 月，按照《柴术降脂胶囊临床研究方案》中的病例纳入标准，共有 60 例受试者入选本试验。治疗组 30 例，对照组 30 例。

5.2 可比性分析报告

基线情况：治疗组与对照组在病例来源、性别、年龄、病种、病程、中医症状积分诸方面比较（$p>0.05$），具有可比性。详细情况如表 3～表 8 所示。

5.2.1 两组病例来源分析

表 3　　　　　　　　　两组病例来源分布

组别	n	门诊/例	住院/例	χ^2	p
治疗组	30	17	13	0.0673	>0.05
对照组	30	16	14		

5.2.2 性别分析

表 4　　　　　　　　　两组病例性别分布

组别	n	男/例	女/例	χ^2	p
治疗组	30	18	12	0.0679	>0.05
对照组	30	16	14		

5.2.3 年龄分析

表 5　　　　　　　　　　　两组病例年龄分布　　　　　　　　　　单位:岁

组别	n	18～	31～	41～	51～	61～70	最小	最大	平均年龄	t	p
治疗组	30	0	3	9	11	7	33	68	50.11±4.76	0.751	＞0.05
对照组	30	0	2	10	12	6	32	69	51.06±5.04		

5.2.4 两组临床分类分析

表 6　　　　　　　　　　两组病例临床分类情况

组别	n	高胆固醇血症	高三酰甘油血症	混合型高脂血症	低密度脂蛋白血症	χ^2	p
治疗组	30	9	10	6	5	0.666	＞0.05
对照组	30	8	11	7	4		

5.2.5 两组中医症状积分比较

表 7　　　　　　　　　　两组病例中医症状积分情况

组别	n	$\bar{x}±s$	t	p
治疗组	30	24.16±6.09	0.177	＞0.05
对照组	30	23.89±5.71		

5.3 临床疗效分析

5.3.1 两组血脂改善情况比较

表 8　　　　　　　　　　两组病例血脂改善情况

项目	组别	n	治疗前	治疗后	t	p
TC/	治疗组	30	7.88±1.03	5.66±0.01	11.81	＜0.01
(mmol/L)	对照组	30	7.73±1.17△	6.21±1.62△△	4.17	＜0.01
TG/	治疗组	30	2.71±1.27	1.48±0.73	4.60	＜0.01
(mmol/L)	对照组	30	2.65±1.11△	1.89±0.98△△	2.81	＜0.01

续表

项目	组别	n	治疗前	治疗后	t	p
HDL-C/ (mmol/L)	治疗组	30	1.35 ± 0.36	1.69 ± 0.41	3.41	<0.01
	对照组	30	$1.32\pm0.43^{\triangle}$	$1.54\pm0.36^{\triangle\triangle}$	2.15	<0.05
LDL-C/ (mmol/L)	治疗组	30	4.57 ± 1.22	3.07 ± 1.02	5.17	<0.01
	对照组	30	$4.41\pm1.31^{\triangle}$	$3.53\pm1.01^{\triangle\triangle}$	2.93	<0.01
apoA$_1$/ (g/L)	治疗组	30	1.15 ± 0.23	1.33 ± 0.19	3.30	<0.01
	对照组	30	$1.24\pm0.22^{\triangle}$	$1.17\pm0.20^{\triangle\triangle}$	1.29	>0.05
apoB/(g/L)	治疗组	30	1.24 ± 0.22	1.02 ± 0.18	3.08	<0.01
	对照组	30	$1.19\pm0.17^{\triangle}$	$1.14\pm0.23^{\triangle\triangle}$	0.96	>0.05
apoA$_1$/apoB	治疗组	30	1.02 ± 0.18	1.36 ± 0.25	6.04	<0.01
	对照组	30	$1.04\pm0.17^{\triangle}$	$1.11\pm0.23^{\triangle\triangle}$	1.34	>0.05

注：与治疗组比较，$^{\triangle}p>0.05$，$^{\triangle\triangle}p<0.05$。

结论：两组治疗前比较，TC、TG、HDL-C、LDL-C、apoA$_1$、apoB、apoA$_1$/apoB 无显著差异（$p>0.05$）。两组指标治疗后与治疗前比较，治疗组降低血清 TC、TG、LDL-C、apoB，升高血清 apoA$_1$、HDL-C、apoA$_1$/apoB 的疗效显著，优于对照组。

5.3.2　临床总疗效

表 9　　　　　　　　两组病例临床总疗效比较

组别	n	临床控制/例	显效/例	有效/例	无效/例	总有效率/%	χ^2	p
治疗组	30	8	8	12	2	93.33	6.67	<0.01
对照组	30	10	3	7	10	66.67		

结论：两组比较（$p<0.01$），治疗组疗效明显优于对照组。

5.3.3 两组症状疗效分析

表 10 　　　　　　　　　　　　　**两组病例症状疗效比较**

症状	组别	n	临床控制/例	显效/例	有效/例	无效/例	总有效率/%	χ^2	p
头晕	治疗组	29	10	5	12	2	93.10	4.32	<0.05
	对照组	28	11	1	7	9	67.86		
胸胁胀闷	治疗组	29	4	8	16	1	96.55	4.73	<0.05
	对照组	29	13	1	7	8	72.41		
急躁易怒	治疗组	28	11	9	7	1	96.43	7.64	<0.01
	对照组	27	12	1	4	10	62.96		
倦怠乏力	治疗组	27	11	6	7	3	88.89	4.36	<0.05
	对照组	28	11	3	3	11	60.71		
呕恶痰涎	治疗组	27	10	7	8	2	92.59	4.42	<0.05
	对照组	28	4	5	10	9	67.86		
形体肥胖	治疗组	23	9	5	6	3	86.96	4.75	<0.05
	对照组	21	7	1	3	10	52.38		

结论:两组比较,头晕、胸胁胀闷、急躁易怒、倦怠乏力、呕恶痰涎、形体肥胖疗效治疗组均优于对照组,急躁易怒疗效治疗组明显优于对照组($p<0.01$)。

5.3.4 两组舌脉疗效比较

表 11 　　　　　　　　　　　　　**两组病例舌脉疗效比较**

		治疗组			对照组			χ^2	p
		疗前/例	疗后/例	消失率/%	疗前/例	疗后/例	消失率/%		
舌质	胖	23	14	39.13	23	17	26.09	0.40	>0.05
	瘀斑瘀点	25	8	68.00	24	16	33.33	4.58	<0.05
舌苔	滑腻	25	8	68.00	26	17	34.62	4.43	<0.05
脉	沉滑	11	4	63.64	13	7	46.15	0.20	>0.05
	弦细	13	5	61.54	11	5	54.55	0.12	>0.05

结论：两组比较,舌质瘀斑瘀点、苔滑腻方面治疗组优于对照组,其他各项无显著性差异。

5.3.5 血流变学改变疗效比较

表 12　　　　　　　　　　　两组病例血流变学改变疗效比较

项目	组别	n	治疗前	治疗后	t	p
全血比低切黏度/MPa·s	治疗组	30	15.79±3.16	10.31±2.57	7.37	<0.01
	对照组	30	15.78±3.12*	12.72±2.74**	4.04	<0.01
全血比中切黏度/MPa·s	治疗组	30	7.94±1.37	5.83±2.01	4.75	<0.01
	对照组	30	7.86±1.18*	5.60±1.46△	6.59	<0.01
全血比高切黏度/MPa·s	治疗组	30	7.45±0.85	6.40±0.83	4.84	<0.01
	对照组	30	7.10±0.71*	6.52±0.76△	3.05	<0.01
血浆黏度/MPa·s	治疗组	30	1.79±0.06	1.55±0.03	19.60	<0.01
	对照组	30	1.78±0.05*	1.70±0.04**	6.84	<0.01
血沉/(mm/h)	治疗组	30	25.1±4.07	18.60±7.91	4.00	<0.01
	对照组	30	24.7±4.15*	18.24±9.09	3.55	<0.01
红细胞压积	治疗组	30	0.54±0.03	0.44±0.02	15.19	<0.01
	对照组	30	0.53±0.04*	0.49±0.03**	4.38	<0.01
纤维蛋白原/(g/L)	治疗组	30	5.97±0.35	4.70±0.76	8.31	<0.01
	对照组	30	5.78±0.39*	5.11±0.82△△	4.04	<0.01

注：*$p>0.01$,**$p<0.01$,△$p>0.05$,△△$p<0.05$。

结论：两组各项指标治疗前比较无差异($p>0.01$)。两组各项指标自身对照,两组治疗前后有显著差异($p<0.01$)。两组治疗后比较,全血比低切黏度、血浆黏度、红细胞压积有显著差异($p<0.01$),纤维蛋白原有差异($p<0.05$),全血比中切黏度、全血比高切黏度无差异($p>0.05$)。

5.4 安全性指标检测

5.4.1 实验室检查

临床试验中,对治疗组用药前后进行了血常规、尿常规、大便常规和肝功能、肾功能、心电图检查,均未见异常改变。

5.4.2　不良反应

治疗组和对照组均完成了临床试验,在临床观察过程中未发现明显不良反应,血、尿、便常规及肝功能、肾功能、心电图检查均未出现异常改变。

理论研究

1　病因病机讨论

1.1　肝郁脾虚为高脂血症的重要病机

高脂血症是指血浆或血清中一种或多种脂质浓度超过正常值高限的状态,是膏脂代谢失常的疾病。中医学认为,膏脂由水谷精微所化,是血液的组成部分,正常情况下,其含量保持在一定的范围,可称为"清脂",有荣养机体的作用;若超过了正常范围,则变成"浊脂",成为致病因素。高脂血症的临床症状可表现为胁痛、胁胀、头晕、乏力等,病情严重者甚至引起肝细胞坏死和肝纤维化。古代文献中没有高脂血症这一病名,但《内经》已有"肝满""肝胀"的论述,许多医家还将其归属于"痰浊""痰瘀""瘀血""痰证""湿阻""痰湿""浊阻"等范畴。结合现今社会境况和临床应诊经验分析,我们认为饮食不节和情志失调是该病最主要的致病因素。随着现代生活水平的提高,人们饮食结构失调,往往倾向于过食肥甘厚味,加之生活节奏紧张,压力增大,常常导致情志不舒,气结抑郁。情志失调则肝气郁滞,木郁则土壅,克伐脾土,使脾失健运。饮食不节主要表现为嗜食肥甘酒类和长期饱食等。嗜食肥甘可助湿生痰,甘味之品其性属缓,缓则脾气滞。嗜酒无度则可戕伐脾胃气阴而致脾胃气虚,运化失职。长期饱食则可致食滞中焦,碍及脾运;食滞日久,又可聚湿成痰,进一步影响脾胃的运化功能。脾为后天之本,气血生化之源,津液输布之枢纽,输布水谷精微于五脏和经脉。膏脂的化生、转运输布与脾密切相关。营出中焦,为水谷精微所化,泌入于脉,化而为血,与"仓廪之官"关系密切。肝气郁滞,脾不健运,失其"游溢精气"和"散精"之职,膏脂转运、输布不利,滞留于营中,形成高脂血症。肝藏血,主疏泄,肝气郁结则血脉瘀阻;脾虚失运,精微浊化聚而成痰,痰瘀互结,胶着脉道,终致脉痹、卒中等变证发生。由此可见,高脂血症属本虚标实之证,肝郁脾虚乃本病之重要病机。

1.2 痰凝、血瘀为主要病理产物

高脂血症是本虚邪实之证,邪实主要是痰浊和瘀血。张景岳曰:"痰涎皆本血气,若化失其正,则脏腑病,津液败,而气血即成痰涎。"痰浊、瘀血虽是不同的病理产物,但具有同源性。人体津血同源,痰瘀相关,痰滞则阻碍血行,可致血瘀,血瘀则水湿停滞,可聚为痰,故二者互为因果,相互转化。高脂血症多发于中老年人,中老年人肾脾肝诸脏多有失调,则津液代谢最易发生障碍,痰浊、瘀血停滞脉中。本病从发病年龄及某些临床症状来看,却有虚损之征,然则虚损常由邪实所致。如过食膏粱厚味,长期精神紧张,体力活动减少而致脾胃负担过重。肝失疏泄,气机运化失常,脏腑功能受损,必然出现气血津液的一系列变化,气滞则血瘀,气滞则水停,津液与血液运行异常,留而为痰为瘀,日久则痰瘀互阻而发病。综上所述,因虚而成痰浊瘀血者,无疑以虚损为主;因邪实而蕴痰积瘀者,当责之于实。虚实可在一定条件下相互转化,如因虚而生痰瘀,然当痰瘀较重时,则转为实证,或虚实相兼,因而二者相互影响,相互促进,形成一个密切相关的病理链。只有将两者结合起来,才能准确地反映本病的发病机制。

2 治法方药探析

针对本病病程较长,本虚标实,以虚致实,虚实互见之特点,把握虚实之轻重,标本之缓急,是本病论治之关键,立消补兼施,标本同治之大法。针对本病肝郁脾虚,血瘀痰阻的特点,予疏肝健脾,化痰泄浊,活血祛瘀为法。肝气郁结,疏泄不利,木克脾土,脾之运化失职,脾虚不能升清,水谷精微吸收后,不能为人体所用而化生痰湿脂浊。膏脂过剩,转化障碍,注入血脉而成高脂血症。所以,在治疗上以疏肝健脾为治疗原则。又由于痰浊凝滞,久而脉络受阻,血行不畅,痰瘀互结,又予以活血祛瘀、化痰泄浊药物,疏通瘀浊,使气机条畅,血脉通达。

2.1 组方配伍特点

柴术降脂胶囊针对高脂血症肝郁脾虚,血瘀痰阻的病机,以疏肝健脾,化痰泄浊,活血祛瘀为法,药物由柴胡、苍术、茯苓、制首乌、茵陈、泽泻、芦荟、山楂、姜黄、虎杖、郁金组成。

本方针对肝郁脾虚的主要病机,抓住疾病本质,以柴胡为君药,归肝胆经,辛行苦泄,性善条达肝气,疏肝解郁。苍术、茯苓为臣药,健脾祛湿以化浊。苍术,归脾、胃、肝经,苦温燥湿以祛湿浊,辛香健胃以和脾胃。茯苓,归心、肺、脾、

肾经,善健脾渗湿,使湿去脾旺而痰无由生,佐使药有制首乌、茵陈、泽泻、芦荟化痰泄浊,山楂、姜黄、虎杖、郁金活血祛瘀。全方药仅数味,但方简力宏。诸药相伍,有补有泻,补不腻滞,泻不伐正,疏肝健脾,使气机舒畅,脾胃之气健旺,运化复常,水谷精微转布正常,痰浊不生,血脉通畅以治本,活血化痰则使痰浊消散,血脉通畅,气血调和,经络通利以治标,从而达到标本兼治的目的。

2.2 药物功效和现代药理研究

柴胡:苦、辛,微寒,归肝、胆经。现代药理研究证明,柴胡皂苷 a 和柴胡皂苷 d 能降低血浆 TC、TG 和磷脂的水平,降低 TC 的机制可能与促进胆汁分泌和粪便排泄有关。

苍术:味辛、苦,性温,归脾、胃、肝经。苦温燥湿以祛湿浊,辛香健脾以和脾胃。

茯苓:味甘淡,性平,归心、肺、脾、肾经。健脾渗湿,使湿去脾旺而痰无以生。

制首乌:性味苦、甘、涩、微温,归肝、心、肾经,具有解毒、消痈、润肠通便的功效。药理证实,何首乌有效成分含蒽醌衍生物,可有效减少和阻止肠内类脂质的吸收,促进脂类物质的转运和代谢,阻止类脂质在血中滞留或渗透到动脉内膜。

茵陈:性苦、辛,微寒,归脾、胃、肝、胆经,具有清利湿热的功效。药理研究证明,茵陈煎剂能使血清胆固醇、LDL-C 明显下降,并能使主动脉胆固醇含量降低,动脉壁粥样硬化斑块减轻,内脏脂肪沉积减少,具有降血脂和抗动脉粥样硬化的作用。

泽泻:甘寒,渗湿,化痰,具有降血脂、抗脂肪肝、降血糖的作用。药理研究证明,泽泻可抑制外源性三酰甘油、胆固醇的吸收,影响内源性胆固醇代谢及抑制三酰甘油在肝内合成。

虎杖:性微温,具有活血通经和利湿的功能。药理研究证实,虎杖含蒽醌类化合物和黄酮类多种成分,从其根茎中可提取具有降血脂作用的白藜芦醇苷等。有关实验证明,虎杖有降低胆固醇和三酰甘油的作用,能清热泻火,通便解毒,临床发现降三酰甘油效果较佳。

芦荟:味苦性寒,入肝、胃、脾经,泻热通便,清肝火。

山楂:性味酸、甘、微温,归脾、胃、肝经,能消食积,散瘀血。辅助君臣,使补中有通。现代药理证实,山楂含有脂肪酶,可促进脂肪消化,并且可降低血清胆固醇和低密度脂蛋白胆固醇水平,提高血清高密度脂蛋白胆固醇水平。临床应用中,其对各种类型高脂血症均有治疗作用。

姜黄:味苦辛,性温,归肝、脾二经。能宣通血中之气,使气行而血不壅滞,且有通经止痛之功效,能抗纤维蛋白损伤,抑制脂质过氧化物生成。现代药理研究证实,姜黄含姜黄酮、姜黄素等,能明显降低实验性高脂血症大鼠及兔的β脂蛋白、三酰甘油及胆固醇的含量,抑制血小板聚集,增加纤溶活性。

郁金:味辛、苦,性寒,归肝、胆、心经。功效活血止痛,行气解郁,清心利胆。

综上所述,柴术降脂胶囊方中药物既符合疏肝健脾,化痰泄浊,活血化瘀的治则,又符合现代药理学的研究成果,能从多环节多层次对高脂血症的发生和发展产生良好的药理效应,在临床和实验过程中获得了支持。

3　临床疗效分析

症状疗效是临床试验观察的重要指标,也是评价药物功效的重要依据。本试验表明,柴术降脂胶囊治疗高脂血症的显效率为 53.33%,总有效率为 93.33%;对照组的显效率为 43.33%,总有效率为 66.67%。经统计学处理($p<0.01$),两组有显著差异。试验组主要症状如头晕、胸胁胀闷、急躁易怒、倦怠乏力、呕恶痰涎、形体肥胖的总有效率皆超过 85%,疗效优于对照组($p<0.01$ 或 $p<0.05$)。治疗后,试验组异常舌象有一定改善,舌瘀斑瘀点、苔滑腻的消退明显优于对照组($p<0.05$)。这正说明抓住了高脂血症的深层本质,提示对病机认识的正确性和组方用药的合理性、科学性。症状改善是机体气血和畅,脏腑功能和机体阴阳平衡协调的结果,试验组症状疗效明显优于对照组,显示了中医辨证论治在高脂血症诊疗中的优势所在。

柴术降脂胶囊具有较好的降脂作用,临床试验证明,两组治疗后的 TC、TG、LDL-C、apoB 水平明显下降,$apoA_1$、HDL-C、$apoA_1/apoB$ 水平升高,治疗组作用明显优于对照组,证明柴术降脂胶囊降低胆固醇、三酰甘油、低密度脂蛋白胆固醇,升高高密度脂蛋白胆固醇疗效显著。

结　论

本课题组自 2005 年 6 月~2010 年 12 月,对 60 例高脂血症患者进行了疗效和安全性观察,随机分为治疗组(柴术降脂胶囊)30 例和对照组(脂比妥)30 例,28 天为一疗程,共观察 1 个疗程。结果:治疗组总有效率为 93.33%,对照组总有效率为 66.67%,经统计学处理($p<0.01$),有显著差异。治疗组对头晕、胸胁胀闷、急躁易怒、倦怠乏力、呕恶痰涎、形体肥胖等主要中医症状以及 TC、TG、LDL-C、HDL-C、apoA$_1$、apoB、apoA$_1$/apoB 的改善均优于对照组($p<0.05$ 或 $p<0.01$),有统计学意义。

经山东省医药卫生科技信息研究所查新检索结论:未见有与其组方相同的柴术降脂胶囊研制的文献报道。

(作者:徐慧 华慷 冯晚散)

主要参考书目

1.（汉）张仲景：《注解伤寒论》，人民卫生出版社 2004 年版。

2.（汉）张仲景：《伤寒论》，人民卫生出版社 2005 年版。

3.（汉）张仲景：《金匮要略》，人民卫生出版社 2005 年版。

4.（汉）华佗：《中藏经》，学苑出版社 2007 年版。

5.（南朝）雷敩撰，尚志均辑校：《雷公炮炙论》，安徽科学技术出版社 1991 年版。

6.（梁）陶弘景：《名医别录》，人民卫生出版社 1986 年版。

7.（隋）巢元方：《诸病源候论》，人民卫生出版社 2009 年版。

8.（唐）甄权撰，尚志钧辑释：《药性论》，安徽科学技术出版社 2006 年版。

9.（唐）孙思邈：《备急千金要方》，中国中医药出版社 2009 年版。

10.（唐）王焘撰，高文铸校注：《外台秘要》，华夏出版社 2009 年版。

11.（五代）韩保昇：《日华子本草》，安徽科学技术出版社 2005 年版。

12.（宋）史堪：《史载之方》，中华书局 1985 年版。

13.（宋）赵佶：《圣济总录》，人民卫生出版社 1998 年版。

14.（宋）卢多逊等撰，尚志钧辑校：《开宝本草》，安徽科学技术出版社 2005 年版。

15.（宋）严用和：《重辑严氏济生方》，中国中医药出版社 2007 年版。

16.（宋）王怀隐，郑金生，汪惟刚等：《太平圣惠方（校点本）》，人民卫生出版社 2016 年版。

17.（金）张元素：《医学启源》，人民卫生出版社 1978 年版。

18.（金）李杲撰，郑金生辑校：《用药心法》，天津科学技术出版社 1994 年版。

19.(金)李杲:《脾胃论》,中国中医药出版社 1995 年版。

20.(金)张从正:《儒门事亲》,天津科学技术出版社 2000 年版。

21.(金)李东垣:《内外伤辨惑论》,中国中医药出版社 2007 年版。

22.(金)成无己撰,陈仁寿点校:《伤寒明理论》,江苏科学技术出版社 2008 年版。

23.(元)吴瑞:《日用本草》,人民卫生出版社 2003 年版。

24.(元)朱震亨:《丹溪心法》,人民卫生出版社 2005 年版。

25.(元)滑寿:《难经本义》,人民军医出版社 2006 年版。

26.(元)滑寿:《诊家枢要》,人民卫生出版社 2007 年版。

27.(元)王好古撰,竹剑平主校:《汤液本草》,中国中医药出版社 2010 年版。

28.(明)虞抟:《医学正传》,人民卫生出版社 1965 年版。

29.(明)皇甫中:《明医指掌》,人民卫生出版社 1982 年版。

30.(明)李时珍:《本草纲目》,中国中医药出版社 1996 年版。

31.(明)薛己:《薛氏医案》,中国中医药出版社 1997 年版。

32.(明)陈士铎:《辨证录》,中国中医药出版社 1998 年版。

33.(明)吴昆:《医方考》,中国中医药出版社 1998 年版。

34.(明)王肯堂:《医镜》,中国中医药出版社 1999 年版。

35.(明)张景岳:《景岳全书》,中国中医药出版社 1999 年版。

36.(明)兰茂原著,于乃义、于兰馥、胡月英等整理:《滇南本草》,云南科技出版社 2000 年版。

37.(明)徐春圃:《古今医统大全》,人民卫生出版社 2001 年版。

38.(明)李时珍:《新编补注濒湖脉学》,内蒙古科学技术出版社 2001 年版。

39.(明)王肯堂:《证治准绳》,人民卫生出版社 2003 年版。

40.(明)倪朱谟:《本草汇言》,中医古籍出版社 2005 年版。

41.(明)赵献可:《医贯》,人民卫生出版社 2005 年版。

42.(明)李中梓:《本草通玄》,中国中医药出版社 2007 年版。

43.(明)陈嘉谟:《本草蒙筌》,中医古籍出版社 2009 年版。

44.(明)张景岳:《本草正》,中国医药科技出版社 2011 年版。

45.(明)马莳:《黄帝内经素问注证发微》,学苑出版社 2011 年版。

46.(明)李中梓:《医宗必读》,中国医药科技出版社 2011 年版。

47.(明)徐彦纯著,刘洋校注:《玉机微义》,中国医药科技出版社 2011

年版。

48.（明）贾所学：《药品化义》，中国中医药出版社 2012 年版。

49.（明）李汤卿：《心印绀珠经》，中医古籍出版社 2015 年版。

50.（明）缪希雍：《神农本草经疏》，中医古籍出版社 2017 年版。

51.〔日〕丹波元简：《灵枢识》，上海科学技术出版社 1959 年版。

52.（清）杨云峰：《临证验舌法》，人民卫生出版社 1960 年版。

53.（清）陈士铎：《石室秘录》，中国中医药出版社 1991 年版。

54.（清）王清任：《医林改错》，人民卫生出版社 1991 年版。

55.（清）尤怡：《金匮要略心典》，中国中医药出版社 1992 年版。

56.（清）王子接：《得宜本草》，中国中医药出版社 1993 年版。

57.（清）沈金鳌：《沈氏尊生书》，中国中医药出版社 1997 年版。

58.（清）李用粹：《证治汇补》，中国中医药出版社 1999 年版。

59.（清）陆懋修：《陆懋修医学全书》，中国中医药出版社 1999 年版。

60.（清）喻昌：《医门法律》，中医古籍出版社 2002 年版。

61.〔日〕丹波元简编纂，李洪涛主校：《杂病广要》，中医古籍出版社 2002 年版。

62.（清）吴仪洛：《本草从新》，天津科学技术出版社 2003 年版。

63.（清）汪绂：《医林纂要》，中华书局 2004 年版。

64.（清）唐宗海：《血证论》，人民卫生出版社 2005 年版。

65.（清）魏念庭：《金匮要略方论本义》，人民卫生出版社 2005 年版。

66.（清）叶天士：《临证指南医案》，人民卫生出版社 2006 年版。

67.（清）林佩琴：《类证治裁》，人民卫生出版社 2006 年版。

68.（清）吴谦：《医宗金鉴》，人民卫生出版社 2006 年版。

69.（清）张璐：《本草逢原》，中国中医药出版社 2007 年版。

70.（清）周学海著，闫志安、周鸿艳校注：《读医随笔》，中国中医药出版社 2007 年版。

71.（清）无名氏：《分类草药性》，中医古籍出版社 2007 年版。

72.（清）顾观光：《神农本草经》，学苑出版社 2007 年版。

73.（清）沈金鳌：《杂病源流犀烛》，人民卫生出版社 2008 年版。

74.（清）周岩：《本草思辨录校释》，学苑出版社 2008 年版。

75.（清）陈士铎：《本草新编》，中国中医出版社 2008 年版。

76.（清）尤怡：《金匮要略心典》，人民军医出版社 2009 年版。

77.（清）吴瑭：《温病条辨》，中医古籍出版社 2009 年版。

78.（清）汪昂：《本草备要》，中国中医药出版社 2009 年版。

79.（清）黄宫绣：《本草求真》，中国中医药出版社 2010 年版。

80.（清）张锡纯：《医学衷中参西录》，中国医药科技出版社 2011 年版。

81.（清）周学海：《读医随笔》，中国医药科技出版社 2011 年版。

82.（清）邹澍：《本经疏证》，中国中医药出版社 2011 年版。

83.（清）黄元御：《长沙药解》，学苑出版社 2011 年版。

84.（清）徐大椿：《药性切用》，学苑出版社 2011 年版。

85.（清）王士雄：《随息居饮食谱》，天津科学技术出版社 2012 年版。

86.（清）高士栻：《医学真传》，天津科学技术出版社 2012 年版。

87.（清）陈修园：《金匮要略浅注》，学苑出版社 2013 年版。

88.（清）王士雄：《温热经纬》，学苑出版社 2013 年版。

89.（清）陆懋修：《世补斋医书》，中医古籍出版社 2013 年版。

90.（清）张德裕：《本草正义》，中国中医药出版社 2015 年版。

91.（清）周之干：《慎斋遗书》，中国中医药出版社 2016 年版。

92.（民国）萧步丹：《岭南采药录》，中国医药科技出版社 1999 年版。

93.浙江省中医研究所编：《医方类聚》，人民卫生出版社 1981 年版。